护士安全用药手册丛书

U0746241

# 肿瘤科护士安全用药手册

主 编 冯 永 韩 梅

中国医药科技出版社

## 内 容 提 要

本书是"护士安全用药手册丛书"之一，书中简要介绍合理用药的基本知识，对肿瘤科护士用药管理的各项管理规定以及各系统安全用药的特点进行了评论描述，分设【适应证】【用法用量】【操作要点】【不良反应】【应急措施】【用药宣教】等。本书供临床一线护理人员参考使用。

**图书在版编目（CIP）数据**

肿瘤科护士安全用药手册/冯永，韩梅主编.—北京：中国医药科技出版社，2017.6

ISBN 978 - 7 - 5067 - 9339 - 1

Ⅰ.①肿…　Ⅱ.①冯…②韩…　Ⅲ.①肿瘤—用药法—手册　Ⅳ.①R730.53 - 62

中国版本图书馆 CIP 数据核字（2017）第 119562 号

| | |
|---|---|
| 美术编辑 | 陈君杞 |
| 版式设计 | 张　璐 |

出版　中国医药科技出版社

地址　北京市海淀区文慧园北路甲 22 号

邮编　100082

电话　发行：010 - 62227427　邮购：010 - 62236938

网址　www. cmstp. com

规格　787 × 1092mm ¹⁄₃₂

印张　13½

字数　347 千字

版次　2017 年 6 月第 1 版

印次　2017 年 6 月第 1 次印刷

印刷　三河市航远印刷有限公司

经销　全国各地新华书店

书号　ISBN 978 - 7 - 5067 - 9339 - 1

**定价　39.00 元**

# 编委会

# 编写说明

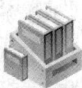

临床用药安全是护理安全管理中的重中之重，是减少医疗纠纷，保证医疗质量与患者安全的有效措施。有研究报道：在美国，住院患者所受到的医疗伤害占 3.5%，其中因用药疏忽或错误占 7%。我国一项研究显示，与用药安全有关的缺陷占所有护理缺陷的 33.5%。护士是药物治疗的直接执行者和观察者，在整个用药过程中始终处于第一线。安全、有效地使用药物，不仅是临床护士最基本的职责，也是护理管理者监控的重点。

护理人员是药品不良反应的直接发现者和上报者，对药品不良反应的认识也非常重要。及时、正确地处理药物不良反应，是保证患者安全的重要因素。本丛书操作要点项目中，对于会出现较严重不良反应的药物，均给出了不良反应的处理方法和预防措施。

安全用药离不开患者的配合。患者的用药教育，也关乎到治疗的成败，甚至可以危及到患者的生命安全。由于专业知识有限，临床上存在护理人员对患者的用药宣教不到位，甚至有的护理人员不会、不敢对患者进行用药宣教等情形。如对于注射胰岛素的患者，护理人员应该在注射后 15 分钟提醒患者进食。本丛书特别增加了"用药宣教"栏目，以解决护理人员用药宣教的难题。

多年来针对护士安全用药的书籍很少，临床工作中护理人员迫切需要补充药学知识，特别是关于注射用药物配制、不良反应认知与处理、用药宣教等方面的知识。基于此，我们组织了在一线工作多年的药学、护理及临床专家编写了本丛书。

本丛书根据临床特点分为五个分册，每册由总论、各论、附录和索引四部分组成。

总论部分简要介绍合理用药的基本知识，药品的管理和储藏，特殊药品的管理，涉及药品管理的各项管理规定，以及各分册安全用药特点等。各论部分以各专业的疾病系统分类，常用药物按药理作用分类，简明介绍其药物特点、临床应用和操作时应注意的关键点，分别设置有【药物特点】【适应证】【用法用量】【操作要点】【不良反应】【应急措施】【用药宣教】等。根据专业不同设置不同的附录。

编写本丛书旨在为一线的护理人员提供合理用药、安全用药的参考书，使护理人员更好地掌握药物的特性，及时、恰当地进行用药宣教，正确判断不良反应的发生，保证用药安全。

编者在编写本丛书过程中参考了大量的文献资料，但由于水平有限，难免会出现疏漏或不足之处。随着科学的进步，药品知识更新很快，包括药品说明书的更新，故在具体临床实践中应以说明书为准。

**丛书编委会**
**2017 年 3 月**

# 目 录

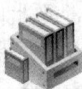

# 第一章  总  论

## 第一节  合理用药的基本知识

### 一、合理用药的概念

合理用药（rational use of drugs）是指根据疾病种类、患者状况和药理学理论，选择最佳的药物及其制剂，制定或调整给药方案，以期有效、安全、经济地防治和治愈疾病的措施。

**1. 合理用药的重要性**

药物在疾病的预防、诊断和治疗中不可或缺，但其作用具有"双重性"，一方面其可以防治疾病，另一方面其使用不当会造成严重不良后果。合理用药可以取得良好的治疗效果；不合理用药，轻则疗效不佳，延误诊断和治疗；重则加重病情，甚至导致死亡。随着医药技术的发展，药物的品种越来越多，为人类抵御疾病提供了有力的武器；但是不合理使用也会带来极大的危害。

**2. 合理用药的基本概念**

世界卫生组织和美国卫生管理科学中心，对合理用药制定了以下 7 条标准：①药物正确无误；②用药指征适宜；③药物的疗效、安全性、使用及价格对患者适宜；④剂量、用法、疗程妥当；⑤对患者没有禁忌证，可预见的不良反应最小；⑥药品调配及提供给患者的药品信息无误；⑦患者遵医嘱情况良好。

**3. 合理用药的原则**

在使用药物时必须遵循安全、有效、经济、适当等合理用药的原则。

（1）安全性　安全性是合理用药的前提。安全性是合理用药的首要条件，体现了对患者生命安全的保护。患者应承受最小的治疗风险而获得最大的治疗效果。安全性是相对的。安全性越大即有效剂量和产生严重不良反应的剂量之间范围越宽，尽管一些药物安全性很窄，但临床上不得不用。例如华法林，它作为一种抗凝血剂，同时可导致出血。使用华法林的患者须经常检测，了解达到抗凝效果的药量是否过量或不足。

（2）有效性　在保证安全性的前提下，有效性是合理用药的关键。"药到病除"是药物的治疗目的，通过药物的作用达到预期的治疗目的。不同的药物其有效性的表现明显不同，分别为：①根治致病原，治愈疾病；②延缓疾病进程；③缓解临床症状；④预防疾病发生；⑤避免某种不良反应的发生；⑥调节人的生理功能。判断有效性的指标有多种，临床常用治愈率、显效率、好转率、无效率等。

（3）经济性　经济性并不是指尽量少用药或使用廉价药品，经济性的正确含义就是要以消耗最低的药物成本，实现最好的治疗效果。尽可能少的药费支出换取尽可能大的治疗收益，合理使用有限医疗卫生资源，减轻患者及社会的经济负担。

（4）适当性　合理用药最基本的要求是将适当的药品，以适合的剂量，在合适的时间内，经适当的用药途径给相应的患者使用，以达到预期的治疗目的。

## 二、合理用药的注意事项

（1）合理用药是指安全、有效、经济地使用药物。优先使用基本药物是合理用药的重要措施。

（2）用药要遵循能不用就不用；能少用就不多用；能口服不肌内注射；能肌内注射不输液的原则。

（3）购买药品注意区分处方药和非处方药，处方药必须凭执业医师处方购买。

（4）阅读药品说明书是正确用药的前提，特别要注意药物的禁忌、慎用、注意事项、不良反应和药物间的相互作用等事项。

（5）处方药要严格遵医嘱，切勿擅自使用。特别是抗菌药物和激素类药物，不能自行调整用量或停用。

（6）任何药物都有不良反应，非处方药长期、大量使用也会导致不良后果。

（7）孕期及哺乳期妇女用药要注意禁忌；儿童、老人和有肝脏、肾脏等方面疾病的患者，用药应当谨慎，用药后要注意观察；从事驾驶、高空作业等特殊职业者要注意药物对工作的影响。

（8）药品存放要科学、妥善，防止因存放不当导致药物变质或失效。

（9）接种疫苗是预防一些传染病最有效、最经济的措施，国家免费提供一类疫苗。

（10）保健食品不能替代药品。

## 三、药物的不良反应

药物不良反应（adverse drug reactions，简称 ADR）是指正常剂量的药物用于预防、诊断、治疗疾病或调节生理机能时出现的有害的和与用药目的无关的反应。其特定的发生条件是按正常剂量与正常用法用药，在内容上排除了因药物滥用、超量误用、不按规定方法使用药品及质量问题等情况所引起的反应。

### （一）药物不良反应的种类

药品不良反应分为 A、B 两大类。A 类反应主要是毒副作用，又称为剂量相关的不良反应，它是药物常规药理作用的延伸和发展，它是否发生与药物在体内浓度的高低（或剂量大小）密切相关；B 类反应则为特异质或特应性反应。B 类反应又可进一步分为遗传药理学不良反应和药物变态反应。少数特异质者对于某种或某几种药物可出现极为敏感或极不敏感的反应。特应性的意思是"一个人所具有的特性；特有的易感性；奇特的反应"。

#### 1. 副作用

副作用（side-effect）是指在能够起到治疗作用的正常剂量下，药物引起的一些与治疗目的无关的作用，这种作用是该药物本身固有的性质，而并非用药的品种、剂量、方法错误所引起的。例如，在给胆道、肠道、泌尿道平滑肌痉挛引起的各种绞痛患者使用阿托品皮下注射时，由于其具有的解痉作用可缓解疼痛，这就是阿托品的治疗作用；但由于阿托品还有抑制腺体分泌、散大瞳孔的作用，从而引起口干、不出汗、视物模糊、眼压升高等副作用。

**2. 毒性反应**

毒性反应（toxicity）是指用药剂量过大或用药时间过长，药物在体内蓄积过多引起的严重不良反应，一般比较严重，可以预知和可避免的。可分为以下两种。

（1）急性毒性反应：短期内过量用药而立即发生的毒性反应。

（2）慢性毒性反应：长期用药在体内蓄积而逐渐发生的毒性反应。致癌、致畸胎、致突变"三致"反应也属于慢性毒性范畴。

**3. 变态反应或过敏反应**

变态反应或过敏反应（allergic reaction or anaphylaxis）是指药物引起的病理性免疫反应，亦称过敏反应。过敏反应的发病率不高。主要有两种形式：一种是在用药当时就发生，称为即发反应；另一种是潜伏半个小时甚至几天后才发生，称为迟发反应。轻则表现为皮疹、哮喘、发热；重则发生休克，甚至可危及生命。青霉素的过敏反应率居各种药物变态反应的首位，其过敏性休克反应率也最高，占用药人数的 0.004%～0.015%。上百种常用的药物均可不同程度地引起各种变态反应，甚至过敏性休克，临床用药时也不可忽视。对于常致过敏的药物或过敏体质的患者，用药前应进行过敏试验，阳性反应者应禁用该药。

**4. 后遗效应**

后遗效应（after-effect）是指停药后原血药浓度已降至阈浓度以下而残存的药理效应。如头一日晚上服用巴比妥类催眠药后，次日早晨仍有困倦、头晕、乏力等后遗作用。

**5. 继发效应**

继发效应（secondary effect）又称治疗矛盾，是由治疗效应所带来的不良后果。如长期服用广谱抗菌药物导致的二重感染。

### 6. 特异质反应

特异质反应（idiosyncratic reaction）是一种性质异常的药物反应，通常是有害的，甚至是致命的，常与剂量无关，即使很小剂量也会发生。这种反应只在极少数患者中出现。如氯霉素导致的再生障碍性贫血发生率约为 1/50000。特异质反应通常与遗传变异有关，例如伯氨喹、氨苯砜、阿霉素和一些磺胺类药物，甚至新鲜蚕豆在极少数患者中引起的溶血并导致严重贫血，就是因为这些个体的葡萄糖–6–磷酸脱氢酶（G6PD）缺乏。

### 7. 药物依赖性

药物依赖性（drug denpendency）是指在长期应用某种药物后，机体对这种药物产生了生理性或精神性的依赖和需求，分生理依赖和精神依赖两种。

具有依赖性特性的药物（或物质）有以下 3 类。

（1）麻醉药品：阿片类包括天然来源的阿片及其中所含的有效成分，如吗啡、可待因；也包括人工合成或半合成的化合物如海洛因、哌替啶、美沙酮、芬太尼、可卡因、古柯叶、大麻等。

（2）精神药物：镇静催眠药和抗焦虑药，如巴比妥类和苯二氮卓类等；中枢兴奋剂，如苯丙胺、甲基苯丙胺等；致幻剂，如麦角二乙胺。

（3）其他：如酒精、烟草、挥发性有机溶剂等。

## （二）如何判断药物不良反应

（1）出现了与药物治疗目的无关的反应，而且出现时间与服药的时间有"因果"关系；

（2）出现的反应与该药品说明书（或医生交代说明）中的不良反应相符。当然若不相符也不能完全排除嫌疑，也许是该药品所致的新的不良反应；

（3）用药的反应不能用原有疾病或其他影响因素来解释；

（4）停用药物或减少用药剂量后，反应消失或减轻；

（5）再次服用同类药物后，出现同样的反应。一般来说，对已怀疑会出现不良反应的药物，不主张再次使用。但无意中再次用药可给判断提供依据；

（6）药物不良反应的症状，往往不同于原有疾病的症状；但有时却有些类似临床症状，应予以区别。

### （三）发生药物不良反应后应对的措施

（1）出现严重的不良反应，如尿量明显减少、黄疸、乏力等，可能是药物引起肝、肾功能损害，血细胞减少等，患者应立即停药，并及时就医。

（2）对药物产生过敏反应，或者由于遗传因素造成的特异性反应，如过敏性休克、过敏性药疹、磺胺药引起的溶血性黄疸等，一经发现，应立即停药。因为这一类不良反应与用药的剂量无关，而且反应的严重度难以预料。

（3）不良反应的产生与服药剂量有关，而且反应较重，难以耐受者需减量或改用其他药物。

（4）药物不良反应较轻，病情不允许停药时，可继续用药，同时作对症处理。

### （四）不良反应报告

（1）新的药品不良反应：是指药品说明书中未载明的不良反应。该药品的说明书是判断是否为新的药品不良反应的唯一依据。注意：必须在15日内上报。

（2）严重药品不良反应：是指因服用药品引起以下损害情形之一的反应：①引起死亡；②致癌、致畸、致出生缺陷；③对生命有危险并能够导致人体永久的显著的伤残；④对器官功能产生永久损伤；⑤导致住院或住院时间延长。

注意：严重的药品不良反应也必须在15日内上报；但引起死亡的要及时上报。

（3）一般的药品不良反应：是指新的、严重的药品不良反应以外的所有不良反应。

## 四、药物的相互作用

药物相互作用（drug interaction）系指两种或两种以上的药物同时应用时所发生的药效变化，即产生协同（增效）、相加

（增加）、拮抗（减效）作用。合理的药物相互作用可以增强疗效或降低药物不良反应，反之可导致疗效降低或毒性增加，还可能发生一些异常反应，干扰治疗，加重病情。作用增加称为药效的协同或相加，作用减弱称为药效的拮抗，亦称为"配伍禁忌"。

### （一）药物相互作用分类

主要有药效学相互作用和药代动力学相互作用两个方面。

**1. 药效学相互作用**

（1）相同受体上的相互作用。药物效应可视为它与机体中存在的受体或效应器相互作用的结果，不同性质的药物对于同一受体可起到激动或抑制两种相反的作用。因此，作用于同一受体的药物联合应用，在效应上可产生加强或减弱的不同结果。例如，氨基苷类抗生素相互作用，其抗菌作用相加，但耳毒性、肾毒性作用也同样相加；利福平和异烟肼合用，可防止结核菌产生耐药。

（2）相同生理系统的相互作用。这种药物合用的相互作用是通过受体以外的部位或相同生理系统而实现的药物效应的减低或增强。例如，抗组胺药、麻醉性镇痛药、抗抑郁症药等可增强镇静催眠药的作用。

（3）某些药物的相互作用。可能是由于使体液成分和水电解质平衡发生变化，例如排钾利尿药的长期应用可造成低血钾症，与非去极化型肌松药合用可能产生持久性肌肉麻痹。

**2. 药代动力学相互作用**

由于相互作用改变了药物的吸收、分布、排泄和生物转化，导致产生药理效应的可利用药量的增减变化，从而影响了药物效应。

（1）改变胃排空与肠蠕动。大多数药物主要在肠道吸收，从胃排入肠道的速度为药物到达吸收部位的限速步骤，影响胃排空，使药物提前或延迟进入肠道，将加强或减少吸收，而使药效增强或减弱。多潘立酮加强胃肠蠕动，促使同服药物提前进入肠道，加速吸收而增效，如对乙酰氨基酚。相反，如对乙酰氨基酚与阿托品合用可减弱胃肠道蠕动，则可减弱对乙酰氨基酚的效果。另外，某些药物在消化道内有较固定的吸收部位，如地高辛只能在小肠的某一部位吸收，莫沙必利能增强胃肠蠕动，使胃肠内容物加速运行，缩短药物与吸收部位的接触时间影响吸收而降低疗效。相反，阿托品可减弱胃肠蠕动，使药物在吸收部位滞留时间延长，由于增加吸收而增效。

（2）竞争与血浆蛋白结合。许多药物进入体内可与血浆蛋白相结合，血浆蛋白结合的药物暂时失去活性；但这种结合是可逆的，结合体可分解而重新释放出具有活性的游离型药物，因此可作为药物的暂时贮存形式。每一种药物与血浆蛋白的结合大致有一定的比率，若由于某种原因使结合率降低，则因游离型药物的增多而作用增强。各种药物与血浆蛋白的结合能力强弱不一致。两种药物合用时，结合能力强的药物可使结合能力弱的药物从血浆蛋白质中置换出来，使结合力弱的药物在血中游离体的浓度高于正常，结果使作用增强；但同时也有引起中毒的危险，如抗凝血药物华法林因合用美洛昔康而使血中游离浓度增高，可导致危及生命的出血。

（3）诱导药物代谢酶。苯巴比妥、卡马西平、苯妥英钠等可诱导 CYP 酶，加速经 CYP 酶代谢的药物的代谢。

（4）抑制药物代谢酶。与诱导药物代谢酶作用相反，有些药物具有抑制药物代谢酶活性的作用，往往可使与其合用药物的正常代谢受阻，致使其血浆浓度升高，结果使药效增强，同时也有引起中毒的危险，这些药物药物包括伊曲康唑、伏立康唑、克拉霉素等。

（5）尿液 pH 的改变影响药物的排泄。大多数药物是通过肾脏排泄的，尿液 pH 的变化可直接对其排泄产生影响。人尿液的 pH 可随食物和药物的影响而变化，应用碱性药物可使尿液碱化，则弱酸性药物排泄加快，而弱碱性药物排泄减少，因而可影响这些药物的血药浓度，使疗效和毒性发生变化。例如，巴比妥类药物中毒时，静脉滴注碳酸氢钠，碱化血液和尿液，既可减少药物在脑中的蓄积，又可加快药物从肾排泄，有助于中毒的解救。

（6）竞争肾小管排泌。对于经肾小管分泌而随尿液排泄的药物，由于药物的性质不同，其经肾小管分泌的难易也不尽相同。

如丙磺舒和青霉素合用，由于丙磺舒较青霉素易于从肾小管分泌，即与青霉素竞争肾小管载体，使青霉素排泄减少，而升高青霉素的血药浓度而增强疗效。

## 五、药物的剂型和贮藏

### （一）药物的剂型

剂型即制剂，是指药物根据医疗需要经过加工，制成便于保藏与使用的一切制品。制剂约有几十种，简介如下。

**1. 液体制剂及半液体制剂**

（1）水剂（芳香水剂）（water）  一般是指挥发油或其他挥发性芳香物质的饱和或近饱和水溶液。如薄荷水。

（2）溶液剂（liquor solution）  一般为非挥发性药物的澄明水溶液，供内服或外用，如苯扎氯铵溶液。一些由中药复方提制而得的口服溶液，也称为"口服液"（oral liquid）。

（3）注射剂（injection）  也称"注射液"，俗称"针剂"，是指供注射用药物的灭菌的溶液、混悬剂或乳剂。还有供临时制配溶液的注射用灭菌粉末，有时称"粉针"，如青霉素钠粉针。供输注用的大容量注射剂俗称"大输液"。

（4）煎剂（decoction）  是生药（中草药）加水煮沸所得的水溶液，如槟榔煎。中药汤剂也是一种煎剂.

（5）糖浆剂（syrup）  为含有药物或芳香物质的近饱和浓度的蔗糖水溶液，如复方右美沙芬糖浆。

（6）合剂（mixture）  是含有可溶性或不溶性固体粉末药物的透明液或悬浊液，一般用水作溶媒，多供内服，如复方甘草合剂。

（7）乳剂（emulsion）  是油脂或树脂质与水的乳状悬浊液。若油为分散相（不连续相），水为分散媒（连续相），水包于油滴之外，称"水包油乳剂"（油/水）；反之则为"油包水乳剂"（水/油）。水包油乳剂可用水稀释，多供内服；油包水乳剂可用油稀释，多供外用。

（8）醑剂（spirit）  是挥发性物质的醇溶液，如樟脑醑。

（9）酊剂（tincture）　　是指用不同浓度的乙醇浸出或溶解而得的醇性溶液，如橙皮酊。

（10）流浸膏（liquid extract）　　将生药的醇或水浸出液浓缩（低温）而得，通常每1ml相当于原生药1g，如甘草流浸膏。

（11）洗剂（lotion）　　是一种悬浊液，常含有不溶性药物，专供外用（如洗涤创面、涂抹皮肤等），如炉甘石洗剂。

（12）搽剂（liniment）　　专供揉搽皮肤的液体制剂，有溶液型、混悬型、乳化型等，如松节油搽剂。

（13）其他浸剂（infusion）　　包括有凝胶剂（gel）、胶浆剂（mucilage）、含漱剂（gargarism）、灌肠剂（enema）、喷雾剂（spray）、气雾剂（aerosol）、吸入剂（inhalation）、甘油剂（glycerin）、滴眼剂（eye drops）、滴鼻剂（nasal drops）、滴耳剂（ear drops）等。

**2. 固体制剂及半固体制剂**

（1）散剂（powder）　　为一种或一种以上的药物均匀混合而成的干燥粉末状剂型，供内服或外用，如痱子粉。

（2）颗粒剂（granules）　　或称"冲剂"，系将生药以水煎煮或以其他方法进行提取，再将提取液浓缩成稠膏，以适量原药粉或蔗糖与之混合成为颗粒状，服时用开水或温开水冲服，如板蓝根颗粒。

（3）浸膏（extract）　　将生药的浸出液浓缩（低温）使其成固体状后，加入固体稀释剂适量，使每1g与原生药2～5g相当，如颠茄浸膏。

（4）丸剂（pills）　　系由药物与赋形剂制成的圆球状内服固体制剂，分糖衣丸、胶丸、滴丸、肠溶丸等。滴丸是一种新剂型，由药物与基质加热熔化混匀后滴入不相混溶的冷凝液中经收缩、冷凝而制成，如复方丹参滴丸。

（5）片剂（tablets）　　系由一种或多种药物与赋形剂混合后制成颗粒，用压片机压制成圆片状分剂量的制剂。新的剂型中尚有多层片、缓释片、泡腾片等。

（6）膜剂（pellicles, film; membrance）　　又称薄片剂（lamellae）是一种新剂型，有几种形式：一种系指药物均匀分散或溶解在药用聚合物中而制成的薄片；一种是在药物薄片外两面再覆盖以药用聚合物膜而成的夹心型薄片；再一种是由多层药膜叠合而成的多层薄膜剂型。按其用途分有：眼用膜剂、皮肤用膜剂、阴道用膜剂、口服膜剂等，如毛果芸香碱膜、硝酸甘油膜、外用避孕药膜等。

（7）胶囊剂（capsules） 系将药物装于空胶囊内制成的制剂。

（8）微型胶囊（microencapsulation） 简称"微囊"，系利用高分子物质或聚合物包裹于药物（固体或液体，有时是气体）的表面，使其成极其微小的密封囊（直径一般为 5~400μm），起着遮盖或保护膜的作用，能掩盖药物的苦味、异臭，增加药物的稳定性，防止挥发性药物的挥散，如维生素 C 微囊。

（9）栓剂（suppository） 系供纳入人体不同腔道（如肛门、阴道等）的一种固体制剂，形状和大小因用途不同而异，熔点应接近体温，进入腔道后能熔化或软化。一般在局部起作用；也有一些栓剂，如引哚美辛栓，经过直肠黏膜吸收而发挥全身作用。

起全身作用的栓剂，已受到国内外重视，有了一些进展。它具有如下优点：①通过直肠黏膜吸收，有 50%~75% 的药物不通过肝脏而直接进入血循环，可防止或减少药物在肝脏中的代谢以及对肝脏的不良反应；②可避免药物对胃的刺激，以及消化液的酸碱度和酶类对药物的影响和破坏作用；③适于不能吞服药物的患者，尤其是儿童；④比口服吸收快而有规律；⑤作用时间长。但其亦有使用不方便、生产成本比片剂高、价格较贵等缺点。

（10）软膏剂（ointment） 系药物与适宜的基质均匀混合制成的一种易于涂布在皮肤或黏膜上的半固体外用制剂，如白降汞软膏。

（11）眼膏剂（eye ointment） 为专供眼用的灭菌软膏，如红霉素眼膏。

（12）乳膏（cream） 又称"乳霜""冷霜""霜膏"，系由脂肪酸与碱或碱性物质作用而制成的一种稠厚乳状剂型，状如日用品中的"雪花膏"，较软膏易于吸收，不污染衣服（因本身含皂类，较易洗去）。根据需要有时制成油包水型，但多为水包油型，如氢化可的松乳膏。

（13）糊剂（paste） 为大量粉状药物与脂肪性或水溶性基质混合制成的制剂，如复方锌糊。

（14）其他 还有硬膏剂（plaster）、泥罨剂（cataplasma）、海绵剂（sponge）、煎膏剂、胶剂、脂质体、固体分散体等等。

### 3. 控制释放的制剂

近年来，有一类新发展起来的可以控制药物释放速率（缓慢地、恒速或非恒速）的制剂，制备时将药物置入一种人工合成的优质惰性聚合物中，制成内服、外用、植入等剂型。使用后，药物在体内或在与身体接触部位缓缓释放，发挥局部或全身作用；药物释放完毕，聚合物随之溶化或排出体外。本类剂型按其释放速率可分为缓释制剂及控释制剂：缓释制剂是指用药后可缓慢地非恒速释放；控释制剂是指用药后可缓慢地恒速或近恒速释放。

（1）口服缓释或控释制剂 例如缓释片或控释片，其外观与普通片剂相似，但在药片外部包有一层半透膜。口服后，胃液通过半透膜，进入片内溶解部分药物，形成一定渗透压，使饱和药物溶液通过膜上的微孔，在一定时间内（例如小时）非恒速或恒速排出。其特点是，释放速度不受胃肠蠕动和 pH 值变化的影响，药物易被机体吸收，并可减少对胃肠黏膜的刺激和损伤，因而减少药物的不良反应；血药浓度平稳、持久。

此外，还可运用控释技术，将药制成缓释或控释糖浆、缓释或控释微粉剂，撒在软食物（如果酱、米粥等）上服用，为小儿或咽下困难的患者服药提供方便。

（2）控释透皮贴剂 这是一种用于贴在皮肤上的小膏药，其所含药物能以恒定速度透过皮肤，不经过胃肠道和肝脏直接进入血流。这种制剂属于透皮治疗系统（transdermal therapeutic system），它由几种不同的层次组成：最外面是包装层，向内是药物贮池，再向内是一层多孔的膜，里面是一黏性附着层，此层上附有一保护膜，使用前撕下。贴膏贴上后，通过多孔膜，控制药物释放的速度；也可将药物混于聚合物之中，通过扩散作用缓缓释放出药物。目前这种治疗系统还只用于小分子药物（例如东莨菪碱、硝酸甘油）。如含东莨菪碱的贴膏，贴一次可在 3 天之内有效防治晕动病（恶心，呕吐等）。改变了过去由于东莨菪碱口服吸收快，易引起不良反应，不便用于防治晕动病的状况。

（3）眼用控释制剂　如控释眼膜。其薄如蝉翼，大小如豆粒，置于眼内，药物即可定量地均衡释放。国内近年试制的毛果芸香碱控释眼膜，置入 1 片于眼内，可以维持 7 天有效，疗效比滴眼剂显著，并且避免了频繁点药的麻烦，不良反应也少见。又如氯霉素控释眼丸，为我国首创的一种控释制剂，系根据我国传统药"龙虱子"设计的薄型固体小圆片，用先进的滴丸工艺制成。放入眼内后，能恒速释药 10 天，维持药物有效浓度，相当于 10 天内每 8.4 分钟不间断地滴眼药水一次，因此避免了频繁用药、使用不便的缺点。

## （二）药物的贮存

为保证药品在贮存期间不变质，一定要按规定的方法贮存。一般包装上均注明贮存方法，应予注意。

### 1. 密闭保存

这类药品宜用玻璃瓶密闭保存，用磨口瓶塞塞紧瓶口或用软木塞加石蜡熔封。开启后应立即封固。这类药品包括：

（1）易因引湿而变性的药品　如氢氧化钠、氢氧化钾、氯化钙、乳酸、铬酸、浓硫酸、酵母片、复方甘草片、肝浸膏片、干燥明矾、碘化钠、碘化钾、溴化钠、溴化钾、溴化铵、毛果芸香碱、毒扁豆碱、苯巴比妥、苯酚、枸橼酸钠、枸橼酸钾、硫代硫酸钠、氯化钠、氯化钴、苯妥英钠片、维生素 $B_1$ 片、颠茄浸膏片，以及各种胶丸、胶囊、浸膏等。

（2）易吸潮而变质的药品　如阿司匹林、硫酸亚铁、胃蛋白酶、胰酶、淀粉酶等。

（3）易风化的药品　如硫酸铜、枸橼酸、结晶硫酸钠、硫酸亚铁、醋酸铅、硫酸镁、硫酸锌、硫酸阿托品、磷酸可待因、枸橼酸钠、硫代硫酸钠、硫酸奎宁、明矾、硼砂等。

（4）易于挥发的药品　如薄荷油、各种香精、乙醇、丁香油、芳香水、乙醚、氯仿、氯乙烷、碘、浓氨溶液、亚硝酸乙酯醛、水合氯醛、樟脑及各种制剂等。这类药品应密闭并在30℃以下处保存。

（5）在空气中易氧化或吸收氧化而变质的药品 如脂肪酸易氧化而酸败，鱼肝油或鱼肝油精易氧化而变红；氢氧化钙、氢氧化钾、氧化钠易吸收二氧化碳而成碳酸盐；醋酸铅易吸收二氧化碳而成碱式醋酸铅，氨茶碱吸收二氧化碳而成茶碱；氧化镁吸收二氧化碳而形成碳酸镁等。

**2. 低温保存**

这类药品应放置在2~8℃的低温处保存。

（1）易受热而变质的药品 如人血丙种球蛋白、胎盘球蛋白、促皮质素、三磷酸腺苷、辅酶A、胰岛素、缩宫素、麦角新碱、肝素、垂体后叶素注射剂及各种生物制品（如脊髓灰质炎疫苗、破伤风抗毒素、旧结核菌素等）等。

（2）易燃易爆易挥发的药品 如乙醚、无水乙醇、各种挥发油、芳香水、浓氨溶液、过氧化氢溶液、亚硝酸异戊酯、氯乙烷、氯仿等。这些药品除应低温存放外，还应密闭。

（3）易因受热而变形的药品 如甘油栓、对乙酰氨基酚栓等。

**3. 避光保存**

有些药物见光易分解或变质。这些药品大量时应装在遮光容器内，置于阴暗处或不见光的柜内；小量时可装在有色瓶中，必要时用黑纸包好。针剂应放在遮光的纸盒内。这类药品包括：利多卡因、毛花苷丙、去甲肾上腺素、氢化可的松、醋酸可的松、维生素C、解磷定、硝酸银、哌替啶、普萘洛尔、甲氧氯普胺、氨茶碱、肾上腺素注射剂等。

**4. 冷冻保存**

有些生物制品须在冷冻条件下保存，以保证药效，如肉毒素。

**5. 防止过期**

药品的有效期是指药品在一定的贮存条件下，能够保持质量的期限。药品的有效期应根据药品的稳定性不同，通过稳定性实验研究和留样观察，合理制订。

到效期的药品，应按照《中华人民共和国药品管理法》规定，过期不得再使用。药品生产、供应和使用单位对有效期的药品，应严格按照规定的贮存条件进行保管，要做到近效期先出，近效期先用。

对于有效期的药品应定期检查以防止过期失效；账卡和药品上均应有特殊标记，注明有效期，以便于管理。

## 六、特殊药品的管理

为了确保用药安全，按照国家有关规定，医院应对麻醉药品、精神药品、毒性药品及放射性药品进行严格管理。管理内容应包括以下一些方面。

**1. 麻醉药品和精神药品的管理**

（1）经营资质　医疗机构需要使用麻醉药品和第一类精神药品的，应当经所在地设区的市级人民政府卫生主管部门批准，取得麻醉药品、第一类精神药品购用印鉴卡（以下称印鉴卡）。医疗机构应当凭印鉴卡向本省、自治区、直辖市行政区域内的定点批发企业购买麻醉药品和第一类精神药品。

设区的市级人民政府卫生主管部门发给医疗机构印鉴卡时，应当将取得印鉴卡的医疗机构情况抄送所在地设区的市级药品监督管理部门，并报省、自治区、直辖市人民政府卫生主管部门备案。省、自治区、直辖市人民政府卫生主管部门应当将取得印鉴卡的医疗机构名单向本行政区域内的定点批发企业通报。

医疗机构取得印鉴卡应当具备下列条件：

①有专职的麻醉药品和第一类精神药品管理人员；

②有获得麻醉药品和第一类精神药品处方资格的执业医师；

③有保证麻醉药品和第一类精神药品安全储存的设施和管理制度。

（2）处方资质　医疗机构应当按照国务院卫生主管部门的规定，对本单位执业医师进行有关麻醉药品和精神药品使用知识的培训、考核，经考核合格的，授予麻醉药品和第一类精神药品处方资格。执业医师取得麻醉药品和第一类精神药品的处方资格后，方可在本医疗机构开具麻醉药品和第一类精神药品处方，但不得为自己开具该种处方。

医疗机构应当将具有麻醉药品和第一类精神药品处方资格的执业医师名单及其变更情况，定期报送所在地设区的市级人民政府卫生主管部门，并抄送同级药品监督管理部门。

（3）处方管理　医疗机构应当对麻醉药品和精神药品处方进行专册登记，加强管理。麻醉药品处方至少保存3年，精神药品处方至少保存2年。为门（急）诊患者开具的麻醉药品注射剂，每张处方为一次常用量；控缓释制剂，每张处方不得超过7天常用量；其他剂型，每张处方不得超过3天常用量。

第一类精神药品注射剂，每张处方为一次常用量；控缓释制剂，每张处方不得超过7天常用量；其他剂型，每张处方不得超过3天常用量。哌醋甲酯用于治疗儿童多动症时，每张处方不得超过15天常用量。

第二类精神药品，一般每张处方不得超过7天常用量；对于慢性病或某些特殊情况的患者，处方用量可以适当延长，医师应当注明理由。

为门（急）诊癌症疼痛患者和中、重度慢性疼痛患者开具的麻醉药品、第一类精神药品注射剂，每张处方不得超过3天常用量；控缓释制剂，每张处方不得超过15天常用量；其他剂型，每张处方不得超过7天常用量。

为住院患者开具的麻醉药品和第一类精神药品处方应当逐日开具，每张处方为1天常用量。

对于需要特别加强管制的麻醉药品，如盐酸二氢埃托啡处方为一次常用量，仅限于二级以上医院内使用；盐酸哌替啶处方为一次常用量，仅限于医疗机构内使用。

医疗机构应当要求长期使用麻醉药品和第一类精神药品的门（急）诊癌症患者和中、重度慢性疼痛患者，每3个月复诊或者随诊一次。

药师应当对麻醉药品和第一类精神药品处方，按年月日逐日编制顺序号。

**2. 毒性药品的品种与管理**

毒药系指毒性极大，用量稍大即可危及生命的药品；剧药的毒性仅次于毒药，多服亦易中毒；限剧药是指剧药中较毒而又常用的品种。毒性药品使用不当，会致人中毒或死亡。因此，必须遵照有关规定严加管理。化学药品类的毒性药品包括：去乙酰毛花苷丙、三氧化二砷、升汞、水杨酸毒扁豆碱、亚砷酸钾等。

医疗单位供应和调配毒性药品，凭医生签名的正式处方。国营药店供应和调配毒性药品，凭盖有医生所在的医疗单位公章的正式处方。每次处方剂量不得超过 2 天极量。

调配处方时，必须认真负责，计量准确，按医嘱注明要求，并由配方人员及具有药师以上技术职称的复核人员签名盖章后方可发出。

### 3. 放射性药品的管理

放射性药品是指用于临床诊断或者治疗的放射性核素制剂或者其标记化合物。放射性药品与其他药品的不同之处在于，放射性药品含有的放射性核素能放射出射线。医疗单位设置核医学科、室（同位素室），必须配备与其医疗任务相适应的并经核医学技术培训的技术人员。非核医学专业技术人员未经培训，不得从事放射性药品使用工作。医院必须取得《放射性药品使用许可证》才能使用放射性药品。

（1）放射性药品的保管　放射性药品应由专人负责保管。

①收到放射性药品时，应认真核对名称、出厂日期、放射性浓度、总体积、总强度、容器号、溶液的酸碱度以及物理性状等；注意液体放射性药品有否破损、渗漏；注意发生器是否已做细菌培养、热原检查；做好放射性药品使用登记，贮存放射性药品容器应贴好标签。

②建立放射性药品使用登记表册，在使用时认真按项目要求逐项填写，并做永久性保存。

③放射性药品应放在铅罐内，置于贮源室的贮源柜内；平时有专人负责保管，严防丢失。常用放射性药品应按不同品种分类放置在通风橱贮源槽内，标志要鲜明，以防发生差错。

④发现放射性药品丢失时，应立即追查去向，并报告上级机关。

（2）放射性药品的使用

①用于患者前，应对其品种和用量进行严格的核对，特别是在同一时间给几个患者服药时，应仔细核对患者姓名及给药剂量。

②放射性药品在使用过程中除注意公众防护外，还应注意工作人员本身的防护，尽量减少对工作人员的辐射剂量，并防止污染环境。

③发生意外事故（放射性药品的撒、漏等）应及时封闭被污染的现场和迅速切断污染的来源，防止事故的扩大；对受污染人员及时采取必要的去污措施，若污染严重须报告上级有关部门和领导；若发生放射性药品源丢失或被盗，应立即追查去向并向主管部门报告。

（3）放射性废物的处理　放射性药品使用后残留和剩下部分被称为放射性废物。放射性废物有固体、液体和气体三种，故称"放射性三废"。"三废"处理不当会造成周围环境的放射性污染，影响工作人员和周围居民的健康。因而妥善处理放射性"三废"是十分重要的。

①固体废物的处理：主要采用放置法。被放射性药物污染的固体物质应存放在固定的指定地点并采用适当的屏蔽物加以防护，待其自然衰变后当作非放射性废物处理即可；如为过期的发生器吸附柱应标明日期并用塑料袋包装后置于贮源室，待其自然衰变后再处理。

②液体废物的处理：应根据放射性物质的最大容许浓度、化学性质、放射性强度、废液的容积以及下水道的排水设备等情况进行不同的处理。一般采用放置法，半衰期短的也可有稀释法达到容许排放水平。放射性强度低的废水也可直接排入下水道，但其放射性浓度不得超过露天水源中限制尝试的100倍。不能直接排入下水道的放射性废液，可采用衰变池贮存十个半衰期后排入下水道。

③气体废物的处理：易产生气体的放射性药物在开瓶、分装时应在通风橱内于通风条件下操作。通风橱排气口应高出周围50米以内的屋顶3或4米。以使放射性废气直接排入高空。通风橱

排气口的过滤装置，应视使用情况定期更换。

### 4. 危险性药品的管理

危险性药品系指受光、热、空气等影响可引起爆炸、自燃或具有强腐蚀性、刺激性、剧毒性的药品。对于这类药品，必须严格管理，严防发生火灾、爆炸、毒害事故，确保人员及物资安全。

易燃液体药品均具有挥发性，其蒸气与空气混合后即可成为易燃、易爆的气体（有些蒸气还有毒性）。对于这类药品，包装应紧密，库房必须通风，不可接近炉火或受日光曝晒，容器也不宜装满（不应超过容器容积的95%），以免因受热膨胀，造成容器渗漏或爆裂。常用易燃液体危险药品有：乙醚、乙醇、丙酮、苯、甲苯、石油醚、松节油、火棉胶等。

腐蚀性药品滴落于皮肤上，可引起灼伤，严重者能使组织坏死；有些还可产生刺激性的蒸气，损害呼吸道。这类药品必须严密包装，于干燥阴凉处存放，轻取轻放，防止碰击，切勿将可相互起化学反应的药品放在一起，以免引起爆炸和火灾。酸液不得露天存放，应避阳光和雨雪。常见强腐蚀性药品有：盐酸、硫酸、硝酸、冰醋酸、溴、氢氧化钠、氢氧化钾等。

氧化剂具有强烈的氧化性能，其本身虽不燃烧，但在空气中遇酸类或受潮湿、强热，或与易燃物、可燃物接触，即可分解引起燃烧和爆炸；易爆炸品在受到高热、摩擦、冲击或与其他物质接触发生作用后即可发生剧烈反应，产生大量气体和热量，引起爆炸。因此，氧化剂和爆炸性药品必须严密装封，置于干燥、阴凉、通风处，与有机物、易燃物隔离，严防碰撞，避免日晒雨淋。

## 七、药品的有效期管理

药品的有效期是指药品在一定的贮存条件下，能够保持药品质量的期限。部分药品，尤其是抗生素类、生物制品等，由于其本身不稳定以及受外界因素的影响，会逐渐发生药效降低、毒性增加，有的甚至不能供药用。为了确保药品的质量和用药安全，对这些药品均规定了在一定贮存条件下的有效期限，应严格遵守特定的贮存条件，并在有效期限内使用，两者均不可忽视。

药品（生产）批号一般均由六位数字组成：前两位表示年份，中间两位表示月份，末两位表示日期。如批号为830203，则表明此药品是1983年2月3日生产的；有的药厂在产品批号上不但包括年、月、日，还包括批次号。如811011－4中的4即为批次号，以短横线连于年、月、日号之后，表明该产品是1981年10月11日生产的第4批。进口药品批号、制造日期、失效日期的缩写和原文如下：

批号：Bat. No.（Batch Number）

1ot. No.（Lot Number）

制造日期：Date of manufacture

Mft. date（Manufacture date）

Manuf. date（Manufacturedate）

失效日期：Exp. date（Expiration date 或 Expiry date）

从制造之目起 X 年内有效：x years from date of manufacture

在 X 年 X 月之前使用：Use before：month，year. 如 Use before：Nov. 2016，即在2016年11月之前使用。

英、德、法等国的药品常常以日/月/年的顺序排列；美国药品有些是以月/日/年顺序排列；日本药品则常以年/月/日顺序排列。

有效期与失效期的含义不同，二者区别为：标失效期为1989年12月者，系指该药品用到1989年11月底为止；标有效期为1989年12月者，系指该药品用到1989年12月底为止。对有失效期限的药品，应按效期分别存放，并按月挂牌示意，使用及发放时应掌握"近期先出，陈货未尽，新货不出"的原则。凡有失效期的药品均有不稳定因素，因此还应注意药品质量检查。

已到期的药品，如需延长使用，应送请当地药检部门检验后，根据检验结果，确定延长使用期限。

有效期药品品种及有效期限请参阅国家卫生和药品监管有关法律、法规及有关规定或药品说明书。

# 第二节 用药管理规定

药物治疗是临床中护理工作的重要内容，护理人员作为药物治疗的直接执行者以及观察者，在整个过程中始终处于第一线。随着临床用药不断增加，在护理工作中经常会出现用药上的失误，影响患者治疗，甚至危及患者生命，引发医疗纠纷。因此，加强护理人员临床用药中的监护作用及其安全管理，做到安全、合理并且有效地用药具有十分重要的意义。

严格遵守"查对制度"是医嘱全面落实的根本保证。及时、准确、无误地执行医嘱，保证患者的用药安全，是每个护理人员应尽的义务和责任；同时要强化操作规程，保证用药的安全。在临床用药的过程中，护理人员必须严格执行各项操作规程，包括领药、配药、发药需环环把关；用药前后，护理人员应对患者进行详细评估，了解患者病情、用药目的、疗效以及不良反应的观察，并向患者讲解有关用药的注意事项，随时解答患者提出的疑问；静脉用药严格执行无菌操作，现用现配，防止药品效价降低，减少感染的发生；按照医嘱的要求，准确调节静脉给药的滴速；注意各药物之间的配伍禁忌；口服药应准确执行给药时间；特殊用药向患者解释，看服到口。

## 一、一般用药管理规定

（1）严格遵医嘱给药。抢救患者时可执行口头医嘱，护理人员在给药前和给药后分别向医生复述医嘱，两人核对给药；非抢救患者不能执行口头医嘱。

（2）应严格执行护理查对制度。

（3）给药应严格无菌操作。

（4）给药后及时准确记录时间并签字。临时输液医嘱在临时医嘱单上签字。

（5）观察用药反应和疗效，及时记录。

（6）用青霉素类药物前先确认皮试结果阴性方可给药。

（7）毛花苷丙注射液稀释后静脉推注，注意监测心率，缓慢静推。

（8）微量泵注入的药物要标明药名、剂量、浓度、速度。

## 二、病房药品存放管理规定

（1）药品柜应随时保持清洁整齐，严格按照药品储藏条件保管药品。

（2）内服药、外用药、注射用药应分类分区放置，并且按有效期时限先后有计划的使用，定期检查。

（3）毒、麻药品专柜专锁、专人管理、专用处方、专设使用记录。

（4）药品标签与药名相符，标签明显清晰。内服药的标签为蓝色边，外用药为红色边，剧毒药为黑色边。标签上标有药物名称、浓度、剂量和有效期。凡存在标签不清、药物过期、变色、破损、浑浊等均不能使用。

（5）口服药应保留药瓶，药瓶上注明日期和时间，对可疑过期或者变色的药物不得使用。

（6）易被光线破坏的药物应避光保存，如维生素 C、氨茶碱、硝普钠、肾上腺素等。

（7）抢救药放在抢救车内，每班清点、记录并签名，用后及时补充，便于急救时使用。

（8）易燃、易爆药品应放置在阴凉处，远离明火，远离易燃化学药品，如过氧乙酸、乙醇、甲醛等。

（9）患者个人用药单独存放，并注明床号和姓名。

## 三、急救药品管理规定

（1）抢救车内备有一定数量的抢救药及物品，做到抢救药、器械和设备齐全，随时检查和补充，确保应急使用，完好率100%。

（2）抢救药按规定放置，所有的药物应标注有效期，定期核对，及时更换并记录。

（3）设置抢救物品交接班本，班班清点交接。

（4）所有医护人员掌握抢救设备的性能及保养方法、抢救药的基本药理作用。

## 四、病房毒、麻药品管理规定

（1）病房毒、麻药品只能供住院患者按医嘱使用，不得借用。

（2）病房毒、麻药品须专柜专锁存放，专人管理。

（3）病房毒、麻药品按需保持一定基数，每班清点交接，双方签全名。

（4）使用毒、麻药品时，需医生开医嘱及专用处方，使用后保留空安瓿。

（5）建立毒、麻药品使用登记本，并注明：使用日期、时间；患者床号、姓名；使用药物名称、剂量；使用护理人员签全名。

（6）即使属于长期医嘱，当患者需要使用时，仍需医生开具医嘱、专用处方，保留空安瓿。

## 五、微量泵用药的管理规定

（1）护理人员应熟练掌握微量泵的使用方法。

（2）使用微量泵前，先检查微量泵的性能是否良好，再按操作流程正确连接输液导管，设置药液推注速度。

（3）加药前，须根据医嘱计算药物的剂量，并经双人核对无误后方可使用。

（4）在微量泵注射器外应黏附注明药物名称、剂量、浓度、输注速度的标签，且粘贴时勿将针筒的刻度完全包裹，以便观察针筒内药液的颜色、性质、容量。严格执行无菌操作原则。

（5）使用期间注意观察注射的部位有无外渗及红肿。

（6）认真记录微量泵内药物液体的容量、速度和启止时间。

（7）应保证蓄电池处于完备状态，以使微量泵正常使用；若蓄电池耗尽报警，立即接通外部电源，保证其继续正常工作。

（8）注意用药巡视，并密切观察用药效果和不良反应。

## 六、化疗药物使用管理规定

（1）化疗药物应由经过专门训练的护理人员进行配制。

（2）接触化疗药物的护理人员操作前必须穿防护衣，戴防护帽子、口罩、乳胶手套，防止化疗药物接触皮肤或由呼吸道吸入。

（3）在打开粉剂安瓿时，用无菌纱布包裹；溶媒药物时，溶媒应沿安瓿壁缓缓注入瓶底，待粉剂浸透后再搅动。

（4）使用针腔比较大的针头抽取药液，所抽取药液不宜超过注射器容量的3/4，防止药液外溢。

（5）如果药液不慎溅入眼睛内或溅到皮肤上，立即用0.9%氯化钠注射液反复冲洗。洒在地面或桌面的药液，及时用纱布吸附且用清水冲洗。

（6）操作时确保注射器与输液管接头处衔接紧密，以免药液外漏。

（7）药液输完后拔针时戴乳胶手套。

（8）接触化疗药物的用具、污物放入专用袋集中封闭处理，化疗废弃物放在带盖的容器内，明显标记。

（9）护理人员处理化疗患者的尿液、粪便、分泌物或呕吐物时必须戴手套。

（10）医护人员尽量减少对化疗药物的不必要接触，规范操作。医院应每年定期为接触化疗药物的医护人员进行体检，合理安排休假；医护人员怀孕和哺乳期可考虑暂时脱离接触化疗药物的环境。

## 七、青霉素类药物使用管理规定

（1）医嘱开具青霉素类的药物及青霉素皮试前，护理人员必须先查阅患者病史并询问患者有无药物过敏史。如有青霉素过敏史或者主诉青霉素皮试阳性者，禁止行青霉素过敏试验。若无青霉素过敏史者，可作过敏试验，皮试阴性者方可使用青霉素类药物。

（2）停用青霉素类药物3天以上（不含第3天）或更换批

号，若需再次注射青霉素类药物时，须重新做皮试。

（3）青霉素皮试后，嘱患者不得随意外出，避免剧烈运动，观察 20 分钟后，判断试验结果。

（4）青霉素皮试阴性者，需在当天的临时医嘱单上注明青霉素皮试阴性，在输液标签上注明青霉素皮试（－）符号。

（5）有青霉素过敏史或青霉素皮试阳性结果者，护理人员要做到以下几点。

①立即通知医生，告知患者家属。

②在护理记录单上注明青霉素皮试阳性或青霉素过敏史。

③在临时医嘱单上注明青霉素（＋）及产品批号。

④在患者床尾卡过敏药物一栏注明青霉素（＋）标识。

⑤在患者床头悬挂过敏药物警示标识。

（6）在每次注射青霉素类药物前，认真进行查对，询问青霉素过敏史并且核对皮试结果，静脉滴注青霉素类药物时，做到现用现配，滴注前需由两名护理人员共同核对后方可滴注。需要外出检查时，应停止输液或调换其他液体。门诊患者在用药后，嘱其观察 20 分钟后方可离院。

（7）在青霉素类药物静脉滴注过程中，护理人员应认真巡视，观察用药反应。若患者出现不适的症状或主诉应立即停药，通知医生对症处理且加强观察；若患者出现呼吸急促、心慌、血压下降等过敏性休克征象时，立即给予平卧、保暖、吸氧，同时通知医生进行抢救。

## 八、输液反应的预防管理措施

（1）减少液体贮存，按有效期摆放液体；先用近效期液体，后用远效期液体；护士长定期检查液体贮存情况，确保无过期液体。

（2）按照治疗室相关管理规定，做到药品分类分区放置，标签醒目；落实清洁、消毒工作；无关人员不得随意进入；各类医疗垃圾按规定处理。

（3）护理人员在输液时检查是否有包装破损、漏液、微粒、絮状物等，严格执行无菌操作规范；选择合适的配液针头，不用大于 9 号的针头稀释瓶装药物，以防瓶盖胶塞进入液体；实习护理人员须有护理人员带教方可配液、输液。

（4）加强医护沟通，若发现医生开具的医嘱与药物说明书要求的溶媒不符，或一袋液体加入多种药物、存在药物配伍禁忌或输液量过多时要及时与医生沟通。

## 九、注射药物配伍禁忌发生的预防操作原则

（1）护理人员应了解常用药物性质、注射药物配伍禁忌以及影响药物稳定性的因素，并严格规范药物配伍操作。

（2）两种注射药物在同一输液中配伍时，应先加浓度较高者，后加浓度较低者，以降低发生反应的速度。

（3）有色的注射用药应最后加入，以防有细小沉淀时不易被发现。

（4）注射用药物配制后现用现配，以缩短药物间的反应时间。

## 十、静脉输液差错的预防管理措施

（1）严格执行查对制度和无菌操作。

（2）一人一针一管，注意配伍禁忌。

（3）配制静脉用药时应严格核对，仔细检查药品的名称、剂量、浓度、有效期。如发现药物变色、沉淀、浑浊，或药物已过期，或安瓿有裂痕或密封瓶盖松动等情况，均不能应用。一人加药后，保留安瓿，并须经另一人核对、签名方可用于患者。

（4）更换液体时，应再次核对输液医嘱标签与加入药物是否相符，核对无误后签名；并核对床号、床卡，反向核对患者的姓名；如遇昏迷患者，除以上查对外，应询问家属患者的名字或核对患者腕带，准确无误后方可更换。

（5）根据药物性质及患者情况控制输液滴速；特殊治疗及特殊药物应遵医嘱随时调整滴速。

（6）输液过程中，应随时巡视病房。患者主诉不适或发现患者病情突然变化时，应立即减慢或停止输液，通知值班医生，配合医生做出处理，妥善保留相关实物，并记录在案。

（7）静脉推注药物必须放置在治疗盘内。严格查对后，根据药物作用和性质，控制推注速度。

（8）护理人员对科室的所有液体要每天进行清查，并签名。

（9）临床实习生必须在带教老师的严格带教下工作。因带教不严而发生差错事故者，由带教老师负主要责任；因带教排班不明确而发生问题时，由护士长负责。

（10）每名护理人员下班前，应按工作程序检查一遍自己的工作，防止疏忽遗漏，并严格执行交接班规定。

## 十一、服药差错的预防管理措施

（1）严格执行查对制度。

（2）药品按给药途径分类放置，分类标志明显。

（3）护理人员在配药和发药时注意力应高度集中，排除干扰因素，不可同时做其他事情。注意核对患者床号、姓名，药品名称、剂量、剂型及用药时间等，遇到可疑之处要及时查清。

（4）药物配备完毕后，根据服药本（单）重新核对一次；发药前与另一名护理人员再次核对。

（5）给药前，详细询问患者药物过敏史。对有过敏者，应严密观察。

（6）发药时应携带服药本（单），查对床号、床卡，询问患者姓名，得到准确回答后方可发药，并看服到口。特殊药物向患者交代注意事项。

（7）患者的所服药物应一次取离药盘，以减少遗漏。

（8）如遇患者提出质疑，应先重新认真核查医嘱，如无错误应给予耐心解释，患者满意后再予服药；如遇患者不在，应将药品带回保管，并做好交接班，避免将药物放于患者床旁。

（9）随时观察服药情况，如有不良反应，及时处理。

## 十二、处理医嘱差错的预防管理措施

（1）护理人员必须提前 15 分钟与夜班护理人员查对夜间医嘱执行情况。

（2）转接医嘱时，注意力应高度集中；转接后经两人核对无误方可执行。

（3）护理人员转接医嘱后须经第二人核对后方可打印执行单。临时医嘱执行后应及时在临时医嘱本和临时医嘱单上签名。

（4）治疗、输液、服药、护理单转接后，须经第二人核对无误后方可使用，并保留原来的底稿，以备查阅。

（5）做到班班查对，每日总核对一次医嘱，护士长每周至少参加三次医嘱总核对。

## 十三、药物不良反应的应急处理措施

（1）发生急性变态反应，如过敏性休克时

①即刻停药，更换液体及输液器，同时报告医生。

②立即皮下注射 0.1% 盐酸肾上腺素注射液 0.5～1ml（婴儿酌减），症状如不缓解可每隔半小时皮下或静脉注射该药 0.5ml，直到脱离危险期。

③遵医嘱执行各项治疗，观察病情变化并及时处理。

④必要时给予吸氧、吸痰、人工呼吸、气管插管或气管切开。

⑤遵医嘱及时正确给药，备好晶体液、升压药等以便补充血容量。

⑥注意保暖，维持体温；观察、监测患者生命体征并记录。

⑦留置导尿患者，记录尿量，观察肾功能情况。

⑧安慰患者，做好心理护理。

⑨按工作规程逐级上报，封存原用药液备查。

（2）患者出现寒战、高热时

①立即停药，同时通知医生，遵医嘱更换药液。

②遵医嘱对患者进行各项治疗，准备抢救设备，同时备好抢救药物。

③监测患者生命体征；注意保暖。

④当患者出现抽搐、惊厥时，迅速解开患者衣扣、裤带，应用开口器及压舌板，防止咬伤，必要时加床档保护。

⑤减少对患者的各项刺激，护理动作轻柔，保持病室安静，避免强光。

⑥注意患者的末梢循环，高热伴四肢厥冷、发绀提示病情加重。

⑦安慰患者，给予心理支持。

⑧按工作规程逐级上报，封存原用药液备查。

（3）患者使用药物后即刻出现荨麻疹时

①立即停药，同时通知医生，遵医嘱更换用药及液体。

②遵医嘱给予抗过敏药物。

③皮肤瘙痒者注意保护皮肤勿抓伤。

④给予患者心理支持，缓解患者紧张情绪。

## 十四、化疗药物外渗的应急处理措施

（1）立即停止化疗药物的注入，用注射器抽出头皮针内化疗药物，按 0.9% 氯化钠注射液静脉滴注 15～20 分钟，如外渗明显可先用保留针头接无菌注射器回抽漏于皮下的药液，然后拔出针头。

（2）发生化疗药物外渗后要及时通知医生和护士长。

（3）根据不同药物选择相应的解毒剂进行局部封闭。

（4）外渗 24 小时以内者，可用冰袋局部冷敷，减少药液向周围组织扩散。冷敷期间要加强观察，防止冻伤。

（5）避免外渗部位局部受压；外渗部位根据药物不同选择相应的药物外敷。

（6）在护理记录单上详细记录外渗药物名称和外渗范围，以及采取的措施。

（7）加强交接班，密切注意观察局部变化。必要时请皮肤科医生会诊。

# 第三节　抗肿瘤药物概述

## 一、抗肿瘤药物应用的临床护理特点

（1）局部刺激大　抗肿瘤药物一般对正常组织细胞也有较强的杀伤作用。如氮芥类药物外渗时，可引起局部皮肤、组织坏死。一旦发生外渗需适当应用对抗药物，如氮芥外渗用硫代硫酸钠、长春新碱类用碳酸氢钠用于局部护理。

（2）全身毒性反应大　大多数患者无论是口服用药还是静脉用药多数会出现消化道反应、骨髓抑制及免疫抑制等反应，程度比较严重，为死亡的主要原因之一。

（3）要求时间性强　应用抗肿瘤药物要求的技术条件较高。如阿糖胞苷静脉推注必须在 3～5 秒内注完；氮芥性质不稳定，必须在 10 秒内注射完。

（4）抗肿瘤药物保存条件要求严格　如环磷酰胺宜避光，在室温 30℃ 以下保存；噻替哌宜避光，在干燥、室温 12℃ 以下保存。

（5）每种药物的用法比较局限　长春新碱类药物只能静脉给药，不能肌内、皮下或鞘内注射。

（6）联合用药配伍禁忌较多　如抗生素类抗肿瘤药不能与青霉素 G 盐配伍，抗肿瘤药以单独给药。

（7）过敏反应　有些药物需做皮试阴性者才可应用或者试验性注射后才可大剂量应用。

## 二、抗肿瘤药物的常见不良反应

### 1. 骨髓抑制

大多数抗肿瘤药物对造血系统都有不同程度的毒性。骨髓中各种血细胞对抗肿瘤药的敏感性取决于其半衰期的长短，白细胞的半衰期仅 6 小时，血小板的半衰期为 5～7 天，故较易引起减少；而红细胞的半衰期长达 120 天，故不容易减少。一般损伤 DNA 的药物对骨髓的抑制作用较强，抑制 RNA 合成的药物次之，影响蛋白质合成的药物对骨髓的抑制作用较小。骨髓抑制毒性代表药物有蒽环类药物、氮芥、甲氨蝶呤、丝裂霉素、替尼泊苷、长春地辛、拓扑替康、多西他赛、紫杉醇、吉西他滨、顺铂、卡铂、环磷酰胺、异环磷酰胺、长春瑞滨、伊立替康等。

### 2. 消化道反应

消化道反应临床主要表现为恶心、呕吐、厌食、急性胃炎、腹泻、便秘等，严重时可出现胃肠道出血，穿孔，肠梗阻，肠坏死，还可能出现不同程度的肝损伤。抗肿瘤药致吐作用机制较为复杂，致吐作用也有分级：高致吐的药物（致吐率 90% ~ 100%）包括顺铂、氮芥等；较强致吐（致吐率 60% ~90%）的药物包括环磷酰胺、阿霉素、卡铂、亚硝脲类等；中度致吐（致吐率 30% ~60%）的药物包括异环磷酰胺、氟尿嘧啶、甲氨蝶呤、表阿霉素、丝裂霉素、长春地辛等；弱致吐（致吐率 6% ~ 30%）包括博莱霉素、长春新碱等。

**3. 过敏反应**

过敏反应临床主要表现为皮疹、血管神经性水肿、呼吸困难、低血压、过敏性休克。引起变态反应的常见药物有门冬酰胺酶、平阳霉素、博莱霉素、紫杉醇、蒽环类药物等。

**4. 神经系统反应**

神经系统反应临床主要表现为肢体麻木和感觉异常、可逆性末梢神经炎、深腱反应消失、下肢无力。中枢神经系统反应包括短暂语言障碍、意识混乱、昏睡、罕见惊厥和意识丧失；自主神经系统反应包括小肠麻痹引起的便秘、腹胀；听神经毒性反应包括耳鸣、耳聋、头晕，严重者有高频听力丧失。引起神经系统毒性的常见药物有紫杉醇、异环磷酰胺、丙卡巴肼、长春新碱、铂类等，且神经毒性多与药物剂量相关。

**5. 心血管系统**

心血管系统临床主要表现为心电图改变、心律失常、非特异性 ST – T 异常，少数患者可出现延迟性进行性心肌病变。蒽环类药物的心脏毒性反应较为突出，呈剂量累积性，如阿霉素积蓄量超过 $600mg/m^2$ 时，心肌病发生率可达 15% 以上。

**6. 呼吸系统**

呼吸系统临床主要表现为肺毒性包括间质性肺炎、肺水肿、肺纤维化、急性呼吸衰竭等。急性型肺毒性可发生在治疗期间的任何时间，初期发生干咳，X 线检查阴性，数天到数周 X 线显示快速进行性改变，血氧值降低而需要给氧。急性肺毒性不可逆。慢性型肺毒性主要与剂量有关，开始时患者出现干咳但不发热，当 X 线显示进行弥漫性浸润性改变时，应进行肺活检并停止治疗。引起肺毒性的药物主要药物有博莱霉素、卡莫司汀、丝裂霉素、甲氨蝶呤、吉非替尼等。

### 7. 泌尿系统

泌尿系统临床主要表现为肾损害包括肾功能异常，血清肌酐升高或蛋白尿，甚至少尿、无尿，急性肾衰竭。化学性膀胱炎包括尿频、尿急、尿痛及血尿、膀胱纤维化。代表性药物为顺铂。

### 8. 局部组织刺激反应

可出现给药部位静脉炎，静脉滴注时漏出血管外造成疼痛、引起局部皮肤组织溃疡，甚至坏死。外渗引起不同程度的局部损害的药物有蒽环类、放线菌素 D、丝裂霉素、长春碱类、依托泊苷、氟尿嘧啶、紫杉醇、米托蒽醌、卡莫司汀、达卡巴嗪等。

静脉炎分级　以美国静脉输液护理协会（09 版）静脉炎分级标准为依据分为Ⅰ、Ⅱ、Ⅲ级，将栓塞型静脉炎列为Ⅳ级。

Ⅰ级：穿刺点疼痛，红和（或）肿，静脉无条索状改变，未触及硬结。

Ⅱ级：穿刺点疼痛，红和（或）肿，静脉有条索状改变，未触及硬结。

Ⅲ级：穿刺点疼痛，红和（或）肿，静脉有条索状改变，可触及硬结。

Ⅳ级：即栓塞型静脉炎，除上述表现外，沿静脉走向硬化成索状并出现蓝黑色色素沉着，血流不畅伴疼痛。

推广外周中心静脉置管（PICC）、留置针，减少静脉刺激；加强巡视，及时发现问题并解决；静脉推注化疗药物由护士执行，禁止护理实习生操作，推注速度不小于 5ml/分钟；推注中抽回血 3～5 次，严密观察穿刺点并不断询问患者感受，结束时快速退管 3 分钟；联合用药时注意顺序。

注意：所有化疗药物都必须使用留置针穿刺，除顺铂、氟尿嘧啶、替加氟等三种药物单用时可保留 2 天外，留置针必须当天穿刺，当天拔除。

### 9. 其他

其他临床主要表现有脱发（常见，通常为可逆性）、电解质紊乱（低钠、镁、钾、磷血症）、高钙血症、刺激性结膜炎、视神经病变、视网膜色素沉着、致盲、性腺功能失常，还可导致白血病、肾癌、膀胱癌。

## 三、抗肿瘤药物不良反应的防治

对待药物不良反应的原则是"思想重视、预防为主、及时处理、对症治疗"。一旦发生如频繁呕吐，影响患者进食或电解质不平衡；腹泻超过 5 次或有血性腹泻；血常规指标下降，白细胞 $<2 \times 10^9/L$，血小板 $<50 \times 10^9/L$；感染发热、体温超过 38℃，或出现严重并发症和严重的脏器损害时，均应立即停药。

治疗期间定期检测，定期检查肝、肾功能。对于重要的不良反应要有预防措施，如恶心、呕吐的防治：铂类和蒽环类引起的强烈致吐，可以使用 $5-HT_3$ 受体拮抗剂，可以阻断外周神经元的兴奋和迷走神经的活动而止吐。$5-HT_3$ 受体拮抗剂代表性药物有昂丹司琼、格拉司琼、托烷司琼。紫杉醇过敏反应的预处理：可以用地塞米松、苯海拉明、$H_2$ 受体拮抗剂，如地塞米松，用药前 12 小时及 6 小时口服 20mg。预防顺铂的肾毒性：一般都采用水化，用药前静脉滴注等渗葡萄糖液 2000ml，当日输等渗盐水或葡萄糖液 300～3500ml，并用氯化钾、甘露醇及速尿，保持每日尿量 2000～3000ml。注意血钾、血镁变化，必要时需纠正低血钾、低血镁。

另外，可以使用泌尿系统保护剂，如美司钠，可与尿液中环磷酰胺和异环磷酰胺的 4－羟基代谢产物发生反应，从而起到保护作用。注意在化疗前全面评估患者的心脏功能，化疗期间和化疗后定期进行心电图检测，出现心律失常及心动过速可给予对症治疗。在化疗中，发现漏液应立即停止注射，冷敷或温湿敷，用 0.9%氯化钠注射液稀释（皮下注射 10～20ml），用 0.5%或 1%普鲁卡因注射液封闭。

### 1. 外渗抗肿瘤药物的分类

常用的抗肿瘤药物按外渗引起局部组织损害程度的不同分为以下三类。

（1）腐蚀性药物：外渗后可引起组织发疱甚至坏死。主要有长春新碱、长春瑞滨、长春地辛等、蒽环类抗肿瘤药物（阿霉素、表阿霉素及丝裂霉素）等，一旦渗出血管外，短时间内可发生红、肿、热、痛，甚至皮肤及组织坏死，也可导致永久性溃烂。

（2）刺激性药物：能引起注射部位或静脉疼痛，可有局部炎症反应、静脉炎、局部过敏反应等。可引起轻度组织炎症和疼痛，但不导致皮下及组织坏死，如氮烯咪胺和依托泊苷等。

（3）非刺激性药物：外渗后不对组织产生不良反应。如氟尿嘧啶、顺铂、甲氨蝶呤等。但也应引起注意。

减少抗肿瘤药物的外渗，关键要加强对使用抗肿瘤药物的医生和护士进行专业培训。使用腐蚀性抗肿瘤药物时，避免药物外渗的发生重在预防。

**2. 防治措施**

（1）选择一条合适的静脉，选择前臂最容易穿刺的大静脉，切勿靠近肌腱、韧带和关节。

（2）用头皮针建立静脉通路。

（3）用一次性针筒冲入 8~10ml 0.9% 氯化钠注射液，检查注射部位有无红肿、疼痛、回血情况，确认静脉回血良好。

（4）确保静脉通畅后，才可接上稀释好的抗肿瘤药物。

（5）缓慢注射，阻力要小。

（6）每注射 1~2ml 应检查有无回血。

**3. 外周静脉发生外渗的处理**

（1）如果患者诉输注部位疼痛，即使没有外渗的征象，也应立即停止输液。

（2）根据需要原位保留针头。

（3）用针筒尽量吸出局部外渗的残液。

（4）使用相应的解毒剂。解毒剂经静脉滴注给药时，量要适当，避免局部区域压力过大；皮下局部注射解毒剂时应先拔去针头。

（5）抬高注射部位肢体48小时，并避免外渗部位受压。

（6）必要时请外科会诊，清除坏死组织或考虑手术治疗。

（7）患者应注意休息。

（8）记录外渗液量、输注部位、药物浓度、患者症状及累及范围等。

**4. 中心静脉置管发生外渗的处理**

（1）一旦患者感觉中心静脉置管（CVC）部位有不适、疼痛、烧灼感、肿胀，胸部不适或输液速度发生变化，应立即停止输液。

（2）如果是皮下埋泵，应评估针头的位置是否合适。

（3）尽可能回抽渗出液。如果渗出是针头滑出埋泵所致，尽可能通过针头吸出渗出液；如果无法吸出，则拔除针头，从皮下抽吸残留液。

（4）给予适当的解毒剂。通过埋泵输注解毒剂时应避免液量过多引起局部压力过大，注射后应及时封泵。

（5）避免外渗部位受压。

（6）必要时拍正侧位胸片，确定渗液的原因及影响范围，并请外科会诊进行手术处理。

（7）记录外渗液量、输液部位、药物浓度、患者症状及影响范围等。

**5. 局部解毒剂的应用**

（1）烷化剂、顺铂、氮芥外渗的处理

局部解毒剂：1/6 或 1/3M 硫代硫酸钠。

处理原则：用 4～8ml 10% 硫代硫酸钠和 6ml 无菌注射用水配成 1/6 或 1/3M 溶液，外渗 1mg 氮芥或 100mg 顺铂需局部注射 2ml 该溶液。

（2）丝裂霉素外渗的处理

局部解毒剂：50%～99%（w/v）二甲基亚砜溶液。

处理原则：局部注射 1.5ml，每 6 小时 1 次，连用 14 天；局部避免覆盖，自然晾干。

（3）阿霉素、柔红霉素外渗的处理

局部解毒剂：8.4% 碳酸氢钠 5ml + 地塞米松 4mg。

处理原则：渗出部位静脉注射，周围多点皮下注射，立刻冷敷 30～60 分钟，然后每隔 15 分钟冷敷 15 分钟，连续 1 天。

（4）长春新碱、长春碱、紫杉醇外渗的处理

局部解毒剂：透明质酸酶。

处理原则：立刻热敷 30～60 分钟，然后每隔 15 分钟热敷 15

分钟，连续 1 天。也可局部注射透明质酸酶 150 单位。

（5）依托泊苷外渗的处理

局部解毒剂：透明质酸酶。

处理原则：与长春碱类渗漏处理相同。立刻热敷 30～60 分钟，然后每隔 15 分钟热敷 15 分钟，连续 1 天。也可局部注射透明质酸酶 150 单位。

**6. 化学性静脉炎的防治**

化疗药物引起的化学性静脉炎是化疗药物引起的常见毒性反应之一，是由刺激性和腐蚀性化疗药物直接损伤输注的静脉而引起的一种无菌性炎症。

长春碱类、蒽环类抗肿瘤抗生素、氮芥、丝裂霉素以及放线菌素 D 等通过外周静脉输注时易引起不同程度的静脉内膜的损伤，产生化学性静脉炎，且易发生血栓形成。

若发生但没有明显不适者可继续观察，不做特殊处理。

（1）早期（72 小时内）可按药物类型不同，参照外渗处理要求进行外敷或用解毒剂等。

（2）可用 1%～3% 普鲁卡因或加地塞米松 5～10mg 溶于 0.9% 氯化钠注射液经受累静脉输注。

（3）72 小时后仍有疼痛者，可采用 50% 硫酸镁湿热敷，或在患处外涂激素类软膏、喜疗妥软膏，每天 1～2 次，并进行局部按摩。

（4）疼痛明显者，可用 0.25%～0.5% 普鲁卡因加地塞米松或强的松龙局部封闭注射。

## 四、抗肿瘤药物注射剂的安全使用

护理人员在接触化疗药物过程中具有潜在危险性，抗肿瘤药可经过直接接触、呼吸道吸入或消化道摄入而致医护人员职业损伤。因此，经常接触化疗药物的护士要正确执行抗肿瘤药物操作规程，做好安全防护。

### （一）操作前准备

（1）化疗药物的配制　应在专用的配药室，由专人配药。配制抗肿瘤药物的区域应为相对独立的空间，宜在Ⅱ级或Ⅲ级垂直层流生物安全柜内配制。

（2）接触化疗药物的防护　配制前洗手，穿一次性防护衣，佩戴一次性口罩及帽子、双层手套（聚氯乙烯手套起防护作用，乳胶手套便于操作），戴防护眼镜或眼罩，以减少呼吸道吸入及皮肤接触。操作台应覆以一次性防护垫，减少药液污染。一旦污染或操作完毕，应及时更换。

## （二）操作时的注意事项

1. 打开安瓿时，应垫无菌纱布以免划破手套；打开冷冻粉剂安瓿时有溅出的危险，应用无菌纱布包裹，并将溶媒沿安瓿壁缓缓注入瓶底，防止粉末溢出，待粉末浸透后再搅动。

2. 瓶装药物稀释及抽取时，应插入双针头以排除瓶内压力，防止针栓脱出造成污染。并且要求在抽取药液后，瓶内进行排气和排液后再拔针，不可使药液排于空气中。加药时将化疗药加入瓶装液体后应抽尽瓶内空气，避免瓶内压力过大导致更换液体时药液外溢。

3. 抽吸液体药物时药液不应超过注射器容积的3/4，以免药液外溢。

4. 药液溅身的处理：如果药液不慎溅在皮肤上或眼睛里，应立即用0.9%氯化钠注射液反复冲洗。

5. 抗肿瘤药物外溢时按以下步骤进行处理：

（1）操作者应穿戴个人防护用品。

（2）应立即标明污染范围，粉剂药物外溢应使用湿纱布垫擦拭，水剂药物外溅应使用吸水纱布垫吸附，污染表面应使用清水清洗。

（3）如药液不慎溅在皮肤上或眼睛内，应立即用0.9%氯化钠注射液或清水反复冲洗。

（4）记录外溢（渗）药物名称、外溢（渗）时间，溢（渗）出量、处理过程以及受污染的人员情况。

## （三）污物的处理

操作中使用的注射器、输液器、输液袋、敷料及放置化疗药物的安瓿等物品应放在专用的塑料袋内集中封闭处理，以免药液蒸发污染室内空气。在完成全部药物配备后，需用75%乙醇擦拭操作柜内部和操作台表面。

# 五、动脉灌注化疗和栓塞治疗的护理

## （一）心理护理

要详细向患者介绍介入治疗的原理以及该疗法具有微创、安全、不破坏患者解剖生理功能的优势，介绍同类手术的成功经验，消除患者的紧张、恐惧心理使其更好配合治疗；并向患者解释术后可能出现的不良反应，使患者更好配合医护人员将治疗顺利完成。

## （二）药物准备

（1）栓塞剂　如碘化油、海藻微粒、明胶海绵等。

（2）抗肿瘤药物　如表柔比星、氟尿嘧啶、顺铂、羟喜树碱等。

（3）止吐药物　如格拉司琼、昂丹司琼等。

（4）胃酸分泌抑制剂　奥美拉唑、西咪替丁可防止胃肠道应激性溃疡。

（5）其他药物　使用抗生素预防手术感染，激素等以减少术中及术后不良反应，以上药物按医嘱准备。

## （三）术后不良反应及并发症的护理

### 1. 疼痛的护理

癌痛是恶性肿瘤患者常常伴随的一个痛苦症状。介入治疗后，由于栓塞（或化疗药物）使肿瘤组织缺血、水肿和坏死可引起不同程度的手术后暂时疼痛，造成患者精神上的过度紧张和焦虑，常使疼痛加重，患者常因此认为病情加重，治疗效果不好，心情消极，烦躁不安甚至拒绝合作。此时护士应懂得患者的心理，采取相应的护理措施，给予正确的引导，告诉患者疼痛是介入治疗的一种常见反应，烦躁会加重痛苦。

患者疼痛时护士应观察疼痛的性质、程度、时间、发作规律、伴随症状及诱发因素；分散患者的注意力（如听音乐、看电视、谈心等），并帮助患者调整到舒适的体位，指导患者应用松弛疗法；控制疼痛要严格按照"三阶梯止痛法"用药，定时给药，联合给药，并观察记录用药后效果。

**2. 发热的护理**

发热大多是由于化疗药物或栓塞剂注入肿瘤组织使癌组织坏死，机体吸收坏死组织所致，一般在栓塞化疗后 1～3 天内出现，通常在 38℃左右，经过处理后 7～14 天可消退。对栓塞化疗患者，术后三天内应予每日 4 次测量体温。当腋温为 38.5℃以上时应嘱患者卧床休息，保持室内空气流通，并给予清淡易消化的高热量、高蛋白、含丰富维生素的流质或半流质饮食，鼓励患者多饮水、汤、果汁；选择不同的物理降温法如冰敷、温水或乙醇擦浴、温盐水灌肠，若无效则按医嘱使用解热镇痛药，必要时加用地塞米松等；患者高热时还要保持口腔清洁，注意保暖，出汗后及时更换衣服，不要盖过厚的被子，以免影响机体散热，遵医嘱给予输液和抗菌药物，记录降温效果；高热致呼吸急促者给予低流量吸氧；若体温持续在 38.5℃以上不退，应给予抽血进行细菌培养及药敏试验。

**3. 消化道反应的护理**

由于部分化疗药物进入胃、十二指肠、胆囊、胰腺动脉，导致化疗后大部分患者出现不同程度的胃肠道反应，可持续一周左右，如食欲不振、恶心、呕吐、胃部不适、腹泻、便秘、厌食及味觉改变等。对于这些患者应给予耐心的心理护理使其精神上放松，若味觉减退者可加大调味剂的含量，多吃酸性食物或者新鲜水果；对呕吐严重者要按医嘱给予对症治疗，如甲氧氯普胺20～40mg 肌内注射或昂丹司琼 8mg 静脉注射；呕吐频繁和腹泻者给予支持疗法，静脉补充足够的营养液及电解质，保持水电解质平衡，注意观察呕吐物及粪便的性质，颜色和量，防止消化道出血；便秘者给予通便药物，同时合理调节饮食，多进食高蛋白、高热量、高维生素、易消化的食物，同时保证舒适的环境和体位，使患者能够得到充分的休息，保持良好的精神状态，提高治疗信心。

### 4. 肾脏毒性反应的护理

有些抗肿瘤药物（如顺铂）对肾脏有较强的毒性，术前应向患者解释清楚，术后 3 天之内应鼓励患者多饮水，增加输液量，并适当应用利尿剂；检测肾功能、尿常规和尿量，保证每日水入量在 3000ml 以上，尿量在 2000ml 以上；碱化尿液，加速药物从肾脏排泄，减轻毒性作用。

### 5. 肝脏毒性反应的护理

许多抗肿瘤药物不同程度损害肝脏，出现肝功能损害，故介入前后均应常规检查肝功能，介入后先行保肝治疗。

### 6. 呃逆的护理

有些患者特别是肝癌或肺癌患者，由于介入治疗后病灶受化疗药物及其代谢产物、血管栓塞等因素影响易引起膈肌充血或膈肌间接受到刺激产生痉挛而出现呃逆，轻者持续 2～3 天，重者可达 1 周以上。轻者嘱其深吸一口气，然后再慢慢呼出，反复多次，或用纱布包住舌头轻轻往外牵拉，反复多次，一般都可奏效；重者须应用药物治疗，如丁溴东莨菪碱。

### 7. 骨髓抑制的护理

化疗药物可不同程度地引起骨髓抑制，以白细胞减少为严重，血小板和红细胞也可受到一定程度的影响。护士要协助医生做好患者血常规的监测。如白细胞 $<2.0 \times 10^9/L$，则要对患者进行保护性隔离，入住单人病室；每天两次紫外线消毒病房，控制探视，应用抗菌药物预防感染，按医嘱应用升白细胞药物；嘱患者尽量不要外出，如果确需离开病房，则戴口罩，添加衣服。对血小板减少的患者，注意观察是否有皮下出血现象，及时给予输注血小板，应用止血药。对红细胞减少者，则给予输注新鲜红细胞并服用补气养血的中药，嘱其做好自身保护，避免外力撞击以防出血。

### 8. 局部皮肤损伤的护理

因肿瘤内毛细血管丰富，血流缓慢，在介入治疗过程中高浓度的化疗药物和栓塞剂局限于某一区域时会对正常的皮肤、黏膜造成损伤，表现为皮肤红、痛、肿、灼热，严重时出现水疱、溃烂。当皮肤出现红肿时即予冰敷，以减少药物的吸收；或用33%硫酸镁冷湿敷，切忌热敷。如果出现水疱或已溃烂时要防止感染，每日换药，保持患处清洁干燥，必要时应用抗菌药物。

# 第二章　乳腺癌用药护理

## 第一节　概述

### 一、疾病概况

乳腺癌是女性最常见的恶性肿瘤之一，发病率占恶性肿瘤的7%～10%，发病常与遗传有关。在40～60岁之间、绝经期前后的妇女发病率较高；仅约1%～2%的乳腺患者是男性。通常发生在乳腺上皮组织的恶性肿瘤，是一种严重威胁妇女身心健康的最常见的恶性肿瘤之一。

### 二、临床特点

早期乳腺癌往往不具备典型的症状和体征，不容易引起重视，通常是由体检或筛查发现并诊断。具有典型临床表现的乳腺癌通常已经不属于早期，其临床特点如下所述。

（1）乳腺癌多发生于乳房外上象限，约1/3以上发生于该部位，其次为内上及上方，乳腺内下及外下象限相对较少。

（2）单侧乳房的单个肿块为常见，单侧多发肿块及原发腺癌临床不多见。

（3）乳房肿块的大小也有明显差异，5cm左右的肿块常见。近年来，随着乳房自我检查的普及和肿瘤普查的开展，2cm以下肿块的比例明显增多。

（4）乳腺癌肿块多数为实性，质地较硬，不规则，边界不清，肿块活动的特点是与其周围的软组织一起活动。肿瘤早期或肿瘤位于乳腺组织的深部时，表面皮肤多正常。由于浅筋膜与皮肤相连，当乳腺癌侵及乳腺间的 Cooper 韧带使之缩短时，会牵拉皮肤，使局部皮肤凹陷，如同酒窝，称之为"酒窝征"。乳头出现萎缩，失去正常形态，表皮破裂，而致使渗出血或浆液。乳房皮肤水肿主要是乳房皮下淋巴管为癌细胞所阻塞，或位于乳腺中央区的肿瘤浸润乳房浅淋巴而使淋巴液回流受阻所致。由于皮肤与皮下组织的联结在毛囊部位最为紧密，因而在毛囊处形成许多点状小孔，使皮肤呈"橘皮样"，这一体征称"橘皮样变"。

### 三、治疗原则

自从 20 世纪 90 年代以来，北美和英国等国家的乳腺癌发病率虽然呈上升趋势，但死亡率均下降。目前认为，乳腺癌死亡率下降的原因与早期诊断和综合治疗的进步，特别是术后辅助治疗的进步有关。各期乳腺癌的治疗原则如下所述。

Ⅰ期　手术治疗为主，目前趋向于保乳手术加放射治疗。对具有高危复发倾向的患者可考虑术后辅助化疗。

Ⅱ期　先手术治疗，术后再根据病理和临床情况进行辅助化疗。对肿块较大、有保乳倾向的患者，可考虑新辅助化疗（术前化疗）。对部分肿块大、淋巴结转移数目多的病例可选择性放疗。

Ⅲ期　新辅助化疗后再做手术治疗，术后再根据临床和病理情况做放疗、化疗。

以上各期患者，如果受体阳性，应在化、放疗结束后给予内分泌治疗。

Ⅳ期　以内科治疗为主的综合治疗。

# 第二节　常用的联合化疗方案

## CMF 方案

【适应证】最常用于可切除乳腺癌的辅助治疗方案。

【治疗方案】

| 药物名称 | 缩写 | 剂量 | 给药途径 | 给药时间及程序 |
|---|---|---|---|---|
| 环磷酰胺 | CTX | $100\,mg/m^2$ | 口服 | 第 1 ~ 14 天 |
| 甲氨蝶呤 | MTX | $40\,mg/m^2$ | 静脉推注 | 第 1 ~ 8 天 |
| 氟尿嘧啶 | 5-FU | $600\,mg/m^2$ | 静脉滴注 | 第 1、8 天 |

疗程：每 4 周为 1 个周期，用 6 个周期。

【操作及监护要点】

（1）本方案常见的不良反应有恶心、呕吐、腹泻、胃炎、脱发、闭经、粒细胞减少及血小板减少等。

（2）本方案中 MTX 为静脉推注，如改变给药方式采用静脉滴注，可引起毒副作用，如口腔黏膜炎、重度骨髓抑制、肝功能损害等。

（3）应用高剂量 MTX 治疗时，应检查 MTX 的血药浓度和肾功能指标，及时采用亚叶酸钙解救治疗。

（4）胸、腹腔大量积液时可延缓 MTX 的排泄，多次重复使用注意血药浓度的蓄积引起的不良反应。

（5）5-FU 可引起消化道黏膜刺激，化疗过程中可应用质子泵抑制剂，如奥美拉唑等保护胃黏膜。

（6）水痘、带状疱疹患者、孕妇禁用。

【用药宣教】

（1）告知患者保持口腔清洁的重要性，做到餐后漱口。

（2）告知患者出现口腔、咽部疼痛不适应及时检查；黏膜充血、溃疡时，及时汇报主管医生处理。

（3）患者应用 5-FU 时若出现日腹泻次数超过 5 次或出现日出血性腹泻、白细胞降低达 4 级，或出现口腔溃疡和神经症状时，应立即停药，并进行相关的对症支持治疗。

（4）大剂量（大于 120mg/kg）应用 CTX 可致心肌炎、肾毒性。用药期间严密监测心肌酶，肝、肾功能等相关指标，出现异常及时通知医生处理。

## AC 方案

【适应证】用于早期乳腺癌或转移性乳腺癌。

【治疗方案】

| 药物名称 | 缩写 | 剂量 | 给药途径 | 给药时间及程序 |
|---|---|---|---|---|
| 多柔比星 | ADM | 60mg/m² | 静脉注射 | 在第 1 天给药，每 3 周 1 次 |
| 环磷酰胺 | CTX | 600mg/m² | 静脉注射 | 在第 1 天给药，每 3 周 1 次 |
| 紫杉醇 | PTX | 175mg/m² | 经 3 小时静脉滴注 | 在第 1 天给药，每 3 周 1 次 |

疗程：21 天为 1 个周期，连用 4 个周期。

【操作及监护要点】

（1）ADM 等阿霉素类均有心脏毒性：1% ~ 7% 的患者左心衰，射血分数下降 15% 以上。

（2）有报道应用 AC-T 方案 10 个周期，心脏毒性发生率为 11.8%，主要表现在接受了局部放疗的患者，提示局部放疗与 AC 方案有毒性相加作用。

【用药宣教】同 FAC 方案。

## FAC 方案

【适应证】适用于乳腺癌术后辅助化疗，转移乳腺癌、局部晚期乳腺癌新辅助化疗。

【治疗方案】

| 药物名称 | 缩写 | 剂量 | 给药途径 | 给药时间及程序 |
|---|---|---|---|---|
| 氟尿嘧啶 | 5-FU | 500mg/m² | 静脉滴注 | 第 1、8 天 |
| 多柔比星 | ADM | 50mg/m² | 静脉注射 | 第 1 天 |
| 环磷酰胺 | CTX | 500mg/m² | 静脉注射 | 第 1 天 |

疗程：每 3 周为 1 个周期，用 6 个周期。

【操作及监护要点】

（1）ADM 属腐蚀性药物，外渗时会引起组织坏死，应防止外渗。

（2）为防止 ADM 引起的化学性静脉炎，建议尽可能采用中心静脉置管。

（3）如果将 ADM 替换成表柔比星或吡柔比星，要注意剂量并不等同，注意剂量换算。

（4）乳腺癌放射治疗中，内乳区照射是常用的照射野之一，左侧胸壁照射对心肌也有影响，受照射的心肌对 ADM 的耐受性下降，对心肌已受照射或将要照射的患者，应慎重选择 FAC 方案。

【用药宣教】

（1）告知乳腺癌放疗患者应慎用 ADM，可增加心脏毒性。

（2）告知患者 FAC 方案的不良反应包括白细胞降低，贫血，血小板减少，脱发，胃肠道反应等，且一些患者的脱发和呕吐反应较严重。

（3）ADM 会引起严重脱发，应于化疗前提醒患者可戴假发渡过化疗期。

## DCTC 方案

【适应证】用于Ⅰ～Ⅲ期浸润性乳腺癌术后辅助化疗。

【治疗方案】

| 药物名称 | 缩写 | 剂量 | 给药途径 | 给药时间及程序 |
| --- | --- | --- | --- | --- |
| 多西他赛 | TXT | $75 \text{mg/m}^2$ | 静脉滴注 | 第 1 天 |
| 环磷酰胺 | CTX | $600 \text{mg/m}^2$ | 静脉注射 | 第 1 天 |

疗程：每 3 周重复一次，共 4 个周期。

【操作及监护要点】

（1）本方案常见的不良反应主要有脱发、呕吐、腹泻、贫血、粒细胞减少和血小板减少。

（2）应用 TXT 时，过敏反应多发生在第一次或第二次输注时，特别是输注的最初几分钟内有可能发生，应密切观察。症状轻时，如红斑或局部皮肤反应则不需终止治疗；但发生严重过敏反应时，如重度低血压、支气管痉挛或全身皮疹与红斑，则需立即停止输注并进行对症治疗。

（3）对 TXT 或任意赋形剂过敏者、中性粒细胞减少（小于 $1500/mm^3$）的患者、妊娠及哺乳期妇女，以及重度肝功能不全者禁用。

【用药宣教】

（1）告知患者及时检查白细胞，必要时应用粒细胞集落刺激因子。

（2）告知患者在化疗期间出现乏力、体温升高、牙龈出血、皮肤黏膜瘀斑等症状时，及时汇报主管医师，复查血常规。

## CAP 方案

【适应证】用于局部晚期乳腺癌。尤其适用于有肺和软组织转移的患者。

【治疗方案】

| 药物名称 | 缩写 | 剂量 | 给药途径 | 给药时间及程序 |
|---|---|---|---|---|
| 环磷酰胺 | CTX | $500mg/m^2$ | 静脉滴注 | 第 1、8 天 |
| 多柔比星 | ADM | $40mg/m^2$ | 静脉滴注 | 第 1 天 |
| 顺铂 | DDP | $40\sim50mg/m^2$ | 静脉滴注 | 第 3~5 天 |

周期：每 3~4 周重复 1 次。

【操作及监护要点】

（1）除 AC-T 方案的毒性反应外，CAP 方案中因含有 DDP，肾脏毒性、耳毒性增加，应该在化疗中进行水化、利尿、碱化尿液处理，加速 DDP 的排泄，减少其毒性。

（2）DDP 和 ADM 均有较强的致吐作用，此方案中两药胃肠道毒性相加，必要时应联合应用 $5\text{-}HT_3$ 拮抗剂、地塞米松、苯海拉明、地西泮等止吐、镇静药物。

（3）在多周期应用 CAP 方案后，心肌可能存在亚临床损伤，应用大剂量 DDP 时水化处理，输液量较大，应密切监测心脏功能，控制输液速度，及时应用利尿药物，避免充血性心力衰竭的发生。

（4）此方案中，ADM 剂量较 AC-T 方案中 ADM 剂量适当减少，不应盲目增加剂量，以避免严重不良反应发生。

【用药宣教】告知患者出现呕吐、乏力、腹胀、嗜睡、肌张力改变等症状时，及时汇报主管医师。

# PA 方案

【适应证】用于晚期或转移性乳腺癌。

【治疗方案】

| 药物名称 | 缩写 | 剂量 | 给药途径 | 给药时间及程序 |
|---|---|---|---|---|
| 多柔比星 | ADM | $40 \sim 50 mg/m^2$ | 静脉滴注 | 第 1 天 |
| 紫杉醇 | PTX | $135 \sim 150 mg/m^2$ | 静脉滴注 | 第 3 天 |

疗程：每 3 周重复 1 次。

【操作及监护要点】

（1）建议在应用 ADM 后应用 PTX，两药至少间隔 16 小时，可减少心脏毒性。

（2）过敏反应在 PTX 的应用中一般发生率约为 39%，其中严重过敏反应发生率不足 2%。最常见的表现为支气管痉挛性呼吸困难、心动过速、血压迅速降低，遇到这种情况应立即停止 PTX 注射液的滴入，给予相应的抗过敏、升压等治疗。

（3）应用 PTX 时注意有无产生神经毒性，表现为：周围神经病变，程度不同的指尖、指腹、手掌、足底的麻木，遵医嘱给予抗神经毒性的药物。

【用药宣教】

（1）出现呼吸困难、心动过速等过敏反应时应及时告知医护人员。

（2）出现手足麻木时应及时告知医护人员。

（3）告知患者用药期间严重者可出现骨髓抑制，应注意保暖，预防感染。

# 第三章　肺癌用药护理

## 第一节　概述

### 一、疾病概况

原发性支气管肺癌（简称肺癌）是目前最常见的恶性肿瘤之一。自 20 世纪中叶以来，无论发达国家或发展中国家肺癌的发病率和死亡率均迅速上升。在多数发达国家，肺癌的发病率为男性常见恶性肿瘤的首位。我国的调查表明，肺癌为城市人口常见恶性肿瘤的第一位，农村人口的第三位。

在全世界的全部恶性肿瘤死亡病例中，肺癌占 19%，居恶性肿瘤死因的首位（WHO，2000 年）。肺癌分为小细胞肺癌和非小细胞肺癌。

### 二、临床特点

肺癌早期最常见的症状是癌肿在支气管黏膜下生长引起的刺激性咳嗽，大多数为干咳或有少量白色泡沫痰。另一个常见的早期呼吸道症状为痰中带血点、血丝，偶或断续地少量咯血；大量咯血仅见于少数支气管腺瘤病例。癌肿长大造成较大的支气管不同程度的阻塞时，则可呈现胸闷、哮鸣、气促等症状。支气管阻塞并发肺部炎症或巨大癌肿中央部分坏死形成癌性空洞时，则有发热，痰量增多和黏液脓性痰等症状。轻度胸痛在早期肺癌病例中也相当多见，大多数呈不规则的钝痛，由壁层胸膜和壁层炎症引起；持续而剧烈的胸痛则往往提示癌肿已直接蔓延侵入胸膜和胸壁组织，癌病已进入晚期。

肺癌患者的治疗和预后在很大程度上取决于癌症的分期和细胞类型。CT、骨髓活检、纵隔镜和血液学检查等均可用于癌症的分期。

（1）小细胞肺癌（SCLC）的分期　小细胞肺癌分为"局限期"和"广泛期"。局限期指癌症仅限于一侧肺且淋巴结仅位于同一侧胸部；如果癌症扩散到另一侧肺，或对侧胸部的淋巴结，或远处器官，或有恶性胸水包绕肺，则叫做广泛期。

（2）非小细胞肺癌（NSCLC）的分期　最常用的是 TNM 分期系统，用于描述非小细胞肺癌生长和扩散。

## 三、治疗原则

（1）小细胞肺癌化疗方案　国际上及我国临床上推荐的较有效果的化疗方案有 CAV 方案、EP 方案、VIP 方案等。

（2）非小细胞肺癌的化疗方案　只有为数不多的几种抗肿瘤药物对非小细胞癌有较好的抗瘤活性，即使是最有活性的单药（如 IFO、DDP、MMC、和 VDS），完全缓解率也很低。

# 第二节　常用的联合化疗方案

## 一、小细胞肺癌治疗

### CAV 方案

【适应证】适用于小细胞肺癌。
【治疗方案】
【操作及监护要点】

| 药物名称 | 缩写 | 剂量 | 给药途径 | 给药时间及程序 |
| --- | --- | --- | --- | --- |
| 环磷酰胺 | CTX | $1g/m^2$ | 静脉注射 | 第 1 天 |
| 多柔比星 | ADM | $45\sim50mg/m^2$ | 静脉注射 | 第 1 天 |
| 长春新碱 | VCR | $1mg/m^2$ | 静脉注射 | 第 1 天 |

疗程：每 21 天重复一次。

（1）ADM 及 VCR 局部刺激性及毒性较大，注射时药液切勿渗漏出血管，一旦发生渗漏，立即停止注射，拔出针头，用地塞米松 5mg 加 0.9% 氯化钠注射液局部封闭注射；之后用冰冷敷，持续至局部红热及疼痛明显缓解，恢复期局部用喜疗妥外敷，促进康复并减轻损伤。

（2）CTX 水溶性不稳定，最好现配现用。

（3）ADM 除具有常见化疗药物毒副作用外，也可引起心脏毒性。

（4）方案中 CTX 剂量较大，肝、肾功能异常时毒性增强，药酶诱导剂如巴比妥类、皮质激素、别嘌醇及氯霉素等对 CTX 的代谢、活性和毒性均有影响，并用时应注意。CTX 有尿路刺激，应用时鼓励患者多饮水。

（5）CTX 和 ADM 对骨髓都有抑制作用，应定期检查血常规。CTX 与大剂量 ADM 合用时，ADM 应分次酌减剂量。

（6）ADM 具有心脏毒性，其终身累积量为 $500 \sim 550mg/m^2$，使用时应注意保护心脏，用药前进行心电图、超声心动图、心肌酶等心脏功能相关检查。

【用药宣教】

（1）化疗期间指导患者多饮水，记录出入量，注意出入比率。

（2）在指导患者多饮水时，应指导其用药后多饮，白天多饮，晚上不饮，使患者充分休息，避免食欲不振而致摄入钠减少。

（3）由于多饮多尿，应严密观察患者的主观感受，警惕低钠血症，当出现头痛、精神错乱、嗜睡、皮肤弹性降低、震颤、惊厥等症状出现时，及时汇报医师，复查血电解质的变化。

# EP 方案

【适应证】为局限期小细胞肺癌的一线治疗标准方案。

【治疗方案】

| 药物名称 | 缩写 | 剂量 | 给药途径 | 给药时间及程序 |
|---|---|---|---|---|
| 依托泊苷 | VP-16 | $100mg/m^2$ | 静脉滴注 | 第 1～3 天 |
| 顺铂 | DDP | $75mg/m^2$ | 静脉滴注 | 第 1 天（正规水化、利尿） |

疗程：每 21 天为 1 个周期，用 5 个周期。

【操作及监护要点】

（1）VP-16 不宜静脉推注，静脉滴注速度不得过快，应至少 0.5 小时，否则易引起低血压、喉痉挛等过敏反应。VP-16 在 5% 葡萄糖注射液中不稳定，因此不可用葡萄糖注射液稀释；而要用 0.9% 氯化钠注射液稀释，并应及时使用。

（2）DDP 用 0.9% 氯化钠注射液配制，溶于 0.9% 氯化钠注射液 200～250ml 中滴注。

（3）监护 VP-16 和 DDP 引起的可逆性的骨髓抑制，包括白细胞及血小板减少，多发生在用药后第 7～14 天，20 天左右后恢复正常。

（4）DDP 为高致吐化疗药物，化疗过程中应密切关注患者的胃肠道反应（如食欲减退、恶心、呕吐、口腔炎、腹泻等）。此外，DDP 亦可引起脱发。

（5）监护 DDP 引发的肾毒性。肾毒性是该药最常见的严重毒性反应，也是剂量限制性毒性，重复用药可加剧肾毒性。

（6）监护 DDP 引发的神经毒性。该药的神经毒性反应与总量有关，大剂量及反复用药时明显，可引起高频失听，一些患者表现为头晕、耳鸣、耳聋、高频听力丧失；少数人表现为球后视神经炎、感觉异常、味觉丧失等。

（7）监护 DDP 引发的过敏反应，在用药后数分钟可出现颜面水肿、喘气、心动过速、低血压、非特异性丘疹类麻疹。静脉滴注时需避光。

【用药宣教】

（1）DDP 所致的恶心、呕吐为化疗药物之最，除骨髓抑制等常见反应之外，还有肾脏及听神经毒性；少数患者并有胰腺毒性，可诱发糖尿病。

（2）应嘱患者卧床，不要骤然起坐、站立，并监测血压，药液渗漏于血管外可引起局部刺激。

（3）告知患者一定要大量饮水（超过2L）；提醒患者对脱发现象有心理准备，停止化疗后一般可再生新发。

## CE 方案

【适应证】用于小细胞肺癌。

【治疗方案】

| 药物名称 | 缩写 | 剂量 | 给药途径 | 给药时间及程序 |
|---|---|---|---|---|
| 依托泊苷 | VP-16 | $100 \sim 120 mg/m^2$ | 静脉滴注 | 每天1次，第1~3天 |
| 卡铂 | CBP | $100 mg/m^2$ | 静脉滴注 | 第1~3天 |

疗程：每21天重复1次。

【操作及监护要点】

（1）CBP 先使用5%葡萄糖注射液10~20ml 溶解，再用5%葡萄糖注射液稀释至0.5mg/ml，避光滴注。

（2）CE 方案治疗引起的恶心、呕吐、肾毒性、神经毒性较EP 方案为轻。CE 方案的主要不良反应为骨髓抑制，较顺铂显著，半数以上患者可有不同程度的白细胞及血小板减少，一般在用药后第14~21天出现，特别要注意患者血常规的改变及处理。

【用药宣教】本方案骨髓抑制作用较为强烈，不仅使白细胞减少，同时导致血小板减少的发生率也较高。

## poVIP 方案

【适应证】用于复发性小细胞肺癌。

【治疗方案】

| 药物名称 | 缩写 | 剂量 | 给药途径 | 给药时间及程序 |
|---|---|---|---|---|
| 依托泊苷 | VP-16 | $75 mg/m^2$ | 口服 | 第1~10天 |
| 顺铂 | DDP | $20 mg/m^2$ | 静脉滴注 | 第1天 |
| 异环磷酰胺 | IFO | $1.2 g/m^2$ | 静脉滴注 | 第1天 |

疗程：每21天重复1次。

【操作及监护要点】

（1）本方案骨髓抑制比较严重，主要为败血症。应密切观察患者血常规指标，必要时停服 VP-16 并应用粒细胞集落刺激因子。

（2）IFO 需用尿路保护剂美司钠，按要求应用。合并 DDP 要注意肾脏毒性；注意水化利尿、抗呕吐。美司钠的剂量应为 IFO 总剂量的 60%，如果当日用 IFO 2g，则用美司钠 1.2g，分 3 次，于 IFO 给药的第 0、4、8 小时静脉冲入。

（3）有肾功能不全、泌尿道疾病或者听力损害者，包括既往有肾病或听力损害者尽量不用 DDP 和 IFO，以免引起严重不良反应。

（4）护士应严格执行医嘱（包括出院患者的用药、化验与复诊时间等）。

（5）在 poVIP 方案中监测药物的作用与不良反应，每个疗程前后期间都应做血常规检查。

【用药宣教】

（1）建议患者住院行 poVIP 方案治疗，以便医护人员随时观察与处理药物不良反应情况；如患者院外治疗，护士应做好出院指导。

（2）应密切注意患者治疗反应，如出现体温升高、咳嗽、牙龈出血及皮肤黏膜瘀血时，及时向主管医师汇报，及时复查血常规。

# CTE 方案

【适应证】用于复发性小细胞肺癌。

【治疗方案】

| 药物名称 | 缩写 | 剂量 | 给药途径 | 给药时间及程序 |
|---|---|---|---|---|
| 依托泊苷 | VP-16 | $50\text{mg/m}^2$ | 口服 | 第 1~10 天 |
| 紫杉醇 | PTX | $175\text{mg/m}^2$ | 静脉滴注 | 第 10 天 |
| 卡铂 | CBP | $AUC = 5$（mg·min）/ml | 静脉滴注 | 第 1 天 |

疗程：每 21 天重复 1 次。

【操作及监护要点】

（1）本方案的主要不良反应为 PTX 的过敏反应及三药联合治疗的骨髓抑制。除要注意监测血常规及常见的不良反应外，要采取措施防止患者发生过敏反应。

（2）给 PTX 期间尤其是静脉滴注开始的 15 分钟内密切注意有无过敏反应。为预防 PTX 所致的过敏反应，治疗前必须采用抗过敏治疗，用药前 12 小时、6 小时各口服地塞米松 20mg；静脉滴注 PTX 前 30~60 分钟静脉注射西咪替丁 300mg 及苯海拉明 50mg。PTX 应先于 CBP 使用。

（3）PTX 药液不能接触聚氯乙烯（PVC）的器械，必须使用一次性非聚氯乙烯材料的输液瓶和输液管并通过所连接的过滤器过滤后静脉滴注。

（4）注意大剂量应用地塞米松引发的消化道出血等副作用。

（5）CBP 溶解于 5% 葡萄糖注射液稳定，并要在 8 小时内用完。有肾功能损害和严重骨髓抑制者尽量不用 CBP。

（6）在行 CTE 方案化疗中，每个疗程前详细询问患者的既往病史并进行全面的体格检查。

【用药宣教】

（1）告知患者出现过敏反应的症状和体征时，应及时报告医护人员。

（2）有消化道疾患的患者慎用地塞米松等药物。

（3）化疗过程中出现恶心，上腹部疼痛不适等症状时，及时向医护人员报告。

## 二、非小细胞癌治疗

### CAP 方案

【适应证】适用于非小细胞肺癌。

【治疗方案】

| 药物名称 | 缩写 | 剂量 | 给药途径 | 给药时间及程序 |
|---------|------|------|---------|--------------|
| 环磷酰胺 | CTX | $400\text{mg/m}^2$ | 静脉注射 | 第1天 |
| 多柔比星 | ADM | $40\text{mg/m}^2$ | 静脉注射 | 第1天 |
| 顺铂 | DDP | $100\text{mg/m}^2$ | 静脉滴注 | 第1天 |

疗程：每28天重复1次。

【操作及监护要点】

（1）ADM有心脏毒性，用药前必须计算患者以往用药的累积剂量并进行心功能检查，如心电图（必要时作心脏B超）。化疗中注意心脏毒性反应：轻者表现为室上性心动过速、室性期前收缩及ST-T改变，重者可出现心肌炎而发生心衰。化疗中可口服或静脉滴注辅酶$Q_{10}$等，保护心肌。

（2）本方案中使用大剂量DDP，必须足量水化、碱化利尿以保护肾脏。联合应用止吐药，必须用5-$HT_3$受体拮抗剂止吐。

（3）本方案联合应用ADM（EPI）和大剂量DDP，注意水化，更要注意心脏功能和心脏负荷，注意肺部啰音等。要记录液体出入量，检查血清肌酐、电解质和尿比重。

（4）如患者有肾功能不全，或出现神经毒性，或难以控制的胃肠毒性，可用CBP（卡铂）代替DDP，CBP $300\sim350\text{mg/m}^2$溶于5%葡萄糖液$500\sim1000\text{ml}$（禁用0.9%氯化钠注射液）静脉滴注。

（5）CTX水溶性不稳定，最好现配现用。

（6）CTX与ADM合用时，心脏毒性增加；CTX与大剂量ADM合用时，ADM应分次酌减剂量。

【用药宣教】

（1）CTX和ADM对骨髓都有抑制作用，应定期检查血常规。

（2）CTX代谢产物对尿路有刺激性，应用时应多饮水。

## MVP方案

【适应证】用于非小细胞肺癌。

【治疗方案】

| 药物名称 | 缩写 | 剂量 | 给药途径 | 给药时间及程序 |
|---|---|---|---|---|
| 丝裂霉素 | MMC | $6 \sim 8 \text{mg/m}^2$ | 静脉滴注 | 第1天 |
| 长春酰胺 | VDS | $40 \text{mg/m}^2$ | 静脉滴注 | 第1、8天 |
| 顺铂 | DDP | $40 \text{mg/m}^2$ | 静脉滴注 | 第3、4天 |

疗程：每28天重复1次。

【操作及监护要点】

（1）应密切注意患者用药反应、主观感受及静脉给药部位的变化。特别是，MMC的水溶液呈紫色，需避光注射；同时观察药物的外观性状，注射部位是否有局部的不良反应。

（2）MMC及VDS有明显的局部组织和血管刺激不良反应，不可渗漏于血管外，均可缓慢静推或快速滴注；药物注完之后，立即用0.9%氯化钠注射液适量冲入注射药物的血管，防止及减轻局部刺激。药液渗出血管外可致局部坏死、溃疡，不可肌内注射或皮下注射。

（3）MMC有延迟性及累积性骨髓抑制，较大剂量时两疗程间的间隔至少6周。

（4）对MMC过敏者、妊娠及哺乳期妇女、水痘或疱疹患者、重度肝功能不全者禁用；儿童、育龄妇女、肝、肾功能不全者慎用；老年人应当减量。

（5）使用中剂量的DDP，要适量水化、利尿，并积极对抗化疗相应恶心和呕吐。

（6）MMC溶解后要在4~6小时内应用；与维生素C、维生素 $B_1$、维生素 $B_6$ 等配伍静脉应用时，可使本品疗效显著下降。

【用药宣教】VDS有神经毒性，主要表现为感觉异常、腱反射降低、手脚麻木、肌肉疼痛，停药后可渐恢复。

# PP 方案

【适应证】用于非小细胞肺癌。

【治疗方案】

| 药物名称 | 缩写 | 剂量 | 给药途径 | 给药时间及程序 |
|---|---|---|---|---|
| 紫杉醇 | PTX | $135 \sim 175 mg/m^2$ | 静脉滴注 | 第 1 天 |
| 顺铂 | DDP | $60 \sim 80 mg/m^2$ | 静脉滴注 | 第 2 或第 3 天 |

疗程：每 21 天重复 1 次。

【操作及监护要点】

（1）PTX 不得接触聚氯乙烯（PVC）器械和设备，应用专用聚乙烯输液器过滤后滴注 3 小时左右。

（2）PTX 应先于 DDP 使用。

（3）PTX 过敏反应主要表现为 I 型变态反应。用药前应详细询问患者的过敏史，备好急救用物、药品，进行心电监护。

（4）静脉滴注 PTX 前 15 分钟及用药后 15 分钟至其后 1 小时的每半小时各测血压、脉搏 1 次，观察有否过敏反应。如用药过程中出现过敏反应，立刻停止给药，积极抢救。

（5）PTX 骨髓毒性较明显，可导致中性粒细胞减少，用药后第 8 ~ 10 天发生，15 ~ 21 天后恢复；可用粒细胞集落刺激因子治疗。

（6）化疗前要注意口服大剂量地塞米松引发的副作用，并及时处理，患有地塞米松禁忌的高血压、动脉硬化、心力衰竭、糖尿病、精神病、癫痫、胃或十二指肠溃疡等病的患者慎用 PTX。

（7）PTX 的周围神经毒性较常见。出现神经毒性的患者应在以后的治疗中减少 20% 的本品用量；同时服用烟酰胺及维生素 $B_1$，以减少神经毒性的发生。

（8）既往盆腔放疗者，应用 PTX 时应减量。

【用药宣教】

（1）告知患者应密切注意用药后反应，如出现心悸、头晕、心前区不适等应立即报告医护人员。

（2）告知患者本方案中 DDP 具有耳毒性和肾毒性，因此在用本品前应先检查肾脏功能及听力，并注意多饮水，使每日尿量保持在 2000 ~ 3000ml，必要时需要输液强迫利尿。

# TP 方案

【适应证】用于非小细胞肺癌。

【治疗方案】

| 药物名称 | 缩写 | 剂量 | 给药途径 | 给药时间及程序 |
|---|---|---|---|---|
| 多西他赛 | TAX | $6 \sim 75mg/m^2$ | 静脉滴注 | 第 1 天；每 3 周 1 个周期 |
| 顺铂 | DDP | $60 \sim 80mg/m^2$ | 静脉滴注 | 第 1 天；每 3 周 1 个周期 |

【操作及监护要点】

（1）大剂量 DDP 要水化、利尿，预防及处理化疗相关恶心、呕吐等。

（2）注射 TAX 是要注意保护好注射部位，切勿漏出血管；TAX 药液不能接触氯乙烯塑料器材。

（3）TAX 需避光，$2 \sim 8℃$ 保存。

（4）为预防过敏反应和液体潴留，推荐在用药前一天开始口服地塞米松 8mg，每天 1 次；或 4mg，每天 2 次，连服 3 天。同时服用法莫替丁 20mg，每天 2 次。TAX 也可以每周应用 $35mg/m^2$，连用 $2 \sim 3$ 次。

（5）TAX 过敏反应多发生在第 1 或第 2 次输注时，特别是在输注的最初几分钟内可能发生。

（6）应密切观察 TAX 严重过敏反应，其表现为低血压、恶心、支气管痉挛、弥漫性荨麻疹和血管神经性水肿。

【用药宣教】

（1）TAX 周围神经毒性较常见。出现神经毒性的患者应在以后的治疗中减少 20% 的本品用量。同时服用烟酰胺及维生素 $B_1$，以减少神经毒性的发生。

（2）TAX 导致的皮疹多发生在输注后的 1 周内。重度指甲病变，以色素沉着或色素减退为特点，有时发生疼痛和指甲脱落。

# 第四章 胃癌用药护理

## 第一节 概述

### 一、疾病概况

胃癌是当今世界范围内发病和死亡最常见的恶性肿瘤之一。资料表明，胃癌的发病和死亡情况不容乐观，防治形势严峻。胃癌的流行病学有明显的地理差别，约56%的胃癌患者分布在亚洲地区，其中日本和中国尤为高发。发病部位以胃窦为主，远端胃癌发病率下降，但贲门癌（或食管、胃结合部癌）的发病率仍在上升；弥漫性和低分化癌比例增加。胃癌的危险因素包括幽门螺杆菌感染、吸烟、高盐饮食和其他饮食因素等。

### 二、临床特点

（1）**胃癌的常见症状** 胃癌的发生和发展是一个缓慢长期的过程，症状的出现也从隐匿间断发展到持续加重。

①腹部胀痛：常见。初始疼痛隐匿、间断，后发展为持续。约80%患者有疼痛表现。

②食欲减退和消瘦：常见。肿瘤引起胃蠕动减退致食欲减退，以致消瘦；个别患者有疼痛表现。

③进食梗阻和呕吐：进食梗阻主要为贲门癌的表现；呕吐是幽门或胃窦肿瘤造成梗阻，这种呕吐往往量大，有大量宿食。

④呕血、黑粪、贫血：约30%的胃癌患者有上消化道出血的表现。一般出血量小，多数可自行停止，但多有反复出血表现。长期出血往往造成贫血。大量表现为呕血，有时需急诊手术止

血。黑粪是胃出血的特殊表现，呈柏油样。

（2）胃癌的体征 早期多不明显，大多体征为晚期胃癌的表现。

①上腹部压痛：较弥散，定位不明确；少数患者压痛明显，并伴有肌紧张，反跳痛等。

②淋巴结肿大：主要为转移性淋巴结大。常见锁骨上淋巴结转移，少数有左腋下淋巴结转移。

③腹水、盆底种植转移：肿瘤的腹腔内播散，使得腹水及盆底种植。腹水检查可查出癌细胞；肛门指检可查出种植转移结节。

④梗阻、黄疸：胃窦或幽门肿瘤可使胃腔变小致幽门梗阻，胃癌腹腔播散造成肠道粘连形成消化道梗阻；肝门淋巴结大和广泛的肝转移可造成黄疸。

⑤贫血貌、消瘦、恶病质：晚期肿瘤表现，非常常见。

（3）胃癌的副瘤综合征 常见的有黑棘皮病、掌棘皮病、圆形糠疹、鲜红皮肤乳头状瘤、皮肌炎、多发性肌炎，低血糖症和高血糖症等。

## 三、治疗原则

胃癌的药物治疗包括化疗和单克隆抗体治疗。化疗分为：①术前的新辅助化疗，其目的是通过化疗缩小肿瘤，增加手术切除率、减少肿瘤的播散。②获得根治性切除后的辅助化疗，其目的是杀灭超出术野的、腹腔种植的、肝转移的少量肿瘤细胞，以减少复发和转移，延长生存时间。③对肿瘤姑息性切除或未能切除肿瘤的化学治疗称为姑息性化疗，其目的是杀灭或抑制肿瘤、减轻患者痛苦、延长生存期。

# 第二节 常用的联合化疗方案

## FAMTX 方案

【适应证】胃癌的新辅助化疗、术后辅助化疗和晚期胃癌的化疗。

【治疗方案】

| 药物名称 | 缩写 | 剂量 | 给药途径 | 给药时间及程序 |
|---|---|---|---|---|
| 氟尿嘧啶 | 5-FU | $1500mg/m^2$ | 静脉滴注 | 第 1 天 |
| 多柔比星 | ADM | $30mg/m^2$ | 静脉滴注 | 第 14 天 |
| 甲氨蝶呤 | MTX | $1500mg/m^2$ | 静脉滴注 | 第 1 天 |
| 亚叶酸钙 | CF | $15mg/m^2$ | 口服 | 第 1~2 天；6 小时 1 次 |

疗程：每 28 天为 1 个周期。

【操作及监护要点】

（1）本方案执行时，在 MTX 给药 24 小时后应当进行 CF 解救，这时血浆 MXT 水平应该 $<2.5 \times 10^{-6} mol/L$；若高于此水平则 CF 用量可增至 $30mg/m^2$，必要时可延长至 96 小时。

（2）5-FU 对伴发水痘或带状疱疹时禁用。当肝功能明显异常；5-FU 有骨髓抑制毒性，白细胞下降最低点为第 1 次用药后 7~14 天，血小板降低一般不太明显。周围白细胞计数 $<3.5 \times 10^9/L$、血小板 $<50 \times 10^9/L$ 应当慎用 5-FU。

（3）5-FU 最常见的毒性反应是消化道反应，腹泻每天 5 次以上或血性腹泻、白细胞降低达 4 级，或出现口腔溃疡和神经症状时，应立即停药，并进行相关的对症支持治疗。

（4）5-FU 可引起肝细胞坏死，肝转移或肝、肾功能不全者慎用。

（5）胸、腹腔大量积液时可延缓 MTX 的排泄，多次重复使用时应注意。心功能不全、水肿、肝功能不全者慎用。

（6）感染、出血（包括皮下或胃肠道）或发热超过 38℃者；明显胃肠道梗阻；脱水或（和）酸碱、电解质平衡失调者应当停止本方案化疗。

（7）开始治疗前及疗程中应定期检查周围血常规。

（8）用本化疗方案不宜饮酒或同用阿司匹林类药物，以减少消化道出血的风险。

（9）ADM 注射若漏于血管外，会引起局部坏死。

（10）应注意 ADM 累积剂量与心脏毒性的关系，应用前应做心电图检查。

【用药宣教】

（1）嘱患者不宜饮酒或同用阿司匹林类药物。

（2）建议患者使用深静脉输液，以避免漏于血管外，引起局部坏死。

（3）5-FU 使用后注射部位可出现疼痛、沿静脉走向出现树枝状改变。外周静脉滴注时给予喜疗妥外涂预防和减轻化学性静脉炎。

## EAP 方案

【适应证】适用于无心脏病且年纪较轻的晚期胃癌患者。

【治疗方案】

| 药物名称 | 缩写 | 剂量 | 给药途径 | 给药时间及程序 |
| --- | --- | --- | --- | --- |
| 多柔比星 | ADM | $20mg/m^2$ | 静脉滴注 | 第 1、7 天 |
| 顺铂 | DDP | $40mg/m^2$ | 静脉滴注 | 第 2、8 天 |
| 依托泊苷 | VP-16 | $120mg/m^2$ | 静脉滴注 | 第 4～6 天 |

疗程：每 28 天为 1 个周期，3 个周期为 1 个疗程。

【操作及监护要点】

（1）特别需要强调的是 EPA 方案毒性相当大，不太可能连续给药 6 个周期以上。

（2）主要毒性反应是白细胞和血小板下降；64% 的病历出现 3～4 级骨髓抑制；12% 会发生严重感染。

（3）本方案不适应 65 岁以上及患有心脏病、肾功能不全等患者使用。

（4）所有治疗中的患者都应密切观察血常规。在使用 EPA 方案时，常需配合粒细胞集落刺激因子，以保护血常规指标的正常。

（5）ADM 注射若漏于血管外，会引起局部坏死。

（6）ADM 应注意累积剂量与心脏毒性的关系，应用前应做心电图检查。

（7）高剂量 DDP 化疗需足量的液体水化，液体总量达 3000～4000ml，输液从用药前 6 小时，持续至 DDP 结束后 6～12 小时，并用呋塞米利尿，治疗时需检测肾功能及电解质情况。

（8）用 DDP 易导致呕吐，可在给药前 30 分钟（或）及给药后 8 小时给予止吐药。

（9）VP-16 不宜静脉推注，静脉滴注时速度不得过快，至少滴注 30 分钟，否则容易引起低血压、喉痉挛等过敏反应。

（10）VP-16 有骨髓抑制毒性，主要是白细胞减少，这是最常见的剂量限制原因，血小板下降少见。

（11）VP-16 静脉推注可出现低血压，故应静脉滴注给药，至少 30 分钟。

（12）VP-16 在葡萄糖溶液中不稳定，可形成细微沉淀，因此应使用 0.9% 氯化钠注射液稀释，不能肌内注射。在应用的过程中要注意充分水化、利尿，减轻 DDP 的肾毒性。

（13）VP-16 胃肠道反应明显，如恶心、呕吐、腹泻、食欲下降、腹痛等。VP-16 脱发明显，要落实心理护理相关措施。

（14）个别患者对 VP-16 发生过敏反应，表现为心慌、气短或呼吸困难等，应及时停用及对症处理。

【用药宣教】

（1）告知患者每个疗程前后及期间都应进行心电图检查。

（2）告知患者应密切注意药物反应及主观感受，严重的心力衰竭可突然发生，而预先无心电图改变。当出现相应症状时，及时报告医护人员。

# ELF 方案

【适应证】不适合使用多柔比星类药物治疗的转移性胃癌。

【治疗方案】

| 药物名称 | 缩写 | 剂量 | 给药途径 | 给药时间及程序 |
|---|---|---|---|---|
| 依托泊苷 | VP-16 | $120mg/m^2$ | 静脉滴注 | 第 1~3 天 |
| 亚叶酸钙 | CF | $300mg/m^2$ | 静脉滴注 | 第 1~3 天 |
| 氟尿嘧啶 | 5-FU | $500mg/m^2$ | 静脉滴注 | 第 1~3 天 |

疗程：21~28 天为 1 个周期。

【操作及监护要点】

（1）VP-16 在 5% 葡萄糖液中不稳定，可形成细微不溶性沉淀。

（2）VP-16 不宜静脉推注，静脉滴注时速度不得过快，至少滴注半小时，否则容易引起低血压、喉痉挛等过敏反应。

（3）5-FU 不可与任何其他药物配伍，溶液一般为无色，变为深黄色则不可使用，存于 15~30℃ 的室温中，不能日晒或冰冻。

（4）5-FU 滴注速度越慢疗效越好，且不良反应相应减轻。这是因为缓慢滴注时，分解速度比注射速度明显，且大部分由呼吸排出之故。

（5）常以 ELF 方案为基础添加其他化疗药组成新的联合方案，如加 DDP 成为 PELF 方案，加羟喜树碱（HCPT）成为 HELF 方案等，使得有效率有所提高。

（6）肾功能不全，胃肠道梗阻，胸腔积液，腹腔积液，脱水，酸性尿患者慎用 CF。

（7）CF 不能与碳酸氢钠注射液混合输注；由于 CF 是含钙制剂，静脉滴注速度不能大于 $160mg/min$；避免光线直射和热接触；有胃肠道疾病者不宜口服给药；首次应在有经验的医师指导下使用。

【用药宣教】

（1）VP-16 可引起低血压，嘱患者改变体位时宜慢。

（2）告知患者，本方案化疗时不宜饮酒或合用阿司匹林类药物，以减少消化道出血的可能性。

# ECF 方案

【适应证】用于晚期胃癌。

【治疗方案】

| 药物名称 | 缩写 | 剂量 | 给药途径 | 给药时间及程序 |
|---|---|---|---|---|
| 表柔比星 | EPI | $50mg/m^2$ | 静脉滴注 | 第 1 天 |
| 顺铂 | DDP | $60mg/m^2$ | 静脉滴注 | 第 1 天 |
| 氟尿嘧啶 | 5-FU | $200mg/m^2$ | 持续静脉滴注 24 小时 | 第 1~21 天 |

疗程：21 天为 1 个周期。

【操作及监护要点】

（1）EPI 与多柔比星（ADM）近似，但骨髓抑制和心脏毒性略低，主要为白细胞和血小板减少、恶心、呕吐、胃炎、腹泻、脱发、色素沉着。静脉注射溢漏可引起局部组织坏死。

（2）EPI 用 0.9% 氯化钠注射液或葡萄糖注射液稀释，药物溶解后可在室温保存 24 小时，4~10℃ 保存 48 小时，应避免阳光直接照射。

（3）5-FU 对伴发水痘或带状疱疹时禁用。当肝功能明显异常；5-FU 有骨髓抑制毒性，白细胞下降最低点为第 1 次用药后 7~14 天，血小板降低一般不太明显。周围白细胞计数 $<3.5 \times 10^9/L$、血小板 $<50 \times 10^9/L$，应当慎用 5-FU。

（4）5-FU 最常见的毒性反应是消化道反应，腹泻每日 5 次以上或血性腹泻、白细胞降低达 4 级，或出现口腔溃疡和神经症状时，应立即停药，并进行相关的对症支持治疗。

（5）5-FU 可引起肝细胞坏死，肝转移或肝、肾功能不全者慎用。

（6）胸、腹腔大量积液时可延缓 MTX 的排泄，多次重复使用时应注意。心功能不全、水肿、肝功能不全者慎用。

【用药宣教】

（1）告知患者，若突然出现腹泻、口炎、溃疡或出血，应立即停止给药，直至这些症状完全消失。

（2）告知患者，当出现心功能不全或心率失常、心绞痛、ST段改变等心血管反应时，也应停药，防止猝死。

（3）告知患者，对有心脏病、酒精中毒及有吸烟史的患者，在静脉给药的最初 3 个疗程内，应加强心脏监测。

（4）告知患者，本方案治疗期间避免与抗组胺药合用，因可掩盖 DDP 所致的耳鸣、眩晕等症状。

# LEFP 方案

【适应证】用于晚期胃癌。

【治疗方案】

| 药物名称 | 缩写 | 剂量 | 给药途径 | 给药时间及程序 |
|---|---|---|---|---|
| 表柔比星 | EPI | $35mg/m^2$ | 静脉滴注 | 每周 1 次 |
| 顺铂 | DDP | $40mg/m^2$ | 静脉滴注 | 每周 1 次（适当水化，利尿） |
| 亚叶酸钙 | CF | $250mg/m^2$ | 静脉滴注 | 每周 1 次 |

疗程：每 4 周为 1 个周期。

【操作及监护要点】

（1）本方案毒副反应较多，尤其是造血系统明显，故有学者建议每周应用化疗药后预防性给予足量的 G-CSF ［5～10mg/（kg·d）］，以防止严重骨髓抑制作用。

（2）在整个化疗过程中，常规应用水化、利尿、支持疗法；给予镇吐剂，化疗后定期做心、肝、肾、血液系统检查；4 周后对治疗结果做全面评估，并确定是否做手术或进行放疗。

（3）使用大剂量 DDP 可引起不可逆的肾损伤，所以 DDP 化疗时，应详细检查，排除肾及泌尿系统疾病，严格遵循水化、利尿的原则，使并发症减少到最低。

（4）EPI 注射时溢出静脉会造成组织的严重损伤甚至坏死。小静脉注射或反复注射同一血管会造成静脉硬化。

（5）EPI 禁用于应用化疗或放疗而造成明显骨髓抑制的患者、已用过大剂量蒽环类药物（如多柔比星或柔红霉素）的患者，以及既往有心脏病史的患者。

（6）肾功能不全，胃肠道梗阻，胸腔积液，腹腔积液，脱水，酸性尿患者慎用 CF。

（7）CF 不能与碳酸氢钠注射液混合输注。由于 CF 是含钙制剂，静脉滴注速度不能大于 160mg/min；CF 避免光线直射和热接触；有胃肠道疾病者不宜口服给药；首次应在有经验的医师指导下使用。

【用药宣教】

（1）在蒽环类抗肿瘤抗生素的应用中，每个疗程前后及期间都应进行心电图检查。

（2）告知患者应密切注意药物反应及不适感受；严重的心力衰竭可突然发生，而预先无心电图改变；当出现相应症状时，及时向主管医师和护士汇报情况。

## FOLFOX4 方案

【适应证】可作为晚期或转移性胃癌的二线方案或救援方案使用。

【治疗方案】

| 药物名称 | 缩写 | 剂量 | 给药途径 | 给药时间及程序 |
|---|---|---|---|---|
| 奥沙利铂 | L-OHP | $85 \sim 100mg/m^2$ | 静脉滴注 2 小时 | 第 1 天 |
| 亚叶酸钙 | CF | $200mg/m^2$ | 静脉滴注 | 第 1~2 天 |
| 氟尿嘧啶 | 5-FU | $400mg/m^2$ | 静脉注射 | 第 1~2 天 |
| | | 或 $600mg/m^2$ | 连续静脉滴注 22 小时 | 第 1~2 天 |

疗程：每 14 天为 1 个周期。

【操作及监护要点】

（1）由于本方案对消化系统有毒性，如恶心、呕吐，应给予预防性或治疗性的止吐用药。L-OHP 与 5-FU 联合时毒性加重，应预防性给予止吐药。

（2）当出现血液毒性时（白细胞 $< 2 \times 10^9/L$ 或血小板 $< 50 \times$

$10^9$/L），应推迟下一个周期用药，直到恢复。

（3）在每次治疗之前应进行血常规检查（血液学计数和分类），亦应进行神经学检查；之后应定期进行血常规检查。

（4）患者在两个疗程之间持续存在疼痛性感觉异常和（或）功能障碍时，L-OHP 用量应减少 25%；调整剂量后若症状仍存在或加重，应停药。

（5）5-FU 滴注速度越慢，疗效越好且不良反应相应减轻。这是因为缓慢滴注时，该药分解速度比注射速度明显，且大部分由呼吸排出之故。最好为 24 小时持续给药。

（6）使用 L-OHP 时，禁止使用 0.9% 氯化钠注射液溶解和稀释。药物要避免与铝制品直接接触。用药期间注意指（趾）末端保暖，并避免接触冷水、冷食。

【用药宣教】

（1）L-OHP 可引起周围感觉神经病变，嘱患者使用该药一周内禁用冷水洗漱，禁止食用冷食，同时注意保暖。

（2）5-FU 易引起腹泻，用药期间应避免奶制品、香蕉等易胀气食品，避免芹菜、韭菜等粗纤维食品。出现严重的大量水性腹泻时，每次排便后都必须用温水清洗肛周，并用软毛巾擦干，保持肛周皮肤清洁干燥。

## LFHE 方案

【适应证】用于胃癌的新辅助化疗、术后辅助化疗及晚期胃癌的化疗。

【治疗方案】

| 药物名称 | 缩写 | 剂量 | 给药途径 | 给药时间及程序 |
| --- | --- | --- | --- | --- |
| 亚叶酸 | LV | $200\text{mg/m}^2$ | 静脉滴注 | |
| 氟尿嘧啶 | 5-FU | $500\text{mg/m}^2$ | 静脉滴注 | 第 1~5 天 |
| 羟喜树碱 | HCPT | $10\text{mg/m}^2$ | 静脉滴注 4 小时 | |
| 依托泊苷 | VP-16 | $100\text{mg/m}^2$ | 静脉滴注 2 小时 | 第 1~8 天 |

疗程：每 21 天为 1 个周期。

【操作及监护要点】

（1）HCPT 的不良反应主要是消化道反应，表现为恶心、呕吐和腹泻，尤其是经过多次化疗身体较虚弱的患者表现更明显。故化疗时应密切注意患者的病情变化，出现腹泻时应及时补液、口服蒙脱石散和（或）洛哌丁胺（易蒙停）以止泻。

（2）HCPT 的不良反应较轻，白细胞、血小板下降反应比较轻微；个别患者可出现血尿（＜5%）；少数人有嗜睡、乏力、头痛；对肝、肾功能无明显影响。

（3）HCPT 只能用 0.9%氯化钠注射液稀释；静脉给药应避免外渗，否则可能导致化学性炎症和疼痛；孕妇慎用。

（4）VP-16 在 5%葡糖糖液中不稳定，可形成微细不溶沉淀。此外，VP-16 不宜静脉推注；静脉滴注时速度不得过快，至少滴注 30 分钟，否则容易引起低血压、喉痉挛等过敏反应。

（5）5-FU 不可与任何其他药物配伍；溶液一般为无色，变为深黄色则不可使用；保存于 15～30℃的室温中，不得日晒或冰冻。

（6）5-FU 滴注速度越慢，疗效越好且不良反应相应减轻。这是因为缓慢滴注时，该药分解速度比注射速度明显，且大部分由呼吸道排出之故。

（7）5-FU 有骨髓抑制毒性，白细胞下降最低点为第一次用药后 7～14 天，血小板降低一般不太明显。

（8）5-FU 可引起肝细胞坏死，肝转移或肝、肾功能不全者慎用。

【用药宣教】

（1）一旦发生药物不良反应，应立即对症治疗，并采取停药或减量。

（2）用药期间应加强监测患者的各项生理指标，密切观察用药后反应。

（3）告知患者本方案化疗时不宜饮酒或合用阿司匹林类药物，以减少消化道出血的可能性。

（4）告知患者，5-FU 最常见的毒性反应是消化道反应。因此，当出现腹泻每日 5 次以上或血性腹泻、白细胞降低达 4 级，或出现口腔溃疡和神经症状时，要立即停药，并需要进行相关的对症支持治疗。

## CPT-11 + DDP 方案

【适应证】适应于晚期胃癌的化疗。

【治疗方案】

| 药物名称 | 缩写 | 剂量 | 给药途径 | 给药时间及程序 |
| --- | --- | --- | --- | --- |
| 伊立替康 | CPT-11 | $60 \sim 70 mg/m^2$ | 静脉滴注 | 第 1 天 |
| 顺铂 | DDP | $80 mg/m^2$ | 静脉滴注 | 第 1 天 |
| | | 或 $30 mg/m^2$ | 静脉滴注 | 第 1、15 天 |

疗程：每 28 天为 1 个周期。

【操作及监护要点】

（1）本方案的不良反应包括中性粒细胞减少，3～4 级中性粒细胞减少占 22% 左右；3～4 级延迟性腹泻占 7% 左右；乙酰胆碱综合征。其他毒副反应轻微。

（2）对中性粒细胞减少的，必要时可使用粒细胞集落刺激因子；对延迟性腹泻的，可用洛哌丁胺来对抗；对乙酰胆碱综合征可用阿托品预防。

（3）CPT-11 的剂量限制毒性是骨髓抑制和腹泻，每 3～4 周内的最大耐受剂量是 $250 mg/m^2$。

（4）CPT-11 的抗肿瘤活性具有疗程依赖性，同样总剂量分次给药可能优于一次给药，每周给药可能优于每月给药方案。

（5）CPT-11 不能静脉推注，静脉滴注时间亦不得少于 30 分钟或超过 90 分钟。

（6）CPT-11 用药期间或用药后 24 小时内可出现胆碱能综合征：表现为多汗、多泪、唾液分泌增多、视物模糊、痉挛性腹痛、腹泻等。

（7）化疗过程中，一旦出现第 1 次稀便，患者需开始饮用大量含电解质的饮料。轻度可自行缓解，严重者给予阿托品 0.25mg，皮下注射。

（8）本方案用药 24 小时后可出现延迟性腹泻。表现为：用药后第 3~5 天，呈水样便腹泻，平均持续约 4 天，同时伴有食欲不振、恶心、呕吐、体重减轻。发生频率和严重程度与用药剂量大小有关，为剂量限制性毒性。一般发生率为 80%~90%，其中严重者占 39%，大剂量洛哌丁胺治疗有效，首剂 4mg 口服，以后 2mg，每 2 小时 1 次，直至末次水样便后继续用药 12 小时，用药最长时间不超过 48 小时。

（9）CPT-11 骨髓抑制以中性粒细胞为主，一般 3、4 级中性粒细胞减少占 39.6%，为剂量限制性毒性。

（10）高剂量 DDP 化疗需足量的液体水化，液体总量达 3000~4000ml，输液从用药前 6 小时，持续至 DDP 结束后 6~12 小时，并用呋塞米利尿，治疗时需检测肾功能及电解质情况。

【用药宣教】

（1）患者化疗期间需观察胆碱能综合征反应症状。乙酰胆碱能综合征是指化疗患者出现的早期腹泻（24 小时内，多数较轻且迅速消失）、出汗、流涎、视物模糊、腹痛、流泪等症状的统称，一旦出现要及时报医护人员。

（2）告知患者，化疗期间观察大便的变化，如出现稀水便要立即通知医护人员。

（3）日饮水量大于 2000ml，以避免肾脏功能的损害。

（4）患者出现腹痛、大汗、头晕等症状时，应及时报告医护人员。

## CPT-11 + DDP + Avastin 方案

【适应证】用于胃癌。

【治疗方案】

| 药物名称 | 缩写 | 剂量 | 给药途径 | 给药时间及程序 |
| --- | --- | --- | --- | --- |
| 贝伐单抗 | BVB | 5mg/kg | 静脉滴注 | 第 1 天 |
| 伊立替康 | CPT-11 | 65mg/m² | 静脉滴注 | 第 1、8 天 |
| 顺铂 | DDP | 35mg/m² | 静脉滴注 | 第 1、8 天 |

疗程：每 21 天为 1 个周期。

【操作及监护要点】

（1）CPT-11 和 DDP 用药的注意事项见本节"CPT-11 + DDP 方案"。

（2）BVB 与葡萄糖注射液有配伍禁忌，且不可与其他药物混合；不得静脉推注给药；使用前可以给予苯海拉明预防过敏反应。

（3）对在治疗前患有心功能不全的患者需特别小心；选择使用 Avastin 治疗的患者应进行全面的基础心脏评估。

（4）BVB 治疗过程中，应经常评估左心室功能。目前尚无数据显示有合适的评价方法可确定患者有发生心脏毒性的危险。若患者临床出现显著的左心室功能减退应考虑停用。监测并不能发现全部心功能减退的患者。

（5）BVB 最常见的不良反应有高血压、乏力、腹痛、腹泻、蛋白尿；严重不良反应包括出血，胃肠道穿孔，动脉血栓。使用抗高血压药如 ACEI、利尿药和 CCB 可有效地控制高血压，很少造成治疗中断或住院。

（6）因 BVB 能影响手术伤口愈合，故外科手术 28 天以后才能使用其进行治疗，或停药后 6~8 周才可以接受手术。

【用药宣教】

（1）告知患者，治疗期间应定期监测血压。因诱发或加重高血压而停药的患者，应继续定期监测血压。

（2）告知患者，治疗前及治疗中应进行系统的尿液检查，出现（++）蛋白尿或更严重的蛋白尿时应检查 24 小时尿，以进一步评价。

# 第五章 结、直肠癌用药护理

## 第一节 概述

### 一、疾病概况

结、直肠癌（大肠癌）是我国常见的恶性肿瘤之一。大肠癌的发生部位按发病率高低依次为直肠、乙状结肠、盲肠、升结肠、降结肠及横结肠；但近年来有向近端（右半结肠）发展的趋势。为此，诊断和治疗的对策应有相应的变化。结、直肠癌的发病率在世界各地差距很大：在北美、澳大利亚、新西兰、北欧、西欧各国，大肠癌占恶性肿瘤的第 1、2 位，年发病率最高达 35/10 万 ~ 50/10 万，如美国的康涅狄格州年发病率为 35.8/10 万；意大利男性年发病率为 64.8/10 万，女性为 58.5/10 万；在亚、非、南美洲等地区的发展中国家发病率则低得多。中、日、韩原为大肠癌发病率较低的国家，随着经济的迅速发展，近 30 ~ 40 年结直肠癌发病率逐年上升，其中日本大肠癌的发病率近年已达到欧美的水平。

### 二、临床特点

直肠癌常以黏液血便为突出表现，或有痢疾样脓血便、里急后重及排便不尽感，系直肠癌糜烂造成；也可表现为腹泻及糊状大便，或腹泻与便秘交替。癌组织常有糜烂、坏死与继发感染，使相应的肠段蠕动增加、肠曲痉挛，引起不同性质与程度的下腹坠胀感；浸润腰骶神经丛时，常有腰骶部持续性疼痛；可出现肠腔狭窄梗阻症状，出现便秘、腹胀、腹痛等。直肠癌早期常无特殊症状，发展后主要有：排便习惯与粪便性状的改变，腹痛，腹部肿块，肠梗阻症状，全身症状。多数直肠癌患者经肛门指检可以发现直肠肿块。

## 三、治疗原则

结、直肠癌的药物治疗包括化疗和单克隆抗体治疗。化疗分为姑息化疗、辅助化疗和新辅助化疗，应当严格掌握临床适应证，并在肿瘤专科医师的指导下施行。化疗应当充分考虑患者病期、身体状况、不良反应、生活质量及患者意愿，避免治疗过度或治疗不足。应当及时评估化疗疗效，密切监测及防治不良反应，并酌情调整药物和（或）剂量。

化疗的适应证为：PS 评分 ≤2，重要脏器功能可耐受化疗，鼓励患者参加临床试验。

# 第二节　常用的联合化疗方案

## 5-FU \ CF 方案

【适应证】用于晚期（转移性）结、直肠癌的治疗，是结、直肠癌的最基本的化疗方案。

【治疗方案】

| 药物名称 | 缩写 | 剂量 | 给药途径 | 给药时间及程序 |
| --- | --- | --- | --- | --- |
| | | Mayo Clinci 方案 | | |
| 亚叶酸钙 | CF | 200mg/m$^2$ | 静脉滴注 2 小时 | 第 1~5 天，每 4 周 |
| 氟尿嘧啶 | 5-FU | 500mg/m$^2$ 或 425mg/m$^2$ | 静脉注射 | 1 个循环 |
| | | De Gramont 方案 | | |
| 亚叶酸钙 | CF | 200mg/m$^2$ | 静脉滴注 2 小时 | 第 1~2 天，每 2 周 1 次 |
| 氟尿嘧啶 | 5-FU | 400mg/m$^2$ 或 600mg/m$^2$ | 快速静脉注射 + 连续静脉滴注 22 小时 | 第 1~2 天，每 2 周 1 次 |

【操作及监护要点】

（1）有下列情况者慎用本方案：①肝功能不全者；②白细胞计数 $< 3.5 \times 10^9/L$、血小板 $< 50 \times 10^9/L$ 者；③合并感染、出血（包括皮下和胃肠道）或发热超过 38℃ 者；④明显胃肠道梗阻者；⑤脱水和（或）酸碱、电解质平衡失调者。

（2）开始化疗前及疗程中应每周定期检查周围血常规。

（3）肾功能不全，胃肠道梗阻，胸腔积液，腹腔积液，脱水，酸性尿患者慎用 CF。

（4）CF 不能与碳酸氢钠注射液混合滴注；由于 CF 是含钙制剂，静脉滴注速度不能 $> 160\text{mg/min}$；避免光线直射和热接触，有胃肠道疾病者不宜口服给药。首次给药应在有经验的医师指导下使用。

（5）应用 5-FU 后，可出现恶心、食欲减退或呕吐，一般剂量时多不严重；周围白细胞减少常见（大多在疗程开始后 2 ~ 3 周内达最低点，约在 3 ~ 4 周内恢复正常），血小板减少罕见。

（6）5-FU 静脉滴注处药液外渗可引起局部疼痛、坏死或蜂窝组织炎。

【用药宣教】

（1）本方案化疗期间不宜饮酒或同用阿司匹林类药物，以减少消化道出血的可能。

（2）本方案用药可能导致突然出现腹泻、口炎、溃疡或出血，此时应立即停药。

# FOLFOX4 方案

【适应证】用于晚期（转移性）结、直肠癌。FOLFOX 系列方案与单纯 5-FU + LV 相比较，前者对晚期转移性结、直肠癌的疗效具有明显优势。

【治疗方案】、【操作及监护要点】、【用药宣教】参考"胃癌用药护理"章节的有关内容。

# UFT + CF 方案

【适应证】用于晚期结、直肠癌。

【治疗方案】

| 药物名称 | 缩写 | 剂量 | 给药途径 | 给药时间及程序 |
|---|---|---|---|---|
| 复方替加氟 | UFT | $300mg/m^2$ | 口服，每天3次 | 第1~28天 |
| 亚叶酸钙 | CF | $90mg/m^2$ | 口服，每天3次 | 第1~28天 |

疗程：休息7天重复1次。

【操作及监护要点】

（1）应用本方案期间要定期检查患者的白细胞、血小板计数，若出现骨髓抑制，轻者对症处理，重者需要减量，必要时停药。一般停药2~3周即可恢复。

（2）应用本方案出现轻度胃肠道反应可不必停药，给予对症处理；严重者需减量或停药；餐后服用可减轻胃肠道反应。

（3）若出现严重副反应，应暂时停止治疗；之后需将 UFT 剂量每日降低 $50mg/m^2$（即每日最少减少1片半以上），CF 剂量维持不变。

（4）有肝、肾功能不全的患者使用本方案时应慎重，酌情减量。

（5）对维生素 $B_{12}$ 缺乏所致的贫血不宜单用 CF。

（6）UFT 常见不良反应有头疼、眩晕、共济失调等神经毒性以及恶心、呕吐、腹泻等，骨髓抑制比较轻；偶见发热、瘙痒、色素沉着等。

【用药宣教】

（1）告知患者 UFT 餐后服用可减轻胃肠道反应；轻度胃肠道反应可对症处理，不必停药；反应严重者则需减量或停药。

（2）本方案用药如出现骨髓抑制，轻者对症处理，重者需减量，必要时应停药。

# IFL 方案

【适应证】用于晚期（转移性）结、直肠癌。
【治疗方案】

| 药物名称 | 缩写 | 剂量 | 给药途径 | 给药时间及程序 |
|---|---|---|---|---|
| 伊立替康 | CPT-11 | $125mg/m^2$ | 静脉滴注（30～90分钟） | 第1、8、15、22天， |
| 亚叶酸钙 | CF | $20mg/m^2$ | 连续静脉滴注2小时 | 每6周1次 |
| 氟尿嘧啶 | 5-FU | $500mg/m^2$ | 静脉滴注 | |

【操作及监护要点】

（1）当发生以下不良反应时，CPT-11 和（或）5-FU（如果应用此药）的剂量应减少 15% ～20% 。

①血液学毒性，中性粒细胞减少症Ⅳ级，发热性中性粒细胞减少症（中性粒细胞减少症Ⅲ～Ⅳ级，发热Ⅱ～Ⅳ级），血小板减少症及白细胞减少症（Ⅳ级）；

②非血液学毒性（Ⅲ～Ⅳ级）。

（2）当患者的胆红素在正常值上限（ULN）的 1.5 倍以内时，CPT-11 推荐剂量为 $350mg/m^2$；在正常值上限的 1.5～3 倍时，$200mg/m^2$；超过正常值上限的 3 倍，不能应用 CPT-11 治疗。

（3）CPT-11 会发生迟发性腹泻，24 小时后及在下个周期化疗前任何时间均有迟发性腹泻的危险。

（4）化疗期间及化疗后，一旦出现第一次稀便，患者需开始饮用大量含电解质的饮料。轻度可自行缓解，严重者给予阿托品 0.25mg，皮下注射。

（5）CPT-11 用药 24 小时后可出现延迟性腹泻的表现为：用药后第 3～5 天，呈水样便腹泻，平均持续约 4 天；同时伴有食欲不振、恶心、呕吐、体重减轻。

（6）CPT-11 延迟性腹泻的发生频率和严重程度与用药剂量大小有关，为剂量限制性毒性。一般发生率为 80% ～90% ，其中严重者占 39% ，大剂量洛哌丁胺治疗有效。

（7）治疗期间，每周应查全血细胞计数。患者应了解中性粒细胞减少的危险性及发热的意义，发热性中性粒细胞减少症（体温超过38℃，中性粒细胞计数 $< 1 \times 10^9/L$），应立即判断是否引发感染并进行相应治疗。

（8）CPT-11 的抗肿瘤活性具有疗程依赖性，同样总剂量分次给药可能优于一次给药，每周给药可能优于每月给药方案。

（9）CPT-11 不能静脉推注，静脉滴注时间亦不得少于 30 分钟或超过 90 分钟。

（10）CPT-11 骨髓抑制以中性粒细胞为主，一般Ⅲ、Ⅳ级中性粒细胞减少占 39.6%，为剂量限制性毒性。

【用药宣教】

（1）患者化疗期间需观察乙酰胆碱能综合征反应症状。所谓乙酰胆碱能综合征是指早期腹泻（24 小时内，多数较轻且迅速消失）、出汗、流涎、视物模糊、腹痛、流泪等症状的统称，一旦出现及时报告医生。

（2）患者化疗期间观察大便的变化，如出现稀水便要立即报告医生。

（3）告知患者洛哌丁胺为 CPT-11 延迟性腹泻特异性治疗药物。首剂 4mg 口服，以后 2mg，1 次/2h，直至末次水样便后继续用药 12 小时，用药最长时间不超过 48 小时。

## FOLFIRI 方案

【适应证】用于晚期（转移性）结、直肠癌。

【治疗方案】

| 药物名称 | 缩写 | 剂量 | 给药途径 | 给药时间及程序 |
| --- | --- | --- | --- | --- |
| 伊立替康 | CPT-11 | $150 \sim 180mg/m^2$ | 静脉滴注<br>（30～90 分钟） | 第 1 天 |
| 亚叶酸钙 | CF | $200mg/m^2$ | 静脉滴注 2 小时 | 第 1～2 天 |
| 氟尿嘧啶 | 5-FU | $400mg/m^2$<br>再 $600mg/m^2$ | 快速静脉注射之后<br>连续静脉滴注 22 小时 | 第 1～2 天 |

【操作及监护要点】

（1）将 CPT-11 与 De Gramont 方案联合，即成为 FOLFIRI 方案。本方案可以明显提高临床疗效。

（2）目前多主张 CPT-11 给药采取双周疗法（biweekly regimen）或每周疗法（weekly regimen），使严重腹泻较少发生，并明显提高安全性。

（3）肾功能不全，胃肠道梗阻，胸腔积液，腹腔积液，脱水，酸性尿患者慎用 CF。

（4）CF 不能与碳酸氢钠注射液混合滴注；由于 CF 是含钙制剂，静脉滴注速度不能 >160mg/min。避免光线直射和热接触；有胃肠道疾病者不宜口服给药；首次应在有经验的医师指导下使用。

（5）5-FU 对伴发水痘或带状疱疹时禁用。5-FU 有骨髓抑制毒性，白细胞下降最低点为第一次用药后 7～14 天，血小板降低一般不太明显。周围白细胞计数 <3.5×10⁹/L、血小板 <50×10⁹/L 应当慎用 5-FU。

（6）5-FU 最常见的毒性反应是消化道反应，腹泻每日 5 次以上或血性腹泻、白细胞降低达Ⅳ级，或出现口腔溃疡和神经症状时，应立即停药，并进行相关的对症支持治疗。

（7）5-FU 可引起肝细胞坏死，肝转移或肝、肾功能不全者慎用。

【用药宣教】同 IFL 方案。

# XELOX 方案

【适应证】用于晚期（转移性）结、直肠癌。
【治疗方案】

| 药物名称 | 缩写 | 剂量 | 给药途径 | 给药时间及程序 |
| --- | --- | --- | --- | --- |
| 卡培他滨 | CAP | 1800mg/m² | 口服，每天 2 次 | 第 1 天 |
| 奥沙利铂 | L-OHP | 130mg/m² | 静脉滴注 2 小时 | 第 1～14 天 |

疗程：每 21 天为 1 个周期。

【操作及监护要点】

（1）本方案中 L-OHP 为第三代铂类药物，其胃肠道反应和肾毒性要远小于顺铂，主要的剂量限制性毒性为末梢神经毒性、可逆的周围神经毒性，停药后症状可逐渐缓解。

（2）本方案的不良反应主要表现为手足、面部等末梢的感觉迟钝和（或）感觉异常，遇冷加重；偶尔可有急性咽喉感觉障碍，发作时患者可有窒息感。

（3）经 CAP 治疗者会出现腹泻，对发生脱水的严重腹泻者应严密监测并给予补液治疗。

（4）本方案末梢神经毒性和手足综合征的发生率较高，且发生初期易被患者忽视。由于该不良反应有剂量蓄积性，严重时可导致永久性感觉异常和功能障碍，严重影响患者的生活质量，因此，早期防护至关重要。

【用药宣教】

（1）用药时嘱患者注意保暖（如戴手套等），洗漱时勿用冷水，避免接触冷物等。

（2）给予蒙脱石散或洛哌丁胺等止泻剂的治疗。指导患者化疗期间注意饮食卫生等，以降低腹泻的发生率。

（3）嘱患者化疗后定期复查血常规，并进行食补，如大枣、阿胶、骨汤等。

（4）嘱患者少去人口密集的地方以预防感染的发生。

## XELIRI 方案

【适应证】用于晚期（转移性）结、直肠癌。
【治疗方案】

| 药物名称 | 缩写 | 剂量 | 给药途径 | 给药时间及程序 |
| --- | --- | --- | --- | --- |
| 卡培他滨 | CAP | $1800mg/m^2$ | 口服，每天 2 次 | 第 2～15 天 |
| 伊立替康 | CPT-11 | $100mg/m^2$ | 静脉滴注 90 分钟 | 第 1、8 天 |

疗程：每 21 天为 1 个周期。

【操作及监护要点】

（1）患者接受 CPT-11 治疗后临床最显著的不良反应是腹泻、恶心、呕吐、中性粒细胞减少和脱发。

（2）本方案的严重呕吐、腹泻及脱水的发生率较高，3～4级腹泻发生率为 47.5%，还出现治疗相关性死亡，3～4 级腹泻，明显高于 FOLFIRI 组（35%∶10%）。

（3）CAP 和 CPT-11 作用机制不同，主要毒副作用仅有部分交叉，如腹泻。

（4）CAP 治疗前肌酐清除率（CCr）应 >60ml/min。

（5）其他同单药。

【用药宣教】

（1）为防止 CAP 引起的手足综合征，告知患者口服大剂量维生素 $B_6$（片）。

（2）化疗期间或化疗后，若出现腹泻，立即口服盐酸洛哌丁胺胶囊，并立即到院就诊；定期门诊复查血常规。

（3）注意 CAP 的服用时间：由于食物会降低卡培他滨的吸收率及吸收程度，使其达峰时间延迟 1.5 小时，应在餐后 30 分钟内服用 CAP，首剂于第 1 天晚间服用，最后 1 剂于第 15 天早晨服用。

## 雷替曲塞 + CPT-11 方案

【适应证】用于晚期结、直肠癌。

【治疗方案】

| 药物名称 | 缩写 | 剂量 | 给药途径 | 给药时间及程序 |
| --- | --- | --- | --- | --- |
| 伊立替康 | CPT-11 | 300mg/m² | 静脉滴注 90 分钟 | 第 1 天，每 3 周 1 次 |
| 雷替曲塞 | RTX | 2.6mg/m² | 静脉滴注 15 分钟 | 第 2 天，每 3 周 1 次 |

【操作及监护要点】

（1）RTX 虽然与氟尿嘧啶同为抗代谢类叶酸类似物化疗药，但作用机制却有所不同，无须使用亚叶酸增敏，相反 RTX 与叶酸、亚叶酸及包含这些成分的维生素制剂合用会降低药物作用。因此，在治疗期间需要特别指导既往使用过氟尿嘧啶的患者避免主观臆断盲目自行服用各种复合维生素。

（2）CPT-11 治疗时出现急性乙酰胆碱综合征的症状主要表现为：流涎增多、瞳孔缩小、流泪、出汗、潮红、腹痛。给予硫酸阿托品 0.25mg 肌内注射后症状可得到缓解；在下次使用本方案治疗时可均预防性地于 CPT-11 化疗前 30 分钟给予硫酸阿托品0.25mg 肌内注射。

（3）早发性腹泻患者症状通常较轻，部分伴有腹痛的肠蠕动亢进症状，在给予硫酸阿托品 0.25mg 肌内注射后症状可得到缓解。

（4）迟发性腹泻者在给予盐酸洛哌丁胺胶囊口服治疗后，腹泻也能得到有效控制。

（5）对于所有腹泻患者都要密切观察大便量、颜色、次数、性质，以及皮肤弹性，配合医嘱留取血、便标本。同时指导患者注意进食水、稀释后的果汁及香蕉、橘子等含钠、钾丰富的食物；必要时给予静脉输液，以防止患者腹泻期间发生水、电解质、酸碱失衡。

（6）急性水样便可对肛周皮肤造成刺激，治疗期间需加强肛周皮肤的护理，保持干爽，每次便后都给予鞣酸软膏涂擦局部。

（7）中性粒细胞减少症是 CPT-11 剂量限制性毒性，鉴于其与 RTX 联合化疗，化疗结束后 24 小时可予粒细胞集落刺激因子。

（8）采取措施预防继发感染。房间每日以紫外线消毒 1 小时；化疗后粒细胞缺乏患者，口腔 pH 值往往偏酸性，易继发细菌感染，用 2% 碳酸氢钠溶液行口腔护理每日 2 次；密切注意观察患者体温变化。

（9）RTX 与 CPT-11 均需避光保存。以 0.9% 氯化钠注射液稀释，静脉滴注前后以 0.9% 氯化钠注射液冲洗输液器。

（10）CPT-11 有抗胆碱酯酶的活性，静脉滴注过程中可能发生血管舒张导致患者血压降低及心动过缓，因此要指导患者化疗期间需要卧床休息，加强心电、血压监护，以防止意外的发生。

【用药宣教】

（1）RTX 与 CPT-11 联用有可能导致严重的腹泻，告知患者观察大便的重要性及其方法。

（2）对于习惯性便秘的患者，在化疗期间应注意避免自行随意使用泻药。

（3）化疗后可出现轻到中度疲乏。治疗期间指导患者缓解疲劳的方法，如避免白天长时间睡觉，可以通过游戏、音乐、书籍、锻炼等方式放松自己，使自己保持活力，以防夜间睡不着；夜间不做运动；避免饮用浓茶、咖啡等含咖啡因饮料；激素类止吐药于白天给予。疲劳症状于 1 周内可获得改善。

# GEMOX 方案

【适应证】用于晚期结、直肠癌二线化疗。

【治疗方案】

| 药物名称 | 缩写 | 剂量 | 给药途径 | 给药时间及程序 |
|---|---|---|---|---|
| 吉西他滨 | GEM | 1000mg/m$^2$ | 静脉滴注（＞30 分钟） | 第 1、8 天，每 3 周 1 次 |
| 奥沙利铂 | L-OHP | 100mg/m$^2$ | 静脉滴注（＞2 小时） | 第 1 天，每 3 周 1 次 |

【操作及监护要点】

（1）GEM200mg 至少用 0.9% 氯化钠注射液 5ml 溶解（GEM 浓度≤40mg/ml），给药时所需药量可用 0.9% 氯化钠注射液进一步稀释，配制好的 GEM 溶液应储存在室温并在 24 小时内使用，GEM 溶液不得冷藏，以防结晶析出。

（2）静脉滴注 GEM 时间延长和增加用药频率可增加药物的毒性。静脉滴注时间限制在 0.5～1 小时，超过 1 小时会导致不良反应发生。

（3）L-OHP 配制和给药时，不得使用含铝针头或注射用具。

（4）GEM 可抑制骨髓，表现为白细胞和血小板减少及贫血。

（5）使用 GEM 的患者应定期检查肝、肾功能，包括氨基转移酶和血清肌酐。

（6）L-OHP 用药后出现以末梢神经炎为特征的周围性感觉神经病变，有时可伴有口腔周围、上呼吸道和上消化道的痉挛及感觉障碍，静脉滴注时间应大于 2 小时。

（7）如出现周围性感觉神经病变症状，可给予维生素 $B_1$ 和 $B_{12}$ 肌内注射或口服维生素类；及时巡视病房，观察生命体征，发现异常情况要及时向医生汇报。

（8）约 25% 使用 GEM 的患者可有皮疹，10% 的患者可出现瘙痒，通常皮疹要注意观察皮肤，有皮疹不要搔抓，皮肤瘙痒时可以局部涂以炉甘石洗剂。

（9）GEM 和 L-OHP 的不良反应最主要是骨髓抑制，应用 GEM 后可出现贫血、白细胞降低和血小板减少。骨髓抑制常常为轻到中度，多为中性粒细胞减少。所以要密切观察患者有无头晕、面色苍白、牙龈、鼻子出血，如有不适及时复查血常规。如有Ⅳ级血小板降低，使用血小板生成素（TPO）和输注血小板；出现粒细胞减少，立即皮下注射 0.1mg 粒细胞集落刺激因子，或口服强力升白片等药物。

（10）GEM 与 L-OHP 两种化疗药物对胃肠道都有不同程度的刺激（导致患者出现恶心、呕吐等胃肠道功能紊乱的情况）。加之患者体质差、紧张，可在化疗前 30 分钟常规给予 $5-HT_3$ 受体拮抗剂，预防和治疗化疗引起的胃肠道反应。

（11）为了防止化疗药物引起的静脉炎，化疗常常采用 PICC 置管。在化疗过程中，护理人员需加强巡视病房，防止药物外渗，注意观察滴速，同时观察针眼周围有无发红、疼痛、肿胀、药液渗出；告知患者如发现异常应及时通知医生和护士及时给予处理；保持置管部位的清洁干燥，不要擅自撕下贴膜；每周由专业的责任护士对 PICC 导管进行维护。

【用药宣教】

（1）L-OHP 可引起周围性感觉神经病变，嘱患者使用该药 1 周内忌冷，禁用冷水洗漱，禁止食用冷食，禁止寒冷刺激，注意保暖。

（2）患者在用药期间必须禁止驾驶和操纵机器，直到鉴定已不再倦怠。

（3）出现口腔黏膜溃疡，影响饮食摄入，嘱患者保持口腔清洁，多吃含维生素的水果，给予1%雷夫若尔每天4次嗽口，促进口腔愈合。经上述处理，口腔黏膜溃疡明显减轻。

（4）GEM用药后可出现轻度蛋白尿和血尿，嘱患者大量饮水以减少毒副作用的发生。

（5）嘱患者化疗时听音乐或聊天，以分散患者注意力。

（6）嘱患者搞好个人卫生，保持皮肤清洁；加强营养；注意保暖，防止感冒，注意休息。

# 第六章　胰腺癌用药护理

## 第一节　概述

### 一、疾病概况

胰腺癌包括胰头癌、胰体尾部癌和胰腺囊癌。胰头癌是胰腺癌中最常见的一种，约占胰腺癌的 2/3。胰腺癌是全球公认的"癌中之王"。据世界卫生组织统计，2008 年全球胰腺癌发病率和死亡率分别列恶性肿瘤第 13 位、第 7 位；2014 年最新统计数据显示，美国胰腺癌新发估计病例数列男性第 11 位，女性第 9 位，位列恶性肿瘤死亡原因的第 4 位；在我国，胰腺癌的发病率呈快速上升趋势，尤以经济发达地区最高。据统计，中国胰腺癌患者占世界胰腺癌患者总数的 15.68%，发病率和死亡率均居恶性肿瘤前十位。

一般认为，吸烟、高脂饮食和体重指数超标可能是胰腺癌的主要危险因素。另外，糖尿病、过量饮酒以及慢性胰腺炎等与胰腺癌的发生也有一定关系。胰腺癌的家族史是一项重要危险因素；约 7% ~ 10% 的患者有家族史。国内、外研究表明，大约 60% 的胰腺癌患者在确定诊断时已发生远处转移，25% 患者为局部晚期，不能行根治性切除术，中位生存期仅为 6 ~ 9 个月；能够手术切除的仅 15%，中位生存期 15 个月，5 年生存率 5% 左右，防治现状不容乐观。

### 二、临床特点

胰腺癌临床表现：①上腹痛和上腹部饱胀不适；②黄疸；

③消瘦和乏力；④消化道症状；⑤部分患者患病早期表现为轻度糖尿病症状，血糖升高，尿糖阳性。胰头癌致胆道梗阻多无胆道感染，壶腹部癌与胰头癌的临床表现很相似，难以鉴别，常见临床症状为黄疸、消瘦和腹痛。

## 三、治疗原则

胰腺癌的首选治疗方法为手术切除，但因多数不能早期发现而切除率低，约为5%~15%；据报道胰腺癌根治术后5年生存率在2.3%~15.8%，平均3.4%；国内报道根治术后平均生存17.6个月。胰腺癌属放射不敏感肿瘤，但由于局限晚期病例约占40%，可进行局部放疗，治疗后有30%~50%可缓解疼痛，可一定程度抑制肿瘤发展。

治疗原则为：病变局限，经检查可以手术者，尽量争取开腹探查，行根治术，必要时术前化疗、放疗、术中放疗、术后辅助化疗（全身或介入）和（或）放疗；经探查不能切除者，可行姑息手术（如胆管减压引流或胃空肠吻合术等），以缓解黄疸、梗阻等症状，或行术后放疗、化疗等综合治疗。病变虽局限，但已不可能行探查术，则采用放疗及化疗等药物综合治疗。病变广泛，以化疗、中医中药、生物反应调节剂等药物治疗为主，必要时行局部放疗。晚期且一般情况差的，则不宜化疗，以支持治疗、对症处理及其他药物治疗，如有疼痛则止痛处理。

术后辅助化疗：通常可在术后3周左右、无手术合并症时开始；一般每隔3个月行一疗程，共3个疗程。

# 第二节　常用的联合化疗方案

## GP 方案

【适应证】胰腺癌的常用联合化疗方案。
【治疗方案】

| 药物名称 | 缩写 | 剂量 | 给药途径 | 给药时间及程序 |
| --- | --- | --- | --- | --- |
| 吉西他滨 | GEM | $800 \sim 1000 mg/m^2$ | 静脉滴注 30 分钟 | 第 1、8、15 天 |
| 顺铂 | DDP | $30mg/m^2$ | 静脉滴注 | 第 4~6 天 |

疗程：每 28 天为 1 个疗程。

【操作及监护要点】

（1）既往有肾病史、造血系统功能不全、听神经功能障碍、用药前曾接受其他化疗或放射治疗及非 DDP 引起的外周神经炎等应用 DDP 时应当特别谨慎。

（2）DDP 应避免接触铝金属。

（3）DDP 药物剂量超过 $120mg/m^2$ 时，其毒性增加，尤其是肾毒性、骨髓毒性。

（4）行 GP 方案化疗时，应予静脉水化补液，特别是食欲较差的老年患者。

（5）行 GP 方案化疗时，静脉水化补液期间应记录患者出入液量，并进行血电解质监测，避免肾脏损害和水电解质紊乱发生。

（6）应密切关注 GEM、DDP 抑制骨髓的副作用（即白细胞和血小板减少及贫血）。护士每日查房应注意询问患者反应，如诉头晕、发热、出血等，应判断是否是由于化疗后骨髓抑制引起白细胞和血小板减少及贫血，是否发生了感染。

【用药宣教】

（1）在化疗开始后与化疗期间，告知患者必须饮用足够的水；尤其是 DDP 化疗前 1 天，嘱患者一定要大量饮水，超过 2 升。

（2）告知患者一旦出现四肢无力、肌张力降低、腹胀及肠鸣音减弱等症状时，及时向主管医师汇报。

（3）GEM 具有骨髓抑制作用，用药后可出现贫血、白细胞降低和血小板减少；约 2/3 的患者发生肝氨基转移酶的异常，但多为轻度；约 1/3 的患者出现恶心和呕吐反应等，需事先向患者交代。

（4）对患者进行健康教育，使其出院后对定期复查血常规等和自我监测的必要性有足够的认识，如有特殊不适应随诊。

（5）告知患者对脱发现象应有心理准备，停止化疗后一般可再生新发，因此告诉患者必要时可戴假发度过化疗期。

## GEMOX 方案

【适应证】用于Ⅲ期、Ⅳ期胰腺癌的辅助治疗及综合治疗。

【治疗方案】

| 药物名称 | 缩写 | 剂量 | 给药途径 | 给药时间及程序 |
|---|---|---|---|---|
| 吉西他滨 | GEM | $1000mg/m^2$ | 静脉滴注 | 第1，8天 |
| 奥沙利铂 | L-OHP | $100mg/m^2$ | 静脉滴注2小时 | 第1天 |

疗程：每21天为1个疗程。

【操作及监护要点】

（1）L-OHP不可与氯化物（包括各种浓度的氯化钠溶液）或其他药物配伍；不可与碱性药物同时使用，以免L-OHP降解。

（2）L-OHP与铝接触后会降解，不可接触含铝器具。一次剂量不可超过$200mg/m^2$，以避免神经毒性。

（3）此方案的主要不良反应包括骨髓抑制造成白细胞及血小板减少。白细胞下降可用粒细胞集落刺激因子防治；应密切关注血小板计数及出血倾向，血小板降低必要时给予血小板生成素（TPO）、IL-2、IL-11等升高血小板。

（4）注意监护此方案导致的神经系统毒性，应以神经系统不良反应的持续时间和严重程度为调整剂量的依据。当开始出现疼痛和（或）功能障碍时，应减少L-OHP剂量25%；如减量后没有改善，应停止治疗；症状完全或部分消失后，仍可全量或减量给药。

（5）对上述任何药物过敏、孕妇和患有水痘/带状疱疹、痛风或有高尿酸血症、脱水、严重骨髓抑制者禁用本方案。

【用药宣教】

（1）用药前后需检查血常规及肝、肾功能。

（2）告知患者本方案的外周神经毒性主要由 L-OHP 引起，临床表现有两种：一种是在用药后较快出现的短暂的急性神经症状，表现为感觉神经异常，如肢体远端或者口周的感觉异常；另一种是多周期用药后出现的剂量累积性的慢性感觉神经毒性，表现为外周神经感觉功能的障碍，如肢体末端的感觉异常，且症状的持续时间随药物累积剂量增大而不断延长，其严重程度也不断增加。

## GEMCAP 方案

【适应证】用于Ⅲ期、Ⅳ期胰腺癌的辅助治疗及综合治疗。

【治疗方案】

| 药物名称 | 缩写 | 剂量 | 给药途径 | 给药时间及程序 |
|---|---|---|---|---|
| 吉西他滨 | GEM | $1000 \text{mg/m}^2$ | 静脉滴注 30 分钟 | 第 1，8 天 |
| 卡培他滨 | CAP | $1250 \text{mg/m}^2$ | 口服 | 第 1～14 天 |

疗程：每 21 天为 1 个疗程。

【操作及监护要点】

（1）此方案的主要不良反应包括骨髓抑制造成白细胞及血小板减少。注意监测患者血常规指标变化。

（2）此方案导致的白细胞下降可用粒细胞集落刺激因子防治；血小板降低应密切关注血小板计数及出血倾向，必要时给予血小板生成素（TPO）、重组人白细胞介素－2、重组人白细胞介素－11 等升高血小板。注意监护相关用药的安全使用。

（3）口服 CAP 会出现皮肤反应，如手足综合征、皮炎、指甲疾病，可给予对症治疗。

（4）对上述任何药物过敏者、孕妇、水痘及带状疱疹者、痛风患者或有高尿酸血症者、脱水患者、严重骨髓抑制者禁用本方案。

【用药宣教】用药前后需检查血常规及肝、肾功能。

# OFF 方案

【适应证】用于晚期胰腺癌的二线化疗。

【治疗方案】

| 药物名称 | 缩写 | 剂量 | 给药途径 | 给药时间及程序 |
|---|---|---|---|---|
| 奥沙利铂 | L-OHP | 85mg/m$^2$ | 静脉滴注 2 小时 | 第 8、22 天 |
| 亚叶酸钙 | CF | 200mg/m$^2$ | 静脉滴注 2 小时 | 第 1、8、15、22 天 |
| 氟尿嘧啶 | 5-Fu | 2000mg/m$^2$ | 连续静脉滴注 24 小时 | 第 1、8、15、22 天 |

疗程：每 42 天为 1 个疗程。

【操作及监护要点】

（1）本方案的不良反应主要为骨髓抑制，胃肠道反应及外周神经毒性，其中以白细胞下降、粒细胞减少及恶心呕吐、手足麻木最常见。

（2）由于本方案的胃肠道反应可表现为恶心、呕吐、黏膜炎、食欲减退、腹胀腹痛和便秘等。其中，多种药物可用于化疗引起恶心呕吐的控制，如吩噻嗪类、多半拮抗剂、抗组胺药和 5-HT$_3$ 受体拮抗药等。

（3）外周神经毒性主要由 L-OHP 引起，当其累积剂量达 800mg/m$^2$ 时，可出现功能性障碍，在停药 12 ~ 13 周逐渐恢复，呈可逆性。

（4）当出现血液毒性时（白细胞 $< 2 \times 10^9$L 或血小板 $< 50 \times 10^9$/L），应推迟下一个周期用药，直到恢复。

（5）在每次治疗之前应进行血液学计数和分类，亦应进行神经学检查，之后应定期进行血常规检查。

（6）患者在两个疗程之间持续存在疼痛性感觉异常和（或）功能障碍时，L-OHP 应减量 25%。调整剂量后若症状仍存或加重，应停药。

（7）5-FU 静脉滴注速度越慢，疗效越好且不良反应相应减轻，这是因为缓慢滴注时，分解速度比注射速度明显，且大部分由呼吸排除的原因。建议 24 小时持续静脉滴注。

【用药宣教】

告知患者本方案的外周神经毒性主要由 L-OHP 引起，临床表现有两种：一种是在用药后较快出现的短暂的急性神经症状，表现为感觉神经异常，如肢体远端或者口周的感觉异常；另一种是多周期用药后出现的剂量累积性的慢性感觉神经毒性，表现为外周神经感觉功能的障碍，如肢体末端的感觉异常，且症状的持续时间随药物累积剂量增大而不断延长，其严重程度也不断增加。

# 第七章　肝癌用药护理

## 第一节　概述

### 一、疾病概况

原发性肝癌（以下简称肝癌）是我国常见的恶性肿瘤之一。2010 年国家原卫生部统计结果显示，肝癌居我国恶性肿瘤死亡原因的第二位，仅次于肺癌，与低发区相比，其发病年龄较轻且病情进展较快。导致肝癌的主要危险因素包括乙型肝炎病毒感染、长期接触黄曲霉毒素、饮水污染、酒精性肝硬化等。

### 二、临床特点

原发性肝癌起病隐匿，在早期（亚临床）症状和体征并不明显；出现典型的症状和体征，则已为中晚期。

（1）症状　主要为肝区疼痛、腹胀、食欲缺乏、乏力、消瘦等。肝区疼痛是肝癌常见的症状；食欲缺乏为肝癌的常见消化道症状，可伴腹胀、恶心或腹泻，系由肿瘤引起的肝功能损害或压迫胃肠道所致，但有时与肝病活动难以鉴别。

（2）体征　肝癌常见体征除直接扪及肿块结节外，多为伴随的肝硬化，包括肝大、黄疸、腹水、脾大及其他肝硬化表现，但多属晚期。

（3）伴癌综合征　低血糖、红细胞增多症和高钙血症等。

### 三、治疗原则

早期肝癌：手术切除、肝移植或经皮消融治疗后的 5 年生存率为 50% ~ 70%。中期和晚期不能切除的肝癌：中位生存期小于一年；未治疗中期肝癌生存率为 16 个月；化疗栓塞病例的中位生存期延长至 19 ~ 20 个月；未治晚期病例的自然生存期为 6 个月；终末期的自然生存期为 3 ~ 4 个月。肝癌的化疗药物多无明确疗效，多种化疗药物的联合应用亦未显著提高疗效，但肝动脉局部灌注化疗的疗效得到肯定。

经导管肝动脉化疗栓塞（transcatheter arterial chemoembolization，TACE）具有以下作用：①选择性阻断肿瘤的血供，使瘤体严重缺血坏死而缩小，有助于手术切除；②提高局部化疗药物浓度，增强抗肿瘤效应，减轻毒副反应；③控制肿瘤所致的出血；④缓解肿瘤所致的顽固性疼痛；⑤刺激机体的免疫效应。

随着新药开发和用药方法改进，肝癌的化疗成效也有所提高。对于不能切除的肝癌目前尚无标准化疗方案。常用的非手术治疗方法有经导管肝动脉化疗栓塞。

# 第二节　常用的联合化疗方案

## 低剂量 PF 持续注射方案

【适应证】临床上对于那些无手术指征且不宜进行肝动脉介入治疗者，或已经发生转移的晚期原发性肝癌以及某些姑息性手术后患者仍需治疗的可采用此方案。

【治疗方案】

| 药物名称 | 缩写 | 剂量 | 给药途径 | 给药时间及程序 |
| --- | --- | --- | --- | --- |
| 氟尿嘧啶 | 5-FU | $170mg/m^2$ | 连续静脉滴注 | 第 1 ~ 7 天 |
| 顺铂 | DDP | $3mg/m^2$ | 连续静脉滴注 | 第 1 ~ 5 天 |

疗程：每 28 天为 1 个周期，之后休息 1 周。

【操作及监护要点】

（1）周围白细胞计数 $< 3.5 \times 10^9/L$、血小板计数 $< 50 \times 10^9/L$

者；感染、出血（包括皮下和胃肠道）或发热超过 38℃ 者慎用本方案。

（2）应用本方案部分患者可有明显的胃肠道梗阻。

（3）不推荐应用于失水和（或）酸碱、电解质平衡失调者。

（4）开始治疗前及治疗过程中应每周定期检查周围血常规。

（5）监测末梢血常规，肝、肾功能，末梢神经毒性及听力等变化；肾功能不全的患者禁用本方案。

（6）5-FU 对伴发水痘或带状疱疹时禁用。5-FU 有骨髓抑制毒性，白细胞下降最低点为第一次用药后 7 ~ 14 天，血小板降低一般不太明显。周围白细胞计数 < $3.5 \times 10^9$/L，血小板 < $50 \times 10^9$/L，应当慎用 5-FU。

（7）5-FU 最常见的毒性反应是消化道反应，腹泻每日 5 次以上或血性腹泻、白细胞降低达 4 级，或出现口腔溃疡和神经症状时，应立即停药，并进行相关的对症支持治疗。

【用药宣教】

（1）DDP 有明显的肾毒性，应给予水化、利尿措施。治疗前 1 天大量饮水或补液 2000 ~ 3000ml，用药当天输液 3000ml 左右，并用呋塞米利尿。

（2）用 DDP 可有明显的消化系统反应，易导致呕吐，可在给药前半小时及（或）给药后 8 小时给予止吐药。

（3）告知患者不宜饮酒或合用阿司匹林类药物，以减少消化道出血的可能性。

## FI 持续注射方案

【适应证】用于合并肝硬化的肝癌。

【治疗方案】

| 药物名称 | 缩写 | 剂量 | 给药途径 | 给药时间及程序 |
| --- | --- | --- | --- | --- |
| 氟尿嘧啶 | 5-FU | $200mg/m^2$ | 持续静脉滴注 | 第 1 ~ 21 天 |
| 干扰素 α-2b | IFN | 400 万 U | 皮下注射 | 3 次/周 |

疗程：每 28 天重复。

【操作及监护要点】

（1）部分患者可有明显胃肠道梗阻，注意监护。

（2）不推荐应用于失水和（或）酸碱、电解质平衡失调者。

（3）开始治疗前及治疗过程中应每周定期检查周围血常规。

（4）化疗期间给予心电监护，化疗后注意监测心电图。

（5）IFN 注射剂含稳定剂间甲苯酚，某些患者对此可发生过敏反应。在治疗时，很少见有急性、严重的过敏反应（如荨麻疹、血管神经性水肿、支气管痉挛、过敏性休克），如果发生以上任一反应，应立即停药并立即给予适当医治，一过性皮疹不需终止给药。

（6）本方案对于身体虚弱患者如肺部疾患（慢性阻塞性肺病）或有酮症酸中毒倾向的糖尿病患者应慎用；对凝血障碍患者（如血栓性静脉炎、肺栓塞）或严重骨髓抑制患者亦应慎用。

（7）曾有充血性心力衰竭病史、心肌梗死和（或）以前或现在有心率失常或有艾滋病有关的卡波西肉瘤患者，如需使用本方案治疗，应密切监护。对于原有心脏病史和（或）晚期癌症的患者，在用药前和用药期间应做心电图检查。

【用药宣教】

（1）注射 IFN 后可见发热，初次注射后反应最大。可于用药前给予解热药，如布洛芬、萘普生、吲哚美辛等，以防止或减轻发热反应。

（2）长期大剂量使用 IFN 可见脱发、血小板减少、甲状腺功能失调、抑郁症等，嘱患者注意观察。

## FAM + 超液化碘栓塞方法

【适应证】用于以肝右叶为主或多发病灶以及术后复发而无法再手术切除的肝癌。

【治疗方案】

| 药物名称 | 缩写 | 剂量 | 给药途径 | 给药时间及程序 |
|---|---|---|---|---|
| 氟尿嘧啶 | 5-FU | $600mg/m^2$ | 动脉注射 | |
| 多柔比星或表柔比星 | ADM 或 EPI | $50mg/m^2$ 或 $60mg/m^2$ | 动脉注射 | 每月 2～4 次 |
| 丝裂霉素 | MMC | $12mg/m^2$ | 动脉注射 | |
| 超液化碘油 | | 10～15ml/次 | 动脉注射 | |

【操作及监护要点】

（1）MMC 有延迟性及累积性骨髓抑制，较大剂量时两疗程间的间隔至少 6 周。

（2）对 MMC 过敏者、妊娠及哺乳期妇女、水痘或疱疹患者、重度肝功能不全者禁用；育龄妇女、儿童、肝、肾功能不全者慎用；老年人应当减量。

（3）MMC 溶解后要在 4～6 小时内应用。与维生素 C、维生素 $B_1$、维生素 $B_6$ 等配伍静脉应用时，可使本品疗效显著下降。

（4）本方案应当做基础心电图监测，预防发生心脏毒性。

（5）本方案药物有 5-FU、ADM、MMC，栓塞剂常用超液化碘油，酌情加用明胶海绵颗粒栓塞肿瘤供血动脉。

【用药宣教】本方案的不良反应包括白细胞减少及血小板减少，会出现恶心、呕吐。

## HPF + 超液化碘油栓塞方案

【适应证】用于多发病灶以及术后复发而无法再手术切除的肝癌。

【治疗方案】

| 药物名称 | 缩写 | 剂量 | 给药途径 | 给药时间及程序 |
| --- | --- | --- | --- | --- |
| 羟喜树碱 | HCPT | $20\sim30mg/m^2$ | 动脉注射 | |
| 顺铂 | DDP | 60mg/次 | 动脉注射 | 每月 $2\sim4$ 次 |
| 氟尿嘧啶 | 5-FU | $600mg/m^2$ | 动脉注射 | |
| 超液化碘油 | | 10～15mg/次 | 动脉注射 | |

【操作及监护要点】

（1）用药期间定期检查血常规、心电图、肾功能。严重心律失常患者剂量酌减或慎用。

（2）HCPT 仅限于用 0.9% 氯化钠注射液稀释。药液切勿外溢，否则会引起局部疼痛及炎症。

（3）HCPT 不良反应较轻：白细胞、血小板下降反应比较轻微；个别患者出现血尿（<5%）；少数人有嗜睡、乏力、头痛；对肝、肾功能无明显影响。

（4）HCPT 的不良反应主要是消化道反应，表现为恶心、呕吐和腹泻，尤其是经过多次化疗身体较虚弱的患者反应更明显。故化疗时应密切注意患者的病情变化，出现腹泻时应及时补液、口服蒙脱石散和（或）洛哌丁胺以止泻。

（5）有骨髓抑制者，剂量应减少。

（6）定期检测末梢血常规，肝、肾功能，末梢神经毒性及听力等变化。肾功能不全的患者禁用本方案。

【用药宣教】

（1）DDP 有明显的肾毒性，应给予水化、利尿措施。治疗前 1 天大量饮水或补液 2000～3000ml，用药当天输液 3000ml 左右，并用呋塞米利尿。

（2）用 DDP 可有明显的消化系统反应，易导致呕吐，可在给药前半小时及（或）给药后 8 小时给予止吐药。

（3）告知患者用本方案化疗时不宜饮酒或合用阿司匹林类药物，以减少消化道出血的可能性。

# 第八章 食管癌用药护理

## 第一节 概述

### 一、疾病概况

食管癌是发生在食管上皮组织的恶性肿瘤，占所有恶性肿瘤的2%。我国是食管癌高发区，因食管癌死亡者仅次于胃癌，居第二位。一般发病率男性明显高于女性；高发年龄60～69岁，50～69岁者占60%。食管癌的预后极差，5年生存率为5%～7%，超过90%的诊断病例最终死亡。单独手术2年生存率为25%～30%，5年生存率为20%或更低。食管肿瘤组织学分类：鳞状细胞癌，包括鳞癌、基底细胞样鳞状细胞癌、梭形细胞癌；腺癌；腺鳞癌；黏液表皮样癌；腺样囊性癌；小细胞癌；未分化癌；类癌；平滑肌肉瘤；横纹肌肉瘤；Kaposi肉瘤；恶性黑色素瘤。食管癌的高危因素有：①年龄、性别、遗传因素；②生活习惯：烟酒嗜好者，喜吃粗、硬、烫及素食者易刺激食管上皮形成慢性炎症；③环境及营养因素；④化学及生物因素；⑤相关疾病。

### 二、临床特点

**1. 食管癌早期症状**

（1）咽下哽噎感最多见，可自行消失，但易复发，不影响进食。

（2）胸骨后和剑突下疼痛较多见。

（3）咽下食物或饮水时，有食物下行缓慢并滞留的感觉，以及胸骨后紧缩感或食物黏附于食管壁等感觉，食毕消失。咽下干燥、粗糙食物尤为明显。

（4）少数患者可有胸骨后闷胀不适、疼痛和嗳气等症状。

**2. 食管癌后期症状**

（1）进行性咽下困难是绝大多数患者就诊时的主要症状，但却是本病的较晚期表现。

（2）常在咽下困难加重时出现，反流量不大，内含食物与黏液，也可含血液与脓液。

（3）癌肿压迫喉返神经可致声音嘶哑；侵犯膈神经可引起呃逆或膈神经麻痹；压迫气管或支气管可出现气急或干咳；侵蚀主动脉则可产生致命性出血；并发食管–气管或食管–支气管瘘或癌肿位于食管上段时，吞咽液体时常可产生颈交感神经麻痹征群。

## 三、治疗原则

据统计，70%～80%的病例就诊时已失去手术或放疗机会，化疗是一种有效的治疗方法。食管癌往往是多点发生，容易早期转移。食管癌联合化疗始于20世纪70年代末80年代初，联合化疗多数采用以DDP和5-FU为主的方案，并被认为是最佳搭配和标准的联合化疗方案。目前多数联合化疗的有效率超过30%，缓解期半年左右。联合化疗的毒性大于单一药物化疗。接受联合化疗者Karnoksky指数不能少于50，重症者不宜应用联合化疗。联合化疗不仅用于治疗晚期食管癌，目前更多趋于与手术或放疗综合治疗。

（1）0期、Ⅰ期：首行手术切除，可在术后给予免疫治疗，不需要术后辅助化疗。

（2）Ⅱ期、Ⅲ期：行手术切除，也可先放疗或化疗，或同时放、化疗，再争取手术治疗或术后化疗、放疗，以提高切除率和远期疗效。

（3）Ⅳ期：患者以化疗和放疗为主，以延长生存期和提高生活质量。

# 第二节　常用的联合化疗方案

## DCF 方案

【适应证】食管癌化疗一线方案。

【治疗方案】

| 药物名称 | 缩写 | 剂量 | 给药途径 | 给药时间及程序 |
| --- | --- | --- | --- | --- |
| 顺铂 | DDP | $60mg/m^2$ | 静脉滴注 | 第 1 天 |
| 亚叶酸钙 | CF | $100mg/m^2$ | 静脉滴注 | 第 1～5 天 |
| 氟尿嘧啶 | 5-FU | $500mg/m^2$ | 连续静脉滴注 | 第 1～5 天 |

疗程：每 21 天为 1 个周期。

【操作及监护要点】

(1) 治疗时先用 DDP，再用 CF，最后应用 5-FU。

(2) 高剂量 DDP 化疗需足量的液体水化，液体总量达 3000～4000ml；输液从用药前 6 小时，持续至 DDP 结束后 6～12 小时，并用呋塞米利尿；治疗时需监测肾功能及电解质情况。

(3) 对既往肾病史或中耳炎史者慎用。

(4) 在治疗过程中，出现下列情况之一者停用：周围白细胞 $<3.5 \times 10^9/L$ 或血小板 $<80 \times 10^9/L$；用药后出现持续性呕吐；早期肾毒性表现，如血清肌酐 $>2mg/dl$ 或尿素氮 $>20mg/dl$，或尿镜检在高倍视野中有白细胞 10 个、红细胞 5 个或管型 5 个。

(5) 在治疗过程中需进行听力监测与神经功能监测；还应注意血尿素氮、肌酐清除率与血清肌酐、血细胞比容、血小板计数、白细胞总数与分类、血清氨基转移酶、转肽酶、胆红素与尿酸变化。

(6) 5-FU 最常见的毒性反应是消化道反应，腹泻每日 5 次以上或血性腹泻、白细胞降低达 4 级，或出现口腔溃疡和神经症状时，应立即停药，并进行相关的对症支持治疗。

（7）5-FU 有骨髓抑制毒性，白细胞下降最低点为第一次用药后 7～14 天，血小板降低一般不太明显。

（8）5-FU 可引起肝细胞坏死，肝转移或肝、肾功能不全者慎用。

（9）肾功能不全，胃肠道梗阻，胸腔积液，腹腔积液，脱水，酸性尿患者慎用 CF。

（10）CF 不能与碳酸氢钠注射液混合滴注；由于亚叶酸钙是含钙制剂，静脉滴注速度不能 >160mg/分钟；避免光线直射和热接触；有胃肠道疾病者不宜口服给药。首次应在有经验的医师指导下使用。

【用药宣教】

（1）用药期间不宜饮酒或同服水杨酸类药物，以减少消化道出血的风险。

（2）若突然出现腹泻、口炎、溃疡或出血，应立即停止给药直至这些症状完全消失。

（3）用药期间出现心功能不全或心律失常、心绞痛等反应时，应及时告知医护人员。及时采取停药或救治措施，以避免猝死发生。

# DVB 方案

【适应证】DVB 方案是国内外应用较多，且疗效较好的方案。此方案简便易行，常用于晚期病例或手术前后的辅助治疗。

【治疗方案】

| 药物名称 | 缩写 | 剂量 | 给药途径 | 给药时间及程序 |
| --- | --- | --- | --- | --- |
| 顺铂 | DDP | $60mg/m^2$ | 静脉滴注 | 第 1 天 |
| 长春酰胺 | VDS | $3mg/m^2$ | 静脉滴注 | 第 1、8 天 |
| 博来霉素 | BLM | $10mg/m^2$ | 静脉滴注 | 第 1、4 天 |

疗程：每 21 天为 1 个周期。

【操作及监护要点】

(1) VDS 注射时不得渗漏出血管，以免引起局部坏死。

(2) 肝功能不全或胆道梗阻的患者应用本方案应当慎重。

(3) 博来霉素可引起肺部纤维化，应严密观察。BLM 和 DDP 合用有增加肺毒性的报道。

(4) 应用 BLM 常见寒战、发热，个别出现过敏性休克。应严密观察体温、血压，及时使用退热剂和激素。

【用药宣教】

(1) 告知患者本方案会出现胃肠道反应，用药期间会给予相应的防治恶心、呕吐等的药物。

(2) 为防止 DDP 的肾毒性，用药当天及其后的两天应大量饮水。

# DAF 方案

【适应证】 为鳞癌常用有效方案。常用晚期病例或手术前后的辅助化疗。

【治疗方案】

| 药物名称 | 缩写 | 剂量 | 给药途径 | 给药时间及程序 |
| --- | --- | --- | --- | --- |
| 多柔比星 | ADM | $30mg/m^2$ | 静脉滴注 | 第 1 天 |
| 顺铂 | DDP | $60mg/m^2$ | 静脉滴注 | 第 1 天 |
| 氟尿嘧啶 | 5-FU | $600mg/m^2$ | 连续静脉滴注 24 小时 | 第 1、8 天 |

疗程：每 21 天为 1 个周期。

【操作及监护要点】

(1) ADM 累积用量应限制在 $550mg/m^2$ 以下，否则易产生较大心脏毒性。

(2) 蒽环类尤其是 ADM 所引起的心肌病，在心电图上表现为 QRS 波群持续性低电压、收缩间期的延长超过正常范围。应注意监测蒽环类心脏毒性反应。

(3) 对有骨髓抑制现象或颊黏膜溃烂的患者，须停止重复使用 ADM。

（4）为预防 DDP 的肾脏毒性，需充分水化。DDP 使用当日给予 0.9% 氯化钠注射液或葡萄糖注射液 3000～3500ml，并用氯化钾、甘露醇及呋塞米；每日尿量 2000～3000ml。

（5）本方案治疗过程中注意血钾、血镁变化，必要时需纠正低血钾、低血镁。

（6）5-FU 静脉滴注处药物外溢可引起局部疼痛、坏死或蜂窝组织炎；长期应用可导致神经系统毒性。

（7）5-FU 最常见的毒性反应是消化道反应，腹泻每日 5 次以上或血性腹泻、白细胞降低达Ⅳ级，或出现口腔溃疡和神经症状时，应立即停药，并进行相关的对症支持治疗。

（8）5-FU 有骨髓抑制毒性，白细胞下降最低点为第一次用药后 7～14 天，血小板降低一般不太明显。

（9）5-FU 可引起肝细胞坏死，肝转移或肝、肾功能不全者慎用。

【用药宣教】

（1）在治疗开始及治疗期间应定期检查肝功能。

（2）在蒽环类抗肿瘤抗生素的应用中，每个疗程前、后及期间都应进行心电图检查。

（3）告知患者注意药物反应及其他不适感受；严重的心力衰竭可突然发生，而预先无心电图改变。

（4）对接受 ADM 治疗者的心电监护非常重要，当出现相应症状时，患者要及时告知主管医护人员。

## TP 方案

【适应证】用于晚期食管癌。

【治疗方案】

| 药物名称 | 缩写 | 剂量 | 给药途径 | 给药时间及程序 |
| --- | --- | --- | --- | --- |
| 顺铂 | DDP | $50mg/m^2$ | 静脉注射 | 第 1 天 |
| 紫杉醇 | PTX | $90mg/m^2$ | 静脉滴注 3 小时 | 第 1 天 |

疗程：每 14 天为 1 个周期。

【操作及监护要点】

（1）本方案的主要不良反应为Ⅲ～Ⅳ级中性粒细胞减少，Ⅰ～Ⅱ级感觉神经毒性的发生，Ⅰ级肾毒性。其他不良反应及防治措施见单药。

（2）本方案中 PTX 应先于 DDP 使用。

（3）PTX 临用前稀释于 0.9% 的氯化钠注射液或 5% 的葡萄糖注射液 500ml 中，用非聚氯乙烯材料的输液瓶和输液管，通过所连接的过滤器（0.22μm 孔径）过滤后持续静脉滴注 3 小时。

（4）PTX 给药过程中注意患者生命体征变化及有无过敏反应，静脉滴注速度应慢，特别是用药的最初 10 分钟内应进行严密观察。

（5）PTX 周围神经毒性较常见。出现神经毒性的患者应在以后的治疗中减少 20% 的本品用量，同时服用烟酰胺及维生素 $B_1$，以减少神经毒性的发生。

【用药宣教】

（1）告知患者为预防 DDP 的肾脏毒性，顺铂用药前后需要水化和利尿处理。

（2）鼓励患者多饮水，使每日尿量 2000～3000ml。

（3）本方案治疗过程中注意血钾、血镁变化，必要时需纠正低血钾、低血镁。

（4）为防止发生过敏反应，接受 PTX 的所有患者用药前 12小时和 6 小时应分别口服地塞米松 20mg。

# XELOX 方案

【适应证】食管癌的二线化疗方案。

【治疗方案】

| 药物名称 | 缩写 | 剂量 | 给药途径 | 给药时间及程序 |
| --- | --- | --- | --- | --- |
| 奥沙利铂 | L-OHP | $30mg/m^2$ | 静脉滴注 | 第 1 天 |
| 卡培他滨 | CAP | $1000mg/m^2$ | 口服，每天 2 次 | 第 1～14 天 |

疗程：每 21 天为 1 个周期。

【操作及监护要点】

(1) L-OHP 配制和给药时，不得使用含铝针头或注射用具。

(2) 先使用注射用水或 5% 葡萄糖注射液 10～20ml 溶解，加入 5% 葡萄糖注射液 250～500ml 中静脉滴注 2 小时。

(3) 用药期间注意监测患者神经系统不良反应，以神经末梢炎为主要表现，有时可口腔周围、上呼吸道和上消化道的痉挛及感觉障碍。

(4) 监护患者血液系统不良反应，定期进行血常规、生化、血糖和电解质检查。当白细胞 $< 2 \times 10^9$/L、血小板计数 $< 50 \times 10^9$/L 时，应推迟下一个周期 L-OHP 给药。

(5) 监护 CAP 引发的手足综合征，为预防手足综合征；可同时口服维生素 $B_6$，可达每天 200mg。

(6) 注意观察腹泻、恶心、呕吐等胃肠道不良反应情况。近半数接受 CAP 治疗者会诱发腹泻，对发生脱水的严重腹泻者应严密监测并给予补液治疗。

(7) 注意观察患者有无过敏反应，如皮疹、支气管痉挛、血管性神经水肿、低血压以及过敏性休克等，一旦出现应及时对症处理。

【用药宣教】

(1) 告知患者化疗期间注意保暖，不要进食冰冷食物或用冰水漱口。

(2) 告知患者，每日腹泻 4～6 次或有夜间腹泻者为 2 级腹泻，每日腹泻 7～9 次或大便失禁和吸收障碍者为 3 级腹泻。如发生 2、3 或 4 级腹泻，则应停用 CAP，直到腹泻停止或腹泻次数减少到 1 级时在恢复使用。

(3) 手足综合征 (HFS) 是 CAP 最常见的不良反应之一。临床症状主要为指/趾的痛、热、红斑性肿胀，严重者发展至溃疡、脱屑和剧烈疼痛，影响日常生活。一般不会危及生命，但其导致的虚弱状况和疼痛等使患者被迫减量或停药，影响疗效。

(4) 预防或减轻 HFS 的发生及其程度对于服用 CAP 化疗的患者尤为重要。在患者开始口服 CAP 治疗时，告知患者保持手足皮肤湿润，避免接触洗洁精、洗衣粉等对手刺激性大的物品。嘱咐患者在寒冷季节注意保暖，不用冷水洗手，应穿柔软的棉袜、戴棉手套。

（5）若出现手足干裂、红肿，可先用温水浸泡 10 分钟后再涂抹含绵羊油的润手霜或者凡士林软膏，这样可有效将水分吸附在皮肤上，使受损皮肤避免再受到其他物质的刺激。

（6）告知患者尽量避免手足部位皮肤损伤，可使用防晒霜，避免阳光直接照射。若出现手足综合征的症状应及时告知医护人员，避免或减少严重不良反应的发生。

# NCF 方案

【适应证】用于进展期和晚期食管癌。

【治疗方案】

| 药物名称 | 缩写 | 剂量 | 给药途径 | 给药时间及程序 |
|---|---|---|---|---|
| 奈达铂 | NDP | $80\text{mg/m}^2$ | 静脉滴注 | 第 1 天 |
| 亚叶酸钙 | CF | $100\text{mg/m}^2$ | 静脉滴注 | 第 1~5 天 |
| 氟尿嘧啶 | 5-FU | $500\text{mg/m}^2$ | 连续静脉输注 | 第 1~5 天 |

疗程：每 21 天为 1 个周期。

【操作及监护要点】

（1）本方案是一个既有效而毒性反应又相对较小的方案。

（2）本方案中 5-FU 采用微量泵持续给药，使低血药浓度持续存在，对肿瘤的抑制作用加强。

（3）注意给药顺序：先给予 CF，后续用 5-FU。

（4）NDP 不宜用氨基酸或 pH < 5 的酸性溶液稀释；避免与铝制品直接接触，输注时应用黑纸包裹器皿避光。

（5）本方案毒性反应轻，主要是骨髓抑制（白细胞减少，血小板减少），胃肠反应轻，较含 DDP 方案易耐受。

（6）应对恶心、呕吐、食欲不振等消化道不良反应注意观察，并进行适当的处理。

（7）NDP 有较强的骨髓抑制作用，并可能引起肝、肾功能异常，应密切注意患者的全身情况，若发现异常应停药并适当处置。

【用药宣教】

（1）5-FU 用药后偶尔出现心肌缺血，可出现心绞痛和心电图改变。治疗期间（尤其在静脉给药的最初 3 个月内），注意加强心脏功能监测。

（2）本方案用药期间不宜饮酒或同服水杨酸类药物，以减少消化道出血的风险。

# L-OHP + CF + 5-FU 方案

【适应证】用于食管癌二线方案。

【治疗方案】

| 药物名称 | 缩写 | 剂量 | 给药途径 | 给药时间及程序 |
| --- | --- | --- | --- | --- |
| 奥沙利铂 | L-OHP | $120mg/m^2$ | 静脉滴注 | 第 1～5 天 |
| 亚叶酸钙 | CF | $200mg/m^2$ | 静脉滴注 | 第 1～5 天 |
| 氟尿嘧啶 | 5-FU | $1000mg/m^2$ | 连续静脉输注 | 第 1～2 天 |

疗程：每 21 天为 1 个周期。

【操作及监护要点】

（1）L-OHP 突出的毒性是外周感觉神经异常，随着剂量的增加而加重。

（2）5-FU 的半衰期比较短，采用中心静脉持续给药 48 小时，以持续维持恒定的血药浓度。

（3）CF 与 5-FU 联合应用可提高 5-FU 的抗癌活性；应在 CF 静脉注射后应用 5-Fu。

（4）患者在两个疗程之间持续存在疼痛性感觉异常和（或）功能障碍时，L-OHP 用量应减少 25%。调整剂量后若症状仍存在或加重，应停药。

（5）L-OHP 配制和给药时，不得使用含铝针头或注射用具。

（6）先使用注射用水或5%葡萄糖注射液10～20ml溶解，加入5%葡萄糖注射液250～500ml中静脉滴注2小时。

（7）CF不能与碳酸氢钠注射液混合给药；由于是含钙制剂，静脉滴注速度不能＞160mg/min；避免光线直射和接触热源；有胃肠道疾病者不宜口服给药。首次应在有经验的医师指导下使用。

【用药宣教】

（1）L-OHP用药期间忌食冰冷食物且不得用冰水漱口。

（2）5-FU最常见的毒性反应是消化道反应，腹泻每日5次以上或血性腹泻、白细胞降低达Ⅳ级，或出现口腔溃疡和神经症状时，应及时告知医护人员，采取停药措施。

（3）5-FU有骨髓抑制毒性，白细胞下降最低点为第1次用药后7～14天。

（4）本方案用药期间，应避免寒冷刺激，同时服用维生素$B_1$、维生素$B_6$等可以减轻药物的神经毒性。

# DBVP 方案

【适应证】用于食管癌一线方案。

【治疗方案】

| 药物名称 | 缩写 | 剂量 | 给药途径 | 给药时间及程序 |
| --- | --- | --- | --- | --- |
| 顺铂 | DDP | 30mg/m² | 静脉滴注 | 第1～3天 |
| 博来霉素 | BLM | 6mg/m² | 静脉滴注 | 第3天 |
| 依托泊苷 | VP-16 | 70mg/m² | 静脉滴注 | 第1、3、5天 |

疗程：每28天为1个周期。

【操作及监护要点】

（1）为预防DDP的肾脏毒性，需充分水化。

（2）DDP用前12小时静脉滴注等渗葡萄糖液2000ml；DDP使用当日静脉滴注等渗盐水或葡萄糖液3000～3500ml，并用氯化钾、甘露醇及呋塞米（速尿）。每日尿量2000～3000ml。

（3）治疗过程中注意血钾、血镁的变化，必要时需纠正低血钾、低血镁。

（4）VP-16不宜静脉推注，静脉滴注时速度不得过快，应至少半小时；否则容易引起低血压及喉痉挛过敏反应。

（5）VP-16在5%葡萄糖液中不稳定，可形成细微沉淀，需用0.9%氯化钠注射液稀释配制，滴速不可过快。

【用药宣教】

（1）化疗期间需注意胃肠道反应症状，及时告知医护人员给予治疗。

（2）化疗期间观察尿量的变化，避免肾脏功能的损害。

（3）患者出现食欲不振、恶心、呕吐等症状时，不能只认为是胃肠道反应，应复查血生化，避免损坏肝、肾功能。

（4）VP-16静脉给药过程中应卧床，不要骤然起坐、站立。

# DC 方案

【适应证】治疗食管癌二线方案。

【治疗方案】

| 药物名称 | 缩写 | 剂量 | 给药途径 | 给药时间及程序 |
| --- | --- | --- | --- | --- |
| 伊立替康 | CPT-11 | $65mg/m^2$ | 静脉滴注 | 第1天 |
| 顺铂 | DDP | $30mg/m^2$ | 静脉滴注 | 第2天 |

疗程：每7天为1个周期。

【操作及监护要点】

（1）CPT-11不能静脉推注，静脉滴注时间亦不得少于30分钟或超过90分钟。

（2）CPT-11用药期间或用药后24小时内可出现胆碱能综合征，表现为多汗、多泪、唾液分泌增多、视物模糊、痉挛性腹痛、"早期"腹泻等。

（3）一旦出现第一次稀便，患者需开始饮用大量含电解质的饮料。

(4) 化疗过程中出现第 1 次稀便，轻度可自行缓解，严重者给予阿托品 0.25mg，皮下注射。

(5) 用药 24 小时后可出现延迟性腹泻，表现为用药后第 3 ~5 天，成水样便腹泻，平均持续约 4 天，同时伴有食欲不振、恶心、呕吐、体重减轻。

(6) CPT-11 骨髓抑制以中性粒细胞为主，一般 Ⅲ、Ⅳ 级中性粒细胞减少占 39.6%，为剂量限制性毒性。

(7) 在本方案治疗期间，每周应检查全血细胞计数，患者应了解中性粒细胞减少的危险性及发热的意义，发热性中性粒细胞减少（体温超过 38℃，中性粒细胞计数 $<1 \times 10^9$/L）应立即判断是否为细菌性感染并进行相应治疗。

(8) 肝功能不全患者（胆红素超过正常上限的 1.0 ~1.5 倍，转氨酶超过正常上限的 1.5 倍时）出现严重中性粒细胞减少症及发热性中性粒细胞减少的危险性很大，应严密监测。

(9) CPT-11 禁用于胆红素超过正常上限 1.5 倍的患者。

(10) 为预防 DDP 的肝脏毒性，需充分水化。

【用药宣教】

(1) CPT-11 延迟性腹泻发生频率和严重程度与用药剂量大小有关，为剂量限制性毒性。

(2) 延迟性腹泻的发生率为 80% ~ 90%，其中严重者占 39%。

(3) 大剂量洛哌丁胺治疗 CPT-11 延迟性腹泻有效，首剂 4mg，口服；以后 2mg，每小时 1 次，直至末次水样便后继续用药 12 小时，用药最长时间不超过 48 小时。

(4) 治疗前及每周期化疗后均应检查肝功能。

# 第九章　男性生殖系统肿瘤用药护理

## 第一节　概述

### 一、疾病概况

男性生殖系统肿瘤常见有睾丸肿瘤和前列腺癌。睾丸恶性肿瘤少见，在北美男性每年发病率为 2～3/10 万，中国发病率比欧美发病率稍低，但发病率有逐年增高趋势。同一种族群中，高收入者的发病率是低收入者的 2 倍。在所有原发性睾丸肿瘤中，生殖细胞肿瘤占 90%～95%（精原细胞瘤和非精原细胞瘤），其他为非生殖细胞肿瘤。右侧发病稍多于左侧。在原发性睾丸肿瘤患者中，1%～2% 为双侧发病，其中近 50% 的患者有隐睾病史，双侧睾丸肿瘤可同时发病或异时发病，但双侧病例类型常一致，恶性淋巴瘤是最常见的双侧睾丸肿瘤，精原细胞瘤是最常见的双侧睾丸生殖细胞肿瘤。

前列腺癌是男性生殖系统常见的恶性肿瘤，其国内外的发病率有较大差异，国外较高；我国前列腺癌的发病率较低，发现时多属中晚期，但近年来发病率有明显上升趋势。前列腺癌病因尚不明确，前列腺淋病、病毒及衣原体感染、性活动强度及激素的影响、高脂饮食及职业因素（过多接触镉）等可能与发病有关。前列腺癌绝大多数为腺癌，极少数为鳞癌或移行上皮癌。

### 二、临床特点

睾丸肿瘤的常见临床表现为无痛性睾丸肿大及沉重感。在腹部或腹股沟区有肿大的隐睾患者，应首先想到本病。肿瘤内出血致短期内增大，可有触痛和剧痛，有时腰部酸痛是就诊时的唯一症状。剧痛常由瘤内出血、血管栓塞、肿瘤扭转或睾丸炎症导致，有时其症状和体征很难与急性睾丸炎区别。精原细胞肿瘤时，肿大的睾丸往往保持睾丸的轮廓，质地一致；而畸胎瘤则成结节性肿大，软硬不一致。体检应注意淋巴结有无肿大，腹股沟区有无肿大的隐睾、肝脾肿大、骨骼压痛、肺部异常等。

大部分前列腺癌发生于远离尿道的腺体外周区，因此早期前列腺癌可无任何症状。疾病进展和侵犯尿道时，可出现膀胱出口梗阻症状：排尿延迟、尿线无力、尿线中断和尿后滴沥；梗阻后可导致尿频、夜尿增多、尿急和急迫性尿失禁，少数患者可有血尿、血精、阳痿或出现转移的症状如骨痛、病理性骨折、副癌综合征等。

## 三、治疗原则

睾丸肿瘤无论哪一种类型都要先做高位睾丸切除术及精索结扎，再根据肿瘤类型决定下一步治疗方案。因为可能存在多种肿瘤成分，应对标本进行多处连续切片。治疗的选择应以组织类型决定，如为混合型肿瘤则按恶性程度最高的一种类型来治疗。精原细胞瘤术后应做放射治疗和（或）化学治疗。如经放疗或氮甲治疗失败的患者可选择联合化疗，大多数仍可根治。非精原细胞性生殖细胞瘤（NSGCT）IA 期的治疗包括观察或神经保留性腹膜后淋巴结清扫术（RPLNd），两者生存率都超过 95%；IB 期首先考虑神经保留性 RPLNd，如血清抗原持续阳性，建议给予 4 个周期 EP 或 3 个周期 PEB 方案化疗。II 期以后睾丸 NSGCT 的治疗以化疗为主要手段，睾丸切除术后先行 3 个周期 PEB 或 4 个周期 EP 方案化疗，而后视情况作腹膜后淋巴结清扫术。绒毛膜上皮癌不作腹膜后清扫术或放射治疗，睾丸切除术后应给予化疗。常用化疗方案有 PEB、EP、CEB、PVB、VIP。

前列腺癌治疗方案的选择需根据临床分期、细胞分级、患者年龄、全身状态、预计寿命等综合考虑。对 $T_{1-2}$、Gleason 评分 2~7 分、PSA < 20ng/ml 病例，如果预期寿命小于 10 年，可以密

切观察、推迟治疗；如果预期寿命大于 10 年，可选择根治性前列腺切除术或者放射治疗；对于局部进展的前列腺癌病例，由于单纯前列腺癌切除术疗效差，可选择放射治疗联合内分泌治疗或者单纯内分泌治疗；对于转移性前列腺癌病例，以内分泌治疗或化疗为主；骨转移患者可应用唑来膦酸或其他双磷酸盐治疗以减少骨相关事件，骨转移引起疼痛的患者可考虑姑息性放射治疗。

# 第二节 常用的联合化疗方案

## PEB 方案

【适应证】用于晚期及复发的睾丸生殖细胞肿瘤。

【治疗方案】

| 药物名称 | 缩写 | 剂量 | 给药途径 | 给药时间及程序 |
|---|---|---|---|---|
| 依托泊苷 | VP-16 | $120mg/m^2$ | 静脉滴注 | 第 1~3 天 |
| 顺铂 | DDP | $100mg/m^2$ | 静脉滴注 | 第 1 天 |
| 博来霉素 | BLM | 14mg/次 | 静脉滴注 | 第 1、8、15 天 |

疗程：每 3 周为 1 个周期，可用 3~4 个周期。

【操作及监护要点】

（1）PEB 方案骨髓抑制及脱发较 PVB 方案略重，而末梢神经毒性较 PVB 方案为轻。

（2）常见不良反应为恶心、呕吐、腹胀、食欲减退、口腔炎等。应做好胃肠道反应的预防和处理。

（3）化疗前应检测血常规，肝、肾功能正常，化疗期间及化疗后 2 周内密切观察血象。

（4）VP-16 在葡萄糖溶液中不稳定，应用 0.9% 氯化钠注射液稀释。滴注时间应大于半小时，否则会引起低血压。

（5）用 BLM 前 1 小时口服吲哚美辛 25mg、地塞米松 5mg，预防发热和过敏反应，预防无效者应停用 BLM。也可以从小剂量如 2mg 以下开始，逐渐增至常规量。

（6）化疗药物静脉滴注前时选择好血管，避免漏于血管外造成组织坏死。

（7）DDP 静脉滴注时药液需避光。

【用药宣教】

（1）用药期间应指导患者多饮水，每日尿量应大于 2000ml，以减轻肾脏毒性。

（2）指导患者适当锻炼，如散步，尽量以步代车，不宜过度骑车。

（3）个别患者对 VP-16 发生过敏反应，表现为心慌、气短或呼吸困难等，应及时停用并对症处理。

（4）应用 BLM 期间注意监测肺功能和肝、肾功能。

# EP 方案

【适应证】用于晚期及复发的睾丸生殖细胞肿瘤。

【治疗方案】

| 药物名称 | 缩写 | 剂量 | 给药途径 | 给药时间及程序 |
| --- | --- | --- | --- | --- |
| 依托泊苷 | VP-16 | $100mg/m^2$ | 静脉滴注 | 第 1~5 天 |
| 顺铂 | DDP | $20mg/m^2$ | 静脉滴注 | 第 1~5 天 |

疗程：每 3 周为 1 个周期，可用 3~4 个周期。

【操作及监护要点】

（1）VP-16 须用 0.9% 氯化钠注射液稀释，静脉滴注时间应大于半小时，否则会引起低血压。

（2）有肾功能损坏或听力损害者（包括既往有肾病或者听力损害者）尽量不用 DDP，以免引起严重不良反应。

（3）化疗药物静脉滴注时选择好血管，避免药液漏于血管外造成组织坏死。

（4）DDP 静脉滴注时药液需避光。

（5）个别患者对 VP-16 发生过敏反应，表现为心慌、气短或呼吸困难等，应及时停用并对症处理。

【用药宣教】

（1）用药期间应指导患者多饮水，每日尿量应大于2000ml，以减轻肾脏毒性。

（2）告知患者在用药过程中切勿私自调节滴速，以防引起低血压。

# CEB 方案

【适应证】用于晚期及复发的睾丸生殖细胞肿瘤。

【治疗方案】

| 药物名称 | 缩写 | 剂量 | 给药途径 | 给药时间及程序 |
|---|---|---|---|---|
| 依托泊苷 | VP-16 | $100mg/m^2$ | 静脉滴注 | 第3~7天 |
| 卡铂 | CBP | $300mg/m^2$ | 静脉滴注 | 第1天 |
| 平阳霉素 | PYM | 8mg/次 | 静脉滴注 | 第3、5、8、10天 |

疗程：每4周为1个周期，可用3~4个周期。

【操作及监护要点】

（1）CBP溶解于5%葡萄糖注射液稳定，并在8小时内用完。有肾功能不全和严重骨髓抑制者尽量不用CBP。

（2）用PYM前预处理同PEB方案。

（3）VP-16须用0.9%氯化钠注射液稀释，滴速不可过快。

（4）肺功能差或肺部放疗者慎用PYM，用时注意检查肺部，发现肺部啰音时停药。

（5）CBP静脉滴注过程中需避光。

【用药宣教】

（1）指导患者多饮水，用药当日尿量达2000~3000ml，以减轻肾毒性。

（2）嘱患者注意休息，防止受凉感冒。

（3）嘱患者出现干咳、胸痛、发热、咯血等肺毒性表现时立即告知医护人员。

## PVB 方案

【适应证】用于晚期播散性及复发的睾丸生殖细胞肿瘤治疗。

【治疗方案】

| 药物名称 | 缩写 | 剂量 | 给药途径 | 给药时间及程序 |
|---|---|---|---|---|
| 长春新碱 | VCR | 0.2mg/kg | 静脉滴注 | 第 1 天 |
| 顺铂 | DDP | $20mg/m^2$ | 静脉滴注 | 第 1～5 天 |
| 博来霉素 | BLM | 30mg/次 | 静脉注射 | 每周 1 次 |

疗程：VCR、DDP 每 3 周为 1 个周期，共用 4 个周期。BLM 每周 1 次，共 12 次。

【操作及监护要点】

（1）肺功能差或肺部放疗患者慎用 BLM，同时注意检查肺部，发现肺部啰音时应停药。

（2）有肾功能损害或听力损害者（包括以往有肾病或听力损害者）尽量不用 DDP，以免引起严重不良反应。

【用药宣教】

（1）指导患者多饮水，用药当日尿量达 2000～3000ml，以减轻肾毒性。

（2）嘱患者注意休息，防止受凉感冒。

（3）嘱患者出现干咳、胸痛、发热、咯血等肺毒性表现时立即通知医护人员。

（4）PVB 方案用药宜中心静脉输入，尽量避免外周静脉输入。

## VIP 方案

【适应证】PVB、PEB 方案化疗后失败、进展或复发的睾丸生殖细胞肿瘤的解救疗法。

【治疗方案】

| 药物名称 | 缩写 | 剂量 | 给药途径 | 给药时间及程序 |
|---|---|---|---|---|
| 长春新碱 | VCR | 0.11mg/kg | 静脉滴注 | 第1、2天 |
| 依托泊苷 | VP-16 | 75mg/m² | 静脉滴注 | 第1~5天 |
| 顺铂 | DDP | 20mg/m² | 静脉滴注 | 第1~5天 |
| 异环磷酰胺 | IFO | 1.2g/m² | 静脉滴注 | 第1~5天 |

疗程：每3~4周为1个周期，可用2~3个周期。

【操作及监护要点】

（1）用IFO时18%~40%可出现血尿，所以必须加用尿路保护剂美司钠（Mesna）及适当水化。美司钠的剂量应为IFO总剂量的60%，如果当日用IFO 2g，则用美司钠200mg分3次，于注射IFO的第0、4、8小时静脉冲入。

（2）有肾功能不全、泌尿道疾病或者听力损害者（包括既往有肾病或听力损害者）尽量不用DDP和IFO，以免引起严重不良反应。

（3）VIP方案用药宜中心静脉输入，尽量避免外周静脉输入。

（4）VCR属碱性药物，输入过程中应密切观察药物反应及患者主观感受，患者诉疼痛不适，出现局部皮肤发红时，及时采取措施处理。

（5）应用DDP时应采取水化、利尿措施，保护肾功能。

（6）应用止吐药物以减轻恶心、呕吐反应；用粒细胞集落刺激因子治疗骨髓抑制。

【用药宣教】

（1）指导患者多饮水，用药当日尿量达2000~3000ml，以减轻肾毒性。

（2）告知患者VCR可引起神经炎和便秘。

## VP-16＋EM方案

【适应证】用于晚期及复发性或激素非依赖性前列腺癌的

治疗。

【治疗方案】

| 药物名称 | 缩写 | 剂量 | 给药途径 | 给药时间及程序 |
|---|---|---|---|---|
| 依托泊苷 | VP-16 | $50mg/m^2$ | 口服 | 第 1～21 天 |
| 雌莫司汀 | EM | $15mg/kg$ | 口服 | 第 1～21 天 |

疗程：每 4 周重复 1 次，可连续进行直到疾病进展。

【操作及监护要点】

（1）本方案用药前后必须定期复查血细胞计数及肝功能，应注意液体潴留，可能诱发癫痫，出现偏头痛或肾功能损伤。

（2）糖尿病患者应用此方案应检查糖耐量，定期检测血压，预防高血压。

（3）使用血管紧张素转化酶抑制剂的患者服用 EM 偶尔会发生超敏反应，包括血管神经性水肿。

（4）此方案的不良反应有恶心、呕吐、腹泻等，遵医嘱对症处理。

（5）VP-16 口服制剂不良反应主要为血液学和消化道毒性，与静脉制剂比较，呕吐发生率较低。极少数可发生严重过敏反应，应重视。

【用药宣教】

（1）口服 EM 宜在餐前 1 小时或餐后 2 小时，以一杯水吞服。

（2）告知患者在应用 VP-16 时偶尔会发生过敏反应，表现为心慌、气短或呼吸困难等，如出现此类症状应及时停用，并告知医护人员。

（3）告知患者 EM 不可与牛奶、奶制品及或含钙药物（如含钙的抗酸剂）同服，因为钙可能影响 EM 吸收。

## DOC ＋ EM 方案

【适应证】用于晚期及复发性或激素非依赖性前列腺癌治疗。

【治疗方案】

| 药物名称 | 缩写 | 剂量 | 给药途径 | 给药时间及程序 |
|---|---|---|---|---|
| 多西他赛 | DOC | $60mg/m^2$ | 静脉滴注 | 第 2 天 |
| 雌莫司汀 | EM | 280mg/次 | 口服 | 第 1 ~ 5 天 |

疗程：每 3 周重复 1 次。

【操作及监护要点】

（1）用 DOC 前 1 天起，给予地塞米松 8mg 口服，每日 2 次，连续3 ~ 5 天。

（2）静脉滴注 DOC 可能发生严重过敏反应，开始给药的前 10 分钟内滴注速度宜慢；用药期间给予心电、血压监护；用药过程中如出现严重过敏反应，应立即停药进行抗过敏治疗。

【用药宣教】

（1）DOC 严重过敏反应表现为低血压和支气管痉挛，须中断治疗并对症处理。

（2）骨髓抑制表现为中性粒细胞减少，是最常见的不良反应，可逆转。

（3）告知患者 EM 不可与牛奶、奶制品及或含钙药物（如含钙的抗酸剂）同服，因为钙可能影响 EM 吸收。

## DOC + PDN 方案

【适应证】用于晚期及复发性或激素非依赖性前列腺癌治疗。

【治疗方案】

| 药物名称 | 缩写 | 剂量 | 给药途径 | 给药时间及程序 |
|---|---|---|---|---|
| 多西他赛 | DOC | $75mg/m^2$ | 静脉滴注 | 第 1 天 |
| 泼尼松 | PDN | 5mg/次，每天 2 次 | 口服 | 第 1 ~ 21 天 |

疗程：每周重复 1 次。

【操作及监护要点】

（1）应用多西他赛需进行预处理，方法同 DOM + EM 方案。

（2）长期大量应用 PDN 可引起水钠潴留、代谢异常、感染、消化道溃疡、骨质疏松、精神症状和肾上腺皮质功能减退等副作用，因此应避免长期大量应用 PDN。

（3）使用 PDN 时，近期也有主张每日上午（6~8 时）1 次或隔日上午 1 次的给药法，此法给药不易发生库欣综合征等不良反应，疗效并不降低。

（4）重度肝功能不全的患者慎用此方案。

【用药宣教】

（1）DOC 严重过敏反应表现为低血压和支气管痉挛，须中断治疗并对症处理。

（2）骨髓抑制表现为中性粒细胞减少，是最常见的不良反应，可逆转。

（3）停用 PDN 时应逐渐减量，不宜骤停，以免复发或出现肾上腺皮质功能不足症状。

# MP 方案

【适应证】用于晚期及复发性或激素非依赖性前列腺癌的治疗。

【治疗方案】

| 药物名称 | 缩写 | 剂量 | 给药途径 | 给药时间及程序 |
| --- | --- | --- | --- | --- |
| 米托蒽醌 | MIT | $12mg/m^2$ | 静脉滴注 | 第 1 天 |
| 泼尼松 | PDN | 5mg | 口服，每天 2 次 | 第 1~21 天 |

疗程：每 3 周为 1 个周期，可用 2~3 个周期。

【操作及监护要点】

（1）MIT 遇低温可能析出晶体，可将安瓿置温（热）水中加温，溶解后使用。

（2）用药时应注意避免药液外溢，如发生外溢应立即停止；再从另一静脉重新进行。

（3）避免长期大量应用泼尼松。肝功能不全者慎用。

（4）对接受过蒽环类抗癌药、纵隔放疗、原有心脏疾病的患者要密切注意心脏毒性发作。

（5）对药物过敏、骨髓抑制的患者禁用本方案。

【用药宣教】

（1）主要不良反应为消化道反应，如恶心、呕吐、少数有腹泻；个别患者有发热、烦躁、呼吸困难等。

（2）停用 PDN 时应逐渐减量，不宜骤停，以免复发或出现肾上腺皮质功能不足症状。

# 第十章　女性生殖系统肿瘤用药护理

## 第一节　概述

### 一、疾病概况

女性生殖系统常见肿瘤包括子宫内膜癌、卵巢癌、宫颈癌、绒毛膜癌、输卵管癌等。

子宫内膜癌是女性生殖系统常见的恶性肿瘤之一，又名宫体癌，在我国其发病率仅次于宫颈癌，占女性生殖系统恶性肿瘤的20%～30%。好发年龄较宫颈癌晚，主要影响绝经后妇女，其发病高峰在50～60岁。近二十年来，国内外报道子宫内膜癌发病率有增高趋势，已趋近甚至超过宫颈癌，并且疗效停滞不前，广泛引起了肿瘤学者的重视。若能早期发现、早期正确处理，一般预后较好。

卵巢癌发病隐匿，早期无明显症状，诊断时往往已属晚期。尽管在女性生殖系统恶性肿瘤中卵巢癌的发病率占23%，在我国位于宫颈癌和宫体癌之后，居第三位，但其死亡率却居第一位。卵巢恶性肿瘤分为上皮癌、性索间质恶性肿瘤、恶性生殖细胞肿瘤、转移性肿瘤，其中以上皮癌最多见。

宫颈癌在我国是最常见的女性生殖系统恶性肿瘤。2002年全球新发的宫颈癌病例近50万例，死亡病例超过27.3万例。发病年龄在20岁之前较低，20～50岁增长较快，其后上升速度变缓，但近年有年轻化的趋势。从全国范围看，宫颈癌的患病率居女性生殖系统恶性肿瘤的第一位，但是如果能早诊断，及时、合理地治疗，其治疗效果是比较好的。宫颈癌的发病危险因素包括：早婚多产、性生活过早、性混乱、吸烟以及病毒感染等。

绒毛膜癌（简称绒癌），是一种高度恶性的滋养细胞肿瘤。绝大多数绒癌继发于葡萄胎、流产或足月分娩之后，称为"妊娠性绒癌"或"继发性绒癌"，主要发生于育龄妇女，是由妊娠滋养细胞恶变所致。少数绒癌发生于未婚、绝经后妇女或男性，常和卵巢或睾丸恶性肿瘤（如无性细胞瘤、恶性畸形瘤、内胚窦瘤），或纵隔、腹膜后肿瘤同时存在，称为"原发性绒癌"或"非妊娠性绒癌"。临床常见的为妊娠性绒癌，原发性绒癌极为少见。绒癌在东南亚国家较为常见，我国也不少见。绒癌是第一个单用药物达到根治的恶性肿瘤。国内外报道，其死亡率已降至20%～30%，早期病例90%可以治愈。

原发性输卵管腺癌（简称输卵管癌），是女性生殖器官中最少见的一种恶性肿瘤。95%以上的输卵管癌为乳头状浆液性腺癌，少数是肉瘤。其扩散方式与卵巢癌相似，输卵管癌可直接延伸播散或通过淋巴管扩散。肿瘤分期与卵巢癌相似。

子宫肉瘤是一组来源于子宫间质、结缔组织或平滑肌的恶性肿瘤，在女性生殖系统中较少见，占子宫恶性肿瘤的3%～5%，多见于绝经前后的妇女。恶性程度高，局部侵袭性强，广泛转移早，预后差，以往报道其总的5年生存率仅为30%左右。近10余年来，随着化疗及综合治疗的进展，子宫肉瘤的5年生存率明显提高，达50%左右。

原发性阴道癌很罕见，约占女性生殖系统恶性肿瘤的1%。阴道的继发性癌较多见，在诊断原发性肿瘤前应考虑及排除继发性阴道癌的可能性。诊断时平均年龄为60～65岁。

## 二、临床特点

子宫内膜癌与高雌激素水平有关。内源性雌激素引起的子宫内膜癌患者多有闭经、多囊卵巢及不排卵、不孕少孕、绝经晚，并常合并肥胖、高血压、糖尿病等；外源性雌激素所致子宫内膜癌患者多有激素替代史及因乳腺癌服用他莫昔芬的病史，可出现阴道不规则流血或溢血、疼痛、腹腔包块。

卵巢癌是发生于卵巢组织的恶性肿瘤。早期卵巢癌无特殊症状，当肿瘤增大时可发生腹腔蔓延，出现腹胀、腹痛、泌尿道及胃肠道症状，有的可有压迫感、坠痛及阴道流血等症状；若肿瘤发生扭转或破裂则可出现急腹痛症状。卵巢癌的体征主要有下腹肿块，妇科双合诊或三合诊检查可扪及附件盆腔肿块。

宫颈癌早期可无任何临床症状，仅在妇科病普查时进行防癌宫颈涂片时发现，或在早期出现不规则的阴道流血，且常常发生于性交后，但是月经间期出血或月经过多也可能存在。宫颈癌晚期患者可有恶臭味的阴道排出物，异常阴道流血，或盆腔疼痛；阻塞性尿路病，背痛及腿肿则也是疾病晚期的表现。

绒毛膜癌为一种高度恶性的肿瘤，继发于正常或不正常的分娩以后。临床表现有阴道不规则流血、假孕症状、腹部包块、腹痛等。

阴道癌早期可无症状，以后发生阴道流血和阴道分泌物异常。疼痛一般发生在癌症晚期。膀胱-阴道或直肠-阴道瘘也是阴道癌的晚期表现。阴道下部的癌瘤可较早出现膀胱刺激症状。

输卵管癌临床表现有阴道排液、阴道不规则流血、腹痛、下腹肿块等，半数患者有不孕史，晚期可有腹水、恶病质等。

## 三、治疗原则

子宫内膜癌的治疗以手术治疗为主，辅以放疗、化疗和激素等综合治疗。手术是子宫内膜癌的主要治疗手段，除不能耐受手术或晚期不能手术的患者外，均应进行全面的手术-病理分期，同时切除子宫及肿瘤有可能转移或已有转移的病灶。早期患者以手术为主，具有高危因素者术后需辅助放疗，必要时加化疗。临床Ⅲ期（或以上）及复发癌的治疗应以综合治疗为主。应结合患者的年龄、全身状况和有无内科合并症等，综合评估以制定治疗方案。原则可参照相应的美国国家综合癌症网络（NCCN）及国际妇产科联盟（FIGO）指南，但针对患者需重视个体化治疗。

卵巢癌以手术治疗为主，手术的原则是最大限度地减小肿瘤负荷并行确切的手术-病理分期。术后应尽快化疗，化疗药物及方案的选择应根据肿瘤的病理类型和分期而确定。目前研究发现，新药如拓扑替康、吉西他滨、脂质体多柔比星、依托泊苷口服胶囊、伊立替康、紫杉醇、新一代铂类化合物 Zd0473 等对耐药卵巢癌有较好疗效。近年的研究表明，靶向药物在中晚期卵巢癌辅助治疗中的应用改善了卵巢癌患者预后。

绒毛膜癌的治疗以化疗为主要手段，即使晚期广泛转移者，经化疗后仍有可能获得痊愈。Ⅰ、Ⅱ 期的低危病例，多采用单一药物化疗；如属Ⅲ期以上高危病例，宜采用联合化疗。常用药物有氟尿嘧啶（5-FU）、甲氨蝶呤（MTX）、放线菌素 D（ACTD）等。吉西他滨、泰素、异环磷酰氨、自体骨髓移植或外周血干细胞支持下的大剂量化疗在绒癌的解救治疗中正在试用，初步看到效果；但因绒癌发病率较低，尚未见临床随机对照资料。

对大多数原发性阴道肿瘤，用放射治疗，且用外放射与近距联合治疗效果最好。对位于阴道上 1/3 处小的阴道肿瘤，则可行根治性子宫切除术和上部阴道切除术及盆腔淋巴清扫术。

迄今关于输卵管癌的治疗，尚没有一套成熟的方案。一般认为治疗方案和卵巢癌基本相同，即以一次彻底的手术为最根本的治疗方法，术后可辅以放疗或化疗。药物的选择和用药处境与卵巢腺癌基本相同。卵巢癌的较新化疗药物，如多柔比星（adria-mycin）、顺铂（cis-platinum）及烷化剂亦可适用于输卵管癌。

子宫肉瘤对放疗和化疗敏感性均较高，治疗采用手术为主、放疗和化疗为辅的综合治疗手段。目前认为对子宫肉瘤化疗最有效的单药是多柔比星（adriamycin）和异环磷酰氨（IFO），其次为顺铂（DDP）、氮烯米胺（DTIC）、依托泊苷（VP-16）、长春新碱（VCR）和放线菌素D（ACTD），也有一定的疗效。

# 第二节　常用的联合化疗方案

## 一、宫颈癌

### BIP 方案

【适应证】用于宫颈鳞癌的新辅助化疗及晚期复发宫颈癌的姑

息治疗。

【治疗方案】

| 药物名称 | 缩写 | 剂量 | 给药途径 | 给药时间及程序 |
|---|---|---|---|---|
| 博来霉素 | BLM | $15mg/m^2$ | 静脉滴注 | 第 1～3 天 |
| 异环磷酰胺 | IFO | $1.2mg/m^2$ | 静脉滴注 | 第 1～5 天 |
| 美司钠 | MS | 按 IFO 剂量的 20% | 静脉冲入 | 第 0、4、8 小时 |
| 顺铂 | DDP | $20mg/m^2$ | 静脉滴注 | 第 1 天 |

疗程：每 3～4 周 1 次，2～3 个周期。

【操作及监护要点】

（1）DDP 和 IFO 联用，泌尿系统毒副作用明显增加，应使用尿路保护剂 MS，用药前后及用药当天充分水化，每日静脉输液量 2000ml 以上，并大量饮水，碱化尿液，使用利尿剂。

（2）本方案胃肠道反应较重，应加强止吐药物应用（如 5-HT$_3$ 受体拮抗剂、甲氧氯普胺、苯海拉明、地塞米松、氯丙嗪等）。

（3）BLM 可引起肺部纤维化，应严密观察。

（4）应用 BLM 常见寒战、发热，个别出现过敏性休克，应严密观察体温、血压，及时使用退热剂和激素。

（5）DDP 可能加重 IFO 的血液、神经和肾毒性，肾功能不全者禁用。

（6）宜采用中心静脉给药，以减轻局部刺激。

【用药宣教】

（1）告知患者用药前及用药后大量饮水，并监测尿量、尿色，尿量达到每日 3000ml，以减轻肾毒性。

（2）告知患者尽可能减少镇静药、镇痛药、抗组胺药及麻醉药与 IFO 同时应用，可减少中枢神经系统毒性。

（3）告知患者对有消化道毒性反应者不宜口服美司钠。

## CPT-11 + DDP **方案**

【适应证】用于局部晚期宫颈癌及复发患者。

【治疗方案】

| 药物名称 | 缩写 | 剂量 | 给药途径 | 给药时间及程序 |
|---|---|---|---|---|
| 伊立替康 | CPT-11 | $60mg/m^2$ | 静脉滴注 | 第1、8、15天 |
| 顺铂 | DDP | $60mg/m^2$ | 静脉滴注 | 第1天（正规水化、利尿） |

疗程：每4周1次，共2~3次。

【操作及监护要点】

（1）CPT-11 剂量限制性毒性为骨髓抑制，对中性粒细胞、血小板、血红蛋白影响较大，应注意检查。

（2）CPT-11 可引起乙酰胆碱综合征，症状严重者可予阿托品 0.25mg 皮下注射。80%~90% 患者可发生迟发性腹泻，应在首次稀便或水样便后立即服用洛哌丁胺4mg，以后每2小时1片，至少12小时，腹泻停止后继续服用12小时，总的服用时间不超过48小时；同时补液。

（3）使用 CPT-11 应严格遵照用药指南处理不良反应，患者避免食用任何可能引起腹泻的食物。禁用增加肠蠕动的药物。

（4）用药前应先评估患者的肾脏功能及听力，用药期间注意嘱其多饮水或输液强迫利尿。

（5）化疗过程中应充分水化、利尿，减轻 DDP 的肾毒性。

【用药宣教】

（1）告知患者本方案中的顺铂有较强的肾脏毒性，用药期间应多饮水，用药当日尿量达 2000~3000ml，以减轻肾毒性。

（2）告知患者本方案可引发腹泻，发生率为 80%~90%，其中严重腹泻占39%；一般发生在 CPT-11 用药后第5天，平均持续4天，严重者可致死；应避免食用任何可能引起腹泻的食物。

（3）告知患者 CPT-11 用药24小时后出现的腹泻均应视为延

迟性腹泻，一旦出现第一次水样便或腹部异常肠蠕动，应立即口服洛哌丁胺，首次剂量加倍。

# TP 方案

【适应证】用于晚期和复发转移宫颈癌的治疗。

【治疗方案】

| 药物名称 | 缩写 | 剂量 | 给药途径 | 给药时间及程序 |
| --- | --- | --- | --- | --- |
| 紫杉醇 | PTX | $135 \sim 175 mg/m^2$ | 静脉滴注 | 第 1 天 |
| 顺铂 | DDP | $75 mg/m^2$ | 静脉滴注 | 第 1 天 |

疗程：每 4 周为 1 个周期。

【操作及监护要点】

（1）为预防 PTX 所致过敏反应，治疗前必须采用抗过敏治疗，用药前 12 小时、6 小时各口服地塞米松 20mg，静脉滴注 PTX 前 30 ~ 60 分钟静脉注射西咪替丁 300mg 及苯海拉明 50mg。

（2）使用大剂量 DDP 应充分水化、利尿，液体总量达 3000 ~ 4000ml，持续至 DDP 结束后 6 ~ 12 小时，并用呋塞米利尿，治疗时需监测肾功能及电解质情况。

（3）PTX 给药过程中注意生命体征变化及有无过敏反应，静脉滴注速度应慢，特别是用药的最初 10 分钟内应进行严密观察，持续静脉滴注 3 小时。

（4）PTX 应先于 DDP 使用。若先给予顺铂后再用紫杉醇可产生更为严重的骨髓抑制。

（5）PTX 骨髓毒性较明显，可导致中性粒细胞减少，用药后 8 ~ 10 天发生，15 ~ 21 天恢复，可用粒细胞集落刺激因子治疗。

（6）PTX 周围神经毒性较常见。出现神经毒性的患者应在以后的治疗中减少 20% 的本品用量。同时服用烟酰胺及维生素 $B_1$，以减少神经毒性的发生。

（7）有盆腔放疗史者应用 PTX 时应减量。

（8）PTX 药液不能接触氯乙烯塑料器材。

（9）PTX 用药前 15 分钟及用药后 15 分钟至 1 小时，每半小时测血压、脉搏 1 次，观察有否过敏反应。如用药过程中出现过敏反应。立刻停止给药，积极抢救。

【用药宣教】使用 DDP 时应充分水化、利尿，嘱患者多饮水。

## 二、卵巢癌

### CAP 方案

【适应证】卵巢上皮癌最常用的一线化疗方案。

【治疗方案】

| 药物名称 | 缩写 | 剂量 | 给药途径 | 给药时间及程序 |
| --- | --- | --- | --- | --- |
| 环磷酰胺 | CTX | $500mg/m^2$ | 静脉冲入 | 第 1 天 |
| 多柔比星 | ADM | $30\sim40mg/m^2$ | 静脉冲入 | 第 1 天 |
| 顺铂 | DDP | $50mg/m^2$ | 静脉滴注 | 第 1 天 |

疗程：3～4 周为 1 个疗程。

【操作及监护要点】

（1）CTX 和 ADM 对骨髓都有抑制作用，应定期查血象。

（2）ADM 具有心脏毒性，其终身累积量为 $500\sim550mg/m^2$，使用时应注意保护心脏，用药前进行心电图、超声心动图、心肌酶等心脏功能相关检查。

（3）因 DDP 具有明显的肾及胃肠毒性，当剂量大于 $50mg/m^2$ 时，治疗同时应给予水化、利尿及止吐治疗。水化、利尿可采用治疗前 1 天大量饮水或补液 2000～3000ml，治疗当日先静脉输入 5% 葡萄糖氯化钠注射液加 10% 氯化钾，后静脉用呋塞米，半小时后依次注入 DDP、ADM 和 CTX，当日输液 3000ml 左右。

（4）如患者有肾功能不全或出现神经毒性，或难以控制的胃肠毒性，可用 CBP（卡铂）代替 DDP，CBP 300～$350mg/m^2$ 加入到 5% 葡萄糖注射液 500～1000ml（禁用 0.9% 氯化钠注射液）静脉滴注。

（5）为预防呕吐，可在化疗给药前 30 分钟（或）给药后 8 小时给予5-HT$_3$受体拮抗剂。如 DDP 剂量小，应用甲氧氯普胺、苯海拉明、地塞米松也可止吐。

（6）CTX 水溶性不稳定，最好现配现用。

（7）CTX 与大剂量 ADM 合用时，ADM 应分次酌减剂量。

【用药宣教】

（1）ADM 可使尿液呈红色，尤其是在注射后第一次排的尿液，应提前告知患者无须惊慌。

（2）用药过程中需要行心电监护。

（3）告知患者本方案中的 BLM 对肾脏有毒性，CTX 代谢物对尿路有刺激。

（4）告知患者为减轻化疗药物肾毒性和对尿路的刺激反应，应多饮水；大剂量应用时需要水化、利尿，必要时需要给予尿路保护药美司钠。

# PC 方案

【适应证】卵巢上皮癌最常用的一线化疗方案，用于顺铂敏感的肿瘤。

【治疗方案】

| 药物名称 | 缩写 | 剂量 | 给药途径 | 给药时间及程序 |
|---|---|---|---|---|
| 环磷酰胺 | CTX | $600 \sim 700 \mathrm{mg/m^2}$ | 静脉冲入 | 第 1 天 |
| 顺铂 | BLM | $60 \sim 70 \mathrm{mg/m^2}$ | 静脉滴注 | 第 1 天 |
| （或）卡铂 | CBP | 或 $250 \sim 350 \mathrm{mg/m^2}$ | | |

疗程：3 周为 1 个疗程。

【操作及监护要点】

（1）使用大剂量 DDP 应充分水化、利尿。

（2）CTX 骨髓抑制作用比较明显，可导致白细胞减少，一般在用药后 10 ~ 14 天发生，20 天左右恢复，血小板减少比其他烷化剂少见。

（3）CTX 可增加血清尿酸水平，与抗痛风药同用时应调整后者剂量；别嘌醇可增加 CTX 的骨髓毒性，如必须同用，应密切其毒性作用。

（4）CTX 配制溶液 2～3 小时内稳定。

（5）肝功能不全者慎用 CTX。

（6）超大剂量应用 CTX（＞120mg/kg）可致心肌炎、肾毒性；长期应用可致月经紊乱、无精子、不育、肺纤维化、垂体功能低下、免疫抑制、第二原发肿瘤发生。

（7）CBP 在水溶液中易发生降解，紫外线照射会使其降解加速。在 5% 的葡萄糖液或 0.45% 的氯化钠溶液中 6 小时之内稳定，之后发生降解。因此，应使用不含氯的溶液溶解，配制后立即使用，并用黑纸包裹器皿避光输注。

（8）PC 方案若使用卡铂应定期检查血常规，电解质，肝、肾功能和听力；避免与铝制品直接接触（可产生黑色沉淀）。

【用药宣教】

（1）CTX 引起的脱发（呈可逆性），皮肤色素沉着，指甲可能变黑，应提前告诉患者勿惊慌。

（2）使用 CTX 引起胃肠道反应如食欲减退、恶心、呕吐，一般停药 1～3 天即可消失，应提醒患者勿惊慌，遵医嘱对症处理。

## EP 方案

【适应证】用于复发或一线化疗未能控制的卵巢癌。

【治疗方案】

| 药物名称 | 缩写 | 剂量 | 给药途径 | 给药时间及程序 |
| --- | --- | --- | --- | --- |
| 依托泊苷 | VP-16 | $60\sim70mg/m^2$ | 静脉滴注 | 第 1～5 天 |
| 顺铂 | DDP | $20mg/m^2$ | 静脉滴注 | 第 1～5 天 |

疗程：4 周为 1 个周期。

【操作及监护要点】

（1）VP-16 有骨髓抑制毒性，主要是白细胞减少，这是最常见的剂量限制性毒性反应，血小板下降少见。

（2）VP-16 静脉推注可出现低血压，故应静脉滴注给药，至少半小时。

（3）VP-16 在葡萄糖溶液中不稳定，可形成细微沉淀，因此应使用 0.9% 氯化钠注射液稀释。本品不能肌内注射。

（4）在应用的过程中要注意充分水化、利尿，以减轻 DDP 的肾毒性。

【用药宣教】

（1）告知患者本方案胃肠道反应明显，如恶心、呕吐、腹泻、食欲下降、腹痛等。

（2）告知患者本方案脱发明显，可提前准备假发渡过化疗期。

（3）个别患者对 VP-16 产生过敏反应，表现为心慌、气短或呼吸困难等，告知患者如有上述症状应及时告知医护人员。

## BEP 方案

【适应证】用于各期恶性生殖细胞癌的一线化疗方案。

【治疗方案】

| 药物名称 | 缩写 | 剂量 | 给药途径 | 给药时间及程序 |
| --- | --- | --- | --- | --- |
| 依托泊苷 | VP-16 | $70mg/m^2$ | 静脉滴注 | 第 1~5 天 |
| 顺铂 | DDP | $20mg/m^2$<br>或 $70~100mg/m^2$ | 静脉滴注 | 第 1~5 天<br>第 1 天 |
| 平阳霉素<br>（或）博来霉素 | PYM<br>BLM | 16mg<br>或 $15~30mg/m^2$ | 肌内注射<br>静脉滴注 | 第 2、9、16 天<br>第 1~3 天 |

疗程：3~4 周为 1 个周期。

【操作及监护要点】

（1）PYM（BLM）有发热反应，初用时可从小剂量开始（如 1~4mg），逐渐增至常规剂量；

（2）可于用药前 1 小时预防性给予氯苯那敏、吲哚美辛或地塞米松；出现高热、寒战时，考虑停药。

（3）BLM 初次用药应警惕过敏反应的发生，或先注射 1/3 剂量观察，无不良反应发生再注射其余药量。

（4）一旦发生过敏性休克，应立即停药，并采取急救措施，使用肾上腺素、糖皮质激素、升血压药及吸氧等。

（5）PYM（BLM）有不可逆的肺纤维化，70 岁以上或总剂量超过 400mg 时容易发生，主要是间质性肺炎，2%～5% 的病例可发展为肺纤维化，甚至死亡。用药期间出现肺炎样病变应停药，必要时使用泼尼松、抗生素治疗。

（6）VP-16 静脉推注可出现低血压，故应静脉滴注至少 30 分钟。

（7）VP-16 在葡萄糖溶液中不稳定，可形成细微沉淀，因此应使用 0.9% 氯化钠注射液稀释。不能肌内注射。

（8）BLM 与 DDP 联用时应谨慎。使用时应经常检查肾功能，必要时减少 BLM 的剂量。

（9）本方案含有 DDP，化疗期间应充分水化、利尿。

（10）用药期间应注意观察心率、心律变化，观察有无胸闷、憋气及呼吸困难等。

【用药宣教】

（1）告知患者 PYM（BLM）对性腺有一定影响，儿童、妊娠及哺乳期妇女慎用。

（2）告知患者本方案用药过程中应避免与氨基苷类、呋塞米或依他尼酸、抗组胺类、吩噻嗪类药合用。

（3）告知患者用药期间应注意检查肺部，如出现肺炎样变应停药。

# PVB 方案

【适应证】用于 BEP 方案失败后的治疗。

【治疗方案】

| 药物名称 | 缩写 | 剂量 | 给药途径 | 给药时间及程序 |
| --- | --- | --- | --- | --- |
| 长春新碱 | VCR | $1.2mg/m^2$ | 静脉冲入 | 第1天 |
| 顺铂 | DDP | $20mg/m^2$ | 静脉滴注 | 第1~5天 |
| 平阳霉素 | PYM | 16mg | 肌内注射 | 第2、9、16天 |

疗程：4周为1个周期。

【操作及监护要点】

（1）VCR用药过量会导致严重组织损伤，注意VCR的神经毒性，应及时停用，因此应严格按体表面积计算用量，每次限制在2mg以下。

（2）VCR局部刺激性强，静脉注射时避免药液外漏。

（3）PYM有发热反应，可预防性给予吲哚美辛或地塞米松，需要从试验性小剂量开始，逐步达到适宜的剂量，总量不超过300mg。

（4）PYM有不可逆的肺纤维化，治疗总剂量不得超过360mg；可减少每次剂量；肺功能不全者慎用。

（5）使用DDP应充分水化、利尿。

（6）VCR对光敏感，应避光保存；静脉给药时应避免日光直接照射。

【用药宣教】

（1）建议患者采用中心静脉给药，避免外周静脉给药。

（2）PYM可出现恶心、呕吐等胃肠道反应以及口腔炎、肢端麻木、皮肤反应（色素沉着、皮疹）等，应遵医嘱对症处理。

# VAC方案

【适应证】用于BEP、PVB方案失败后的治疗。

【治疗方案】

| 药物名称 | 缩写 | 剂量 | 给药途径 | 给药时间及程序 |
| --- | --- | --- | --- | --- |
| 长春新碱 | VCR | $1.2mg/m^2$ | 静脉冲入 | 第1天 |
| 环磷酰胺 | CTX | $5~7mg/kg$ | 静脉冲入 | 第1~5天 |
| 放线菌素D | ACTD | 0.5mg | 静脉滴注 | 第1~5天 |

疗程：4周为1个周期。

【操作及监护要点】

（1）ACTD可提高放射敏感性，与放射治疗同时应用，可能加重放射治疗降低白细胞和局部组织损害作用；也可能削弱维生素K的疗效。

（2）ACTD骨髓抑制毒性多发生于治疗后一周，可有血小板减少、白细胞数下降及贫血；与磺胺、氨基比林类药物合用会加重骨髓抑制。

（3）ACTD静脉注射可引起静脉炎，漏出血管可引起疼痛、局部硬结及破溃，可引起蜂窝组织炎。若漏出血管外，应立即停止注射，以0.9%氯化钠注射液稀释；或以1%普鲁卡因注射液局部封闭；温湿敷或冷敷；发生皮肤破溃后按溃疡处理。使用前加灭菌注射用水溶解，避免接触高温物体。

（4）ACTD有免疫抑制作用，长期应用可抑制睾丸或卵巢功能，导致精子缺乏、不孕、畸胎。哺乳期妇女用药期间应暂停哺乳。

（5）VCR用药过量会导致严重组织损伤，因此应严格按体表面积计算用量，每次限制在2mg以下。

（6）ACTD用药期间应加强口腔护理，以减轻口腔黏膜反应；定期检查血常规，肝、肾功能。

【用药宣教】

（1）本方案需中心静脉给药，避免外周静脉给药。

（2）ACTD可引起恶心、呕吐等胃肠道反应，口腔溃疡、骨髓移植等，偶有尿酸增高、肝功能损害和严重皮肤毒性，应遵医嘱对症处理。

# 三、子宫内膜癌

## AP 方案

【适应证】用于BEP、PVB方案失败后子宫内膜癌的治疗。

【治疗方案】

| 药物名称 | 缩写 | 剂量 | 给药途径 | 给药时间及程序 |
|---|---|---|---|---|
| 多柔比星 | ADM | $60mg/m^2$ | 静脉冲入 | 第1天 |
| 顺铂 | DDP | $50 \sim 60mg/m^2$ | 静脉滴注 | 第1天（正规水化、利尿） |

疗程：每3周为1个周期。

【操作及监护要点】

（1）ADM对骨髓有抑制作用，应定期查血常规。

（2）ADM具有心脏毒性，其终身累积量为$500 \sim 550mg/m^2$，应注意保护心脏，用药前进行心电图、超声心动图、心肌酶等心脏功能相关检查。

【用药宣教】

（1）ADM因对血管的强刺激，建议中心静脉给药。

（2）ADM用药后可使尿液呈红色，嘱患者勿紧张。

# EAP 方案

【适应证】用于晚期复发的子宫内膜癌。

【治疗方案】

| 药物名称 | 缩写 | 剂量 | 给药途径 | 给药时间及程序 |
|---|---|---|---|---|
| 多柔比星 | ADM | $40mg/m^2$ | 静脉冲入 | 第1~3天 |
| 依托泊苷 | VP-16 | $75mg/m^2$ | 静脉滴注 | 第1~3天 |
| 顺铂 | DDP | $20mg/m^2$ | 静脉滴注 | 第1~3天 |

疗程：每4周1次，同时口服甲地孕酮160mg/d。

【操作及监护要点】

（1）VP-16须用0.9%氯化钠注射液配制；静脉滴注速度不宜过快，至少滴注30分钟以上，严密观察病情和穿刺部位皮肤情况，以免发生低血压和药液外渗。

（2）使用DDP应充分水化、利尿，以减少肾毒性。

（3）ADM和DDP胃肠道反应均较重，联合应用会加重恶心、呕吐等毒副作用，故使用时止吐药物应加强。

（4）本方案骨髓抑制比较明显，必要时配合给予粒细胞集落刺激因子。

（5）ADM 具有心脏毒性，应注意保护心脏。

（6）VP-16 在葡萄糖溶液中不稳定，可形成细微沉淀，因此应使用 0.9% 氯化钠注射液稀释。不能肌内注射。

（7）个别患者对 VP-16 可发生过敏反应，表现为心慌、气短或呼吸困难等，应立即停用及对症处理。

【用药宣教】

（1）ADM 因对血管的强刺激，建议中心静脉给药。

（2）ADM 用药后可使尿液呈红色，应提前告知患者勿紧张。

# EFP 方案

【适应证】用于晚期复发的子宫内膜癌以及有腹膜和胸膜转移的浆液性腺癌。

【治疗方案】

| 药物名称 | 缩写 | 剂量 | 给药途径 | 给药时间及程序 |
|---|---|---|---|---|
| 氟尿嘧啶 | 5-FU | $600 mg/m^2$ | 静脉滴注 | 第 1 ~ 3 天 |
| 依托泊苷 | VP-16 | $80 mg/m^2$ | 静脉滴注 | 第 1 ~ 3 天 |
| 顺铂 | DDP | $35 mg/m^2$ | 静脉滴注 | 第 1 ~ 3 天 |

疗程：每 4 周为 1 个疗程。

【操作及监护要点】

（1）VP-16 须用 0.9% 氯化钠注射液配制；静脉滴注速度不宜过快，至少滴注 30 分钟以上，以免发生低血压和药液外渗。

（2）使用 DDP 应充分水化、利尿，以减少肾毒性。

（3）5-FU 最常见的毒性反应是消化道反应，腹泻每日 5 次以上或血性腹泻、白细胞降低达Ⅳ级，或出现口腔溃疡和神经症状时，应立即停药，并进行相关的对症支持治疗。

（4）5-FU 有骨髓抑制毒性，白细胞下降最低点为第一次用药后 7 ~ 14 天，血小板降低一般不太明显。

（5）5-FU 可引起肝细胞坏死，有肝转移或肝、肾功能不全者慎用。

【用药宣教】

（1）5-FU 使用后注射部位可出现疼痛、沿静脉走向出现树枝状改变，外周静脉滴注时给予喜疗妥外涂，以预防和减轻化学性静脉炎。

（2）用药期间不宜饮酒或同服阿司匹林等水杨酸类药物，以减少消化道出血的风险。

# TXT + CBP 方案

【适应证】用于一线药物化疗失败，或晚期复发或具有高危因素的子宫内膜癌。

【治疗方案】

| 药物名称 | 缩写 | 剂量 | 给药途径 | 给药时间及程序 |
|---|---|---|---|---|
| 卡铂 | CBP | $AUC\ 5.0 \sim 6.0$ (mg·min) ml | 静脉滴注 | 第 2 天 |
| 多西他赛 | TXT | $60 \sim 75 \text{mg/m}^2$ | 静脉滴注 1 小时 | 第 1 天（正规水化、利尿） |

疗程：3 周为 1 个疗程。

【操作及监护要点】

（1）为预防 TXT 所致的过敏反应，治疗前必须采用抗过敏治疗：用药前 12 小时、6 小时各口服氟美松 20mg；应用 TXT 前 30 ~ 60 分钟静脉注射西咪替丁 300mg 及苯海拉明 50mg。

（2）TXT 的过敏反应多发生在第 1 次或第 2 次输注时，特别是在输注的最初几分钟内可能发生，应密切观察，严重的过敏反应表现为低血压、恶心、支气管痉挛、弥漫性荨麻疹和血管神经性水肿。

（3）TXT 和 CBP 骨髓抑制作用均较重，联合应用时骨髓毒性增加，必要时配合粒细胞集落刺激因子使用。

（4）TXT 给药过程中注意生命体征变化及有无过敏反应，静脉滴注速度要慢，特别是用药最初 10 分钟内要严密观察，持续静脉滴注 3 小时。

（5）TXT 周围神经毒性较常见。出现神经毒性的患者应在以后的治疗中减少 20% 的本品用量；可同时服用烟酰胺及维生素 $B_1$，以减少神经毒性的发生。

（6）以往盆腔化疗者，TXT 应减量。

（7）TXT 药液不能接触氯乙烯塑料器材。

（8）TXT 可导致轻至中度可逆性的皮肤反应，常表现为皮疹，主要见于手足，或发生在臀部、脸部及胸部，并常伴有瘙痒；皮疹多发生在给药后的 1 周内；重度的可致指甲病变，以色素沉着或色素减退为特点，有时发生疼痛和指甲脱落。

（9）对 TXT 或者任何一种赋形剂过敏者、中性粒细胞减少（$<1.5\times10^9/L$）的患者。

【用药宣教】

（1）指导患者多饮水，以减少肾毒性的发生。

（2）本方案骨髓抑制毒性较明显，可导致中性粒细胞减少，用药后 8～10 天发生，15～21 天恢复，可用粒细胞集落刺激因子治疗。

# TAP 方案

【适应证】用于治疗晚期复发性子宫内膜癌。

【治疗方案】

| 药物名称 | 缩写 | 剂量 | 给药途径 | 给药时间及程序 |
|---|---|---|---|---|
| 顺铂 | DDP | $50mg/m^2$ | 静脉滴注 | 第 2 天（正规水化、利尿） |
| 紫杉醇 | TAX | $135\sim160mg/m^2$ | 静脉滴注 | 第 1 天 |
| 多柔比星 | ADM | $45mg/m^2$ | 静脉冲入 | 第 1 天 |

疗程：每 3 周为 1 个疗程。

【操作及监护要点】

（1）TAX 周围神经毒性较常见。出现神经毒性的患者应在以后的治疗中减少20%用量；可同时服用烟酰胺及维生素 $B_1$，以减少神经毒性的发生。

（2）TAX 药液不能接触氯乙烯塑料器材。

（3）ADM 具有心脏毒性，其终身累计量为 $500\sim550mg/m^2$，故应注意保护心脏。

（4）使用 DDP 应充分水化、利尿。

（5）ADM 和 DDP 胃肠道反应均较重，两者联合时应加强止吐药物的使用。

（6）DDP、TAX 联合应用，可能加重外周神经毒性。

【用药宣教】

（1）指导患者多饮水，以减少肾毒性的发生。

（2）ADM 具有心脏毒性，使用过程中建议进行心电监护。

# NP 方案

【适应证】用于治疗晚期复发转移子宫内膜癌。

【治疗方案】

| 药物名称 | 缩写 | 剂量 | 给药途径 | 给药时间及程序 |
| --- | --- | --- | --- | --- |
| 卡铂 | CBP | $300mg/m^2$ | 静脉滴注 | 第1、8天 |
| 长春瑞滨 | NVB | $25mg/m^2$ | 静脉滴注 | 第1、8天 |

疗程：每3周为1个周期。

【操作及监护要点】

（1）NVB 的血管刺激性强，常引起注射部位的静脉炎、疼痛、肢体麻木感，重者局部皮肤红肿、起水疱，药液渗出血管外可导致组织坏死和溃疡，做好行深静脉置管的准备。地塞米松 5mg 静脉冲入，NVB 给药前、后各半。NVB 加入至 0.9% 氯化钠注射液 150ml，30 分钟内滴完，之后用大量 0.9% 氯化钠注射液冲管。

（2）NVB 和 CBP 联合使用骨髓抑制毒性增加，可配合应用粒细胞集落刺激因子。

（3）在进行包括肝脏的放疗时禁用 NVB。

（4）NVB 可引起呼吸困难和气管痉挛，常于给药后数分钟或几小时内发生。

（5）避免药物溅到皮肤或眼球内，一旦发生应立即进行冲洗。

（6）NVB 只能静脉给药。

【用药宣教】

（1）本方案药物属腐蚀性药物，建议采用中心静脉给药。

（2）指导患者多饮水，以减少肾毒性的发生。

## 四、子宫平滑肌肉瘤

## VAD 方案

【适应证】用于子宫平滑肌肉瘤。

【治疗方案】

| 药物名称 | 缩写 | 剂量 | 给药途径 | 给药时间及程序 |
|---|---|---|---|---|
| 多柔比星 | ADM | $20mg/m^2$ | 静脉冲入 | 第 1~3 天 |
| 长春新碱 | VCR | $1.2mg/m^2$ | 静脉冲入 | 第 1 天 |
| 达卡巴嗪 | DTIC | $250mg/m^2$ | 静脉冲入 | 第 1~5 天 |

疗程：3~4 周为 1 个周期。

【操作及监护要点】

（1）局部刺激性强，注射时避免药液外渗。

（2）ADM 有心脏毒性，终身剂量不应超过 $500 \sim 550mg/m^2$。

（3）VCR 用药过量会导致严重组织损伤，因此应严格按体表面积计算用量，每次限制在 2mg 以下。

（4）曾行放、化疗骨髓抑制明显者不宜使用 VCR。

（5）DTIC 局部刺激性强，可引起栓塞性静脉炎，最好行深静脉置管，静脉滴注速度要快，如药物溢出血管，应立即停药，并用 1% 的普鲁卡因注射液局部封闭。

（6）DTIC 只能溶于葡萄糖注射液中，遇光和热变色，故给药时需避光并现配现用。

（7）本方案含 DTIC 和 ADM，胃肠道反应较重，需加强止吐药物应用。同时注意其骨髓抑制作用。

（8）DTIC 可加重多柔比星对儿童的心脏毒性，应加强观察用药期间有无不良反应。

【用药宣教】

（1）本方案药物属腐蚀性药物，建议采用中心静脉给药。

（2）因药物具有心脏毒性，使用时应给予心电监护。

（3）使用 DTIC 的少数患者可有流感样症状，部分患者可出现肝、肾功能异常。

（4）VCR 神经系统毒性以周围神经病变多见，严重者可出现大小便失禁；中枢神经受累可出现癫痫发作、一过性失明。

# IEA 方案

【适应证】用于子宫平滑肌肉瘤。

【治疗方案】

| 药物名称 | 缩写 | 剂量 | 给药途径 | 给药时间及程序 |
|---|---|---|---|---|
| 依托泊苷 | VP-16 | $100mg/m^2$ | 静脉滴注 | 第 1~3 天 |
| 异环磷酰胺 | IFO | $1.2 \sim 1.5mg/m^2$ | 静脉滴注 | 第 1~3 天 |
| 美司钠 | MS | IFO 剂量的 20% | 静脉冲入 | 第 0、4、8 小时 |
| 多柔比星 | ADM | $20mg/m^2$ | 静脉冲入 | 第 1~3 天 |

疗程：3~4 周为 1 个周期。

【操作及监护要点】

（1）ADM 有心脏毒性，终身剂量不应超过 $500 \sim 550mg/m^2$。

（2）本方案胃肠道反应和骨髓抑制作用较重，应加强止吐，必要时配合应用粒细胞集落刺激因子。

（3）IFO膀胱刺激严重，可引起出血性膀胱炎，需用美司钠预防，并碱化尿液，适当水化。在缺乏有效的尿路保护剂美司钠时，18%~40%会出现血尿；随着美司钠、水化、利尿及分次剂量应用，出血性膀胱炎显著减低或消失。

（4）VP-16需用0.9%氯化钠注射液配制，静脉速度不宜过快，至少滴注30分钟以上，以免发生低血压和药液外渗。

（5）IFO引起的中枢神经系统毒性与剂量相关，停药消失。

（6）IFO长期应用可致不育症、垂体功能低下、免疫抑制、第二原发肿瘤发生。

【用药宣教】

（1）用药后和用药过程中须指导患者多饮水，每日尿量达2500~3000ml，以减轻肾毒性。

（2）ADM有心脏毒性，使用过程中需行心电监护。

# IA 方案

【适应证】用于子宫平滑肌肉瘤。

【治疗方案】

| 药物名称 | 缩写 | 剂量 | 给药途径 | 给药时间及程序 |
|---|---|---|---|---|
| 异环磷酰胺 | IFO | $1.2 \sim 1.5 mg/m^2$ | 静脉滴注 | 第1~3天 |
| 美司钠 | MS | IFO剂量的20% | 静脉冲入 | 第0、4、8小时 |
| 多柔比星 | ADM | $20 mg/m^2$ | 静脉冲入 | 第1~3天 |

疗程：3~4周为1个周期。

【操作及监护要点】

（1）ADM有心脏毒性，终身剂量不应超过$500 \sim 550 mg/m^2$。

（2）IFO膀胱刺激严重，可引起出血性膀胱炎，需用MS预防，并碱化尿液，适当水化。

（3）应加强止吐药物应用，必要时配合应用粒细胞。

【用药宣教】同IEA方案。

# 五、其他

## AP 方案

【适应证】用于子宫内膜间质肉瘤及子宫恶性中胚叶混合瘤。
【治疗方案】

| 药物名称 | 缩写 | 剂量 | 给药途径 | 给药时间及程序 |
|---|---|---|---|---|
| 多柔比星 | ADM | $45 \sim 60 \text{mg/m}^2$ | 静脉冲入 | 第 1 天 |
| 顺铂 | DDP | $100 \text{mg/m}^2$ | 静脉滴注 | 第 1 天 |

疗程：3~4 周为 1 个周期。

【操作及监护要点】

（1）ADM 有骨髓抑制作用，应定期查血常规。

（2）ADM 有心脏毒性，终身剂量不应超过 $500 \sim 550 \text{mg/m}^2$，故应保护心脏。用药前进行心电图、超声心动图、心肌酶等心脏功能相关检查。

（3）针对 DDP 所致肾毒性，化疗前一天大量饮水或静脉输液水化，化疗中充分水化；除大量饮水外，静脉输液量在 2000ml 以上，并适当补钾，碱化尿液，给予利尿药，用药后继续水化 2 天。痛风患者在使用本品时，宜加大别嘌呤醇的用量和补液量。

（4）ADM 和 DDP 胃肠道反应均较重，两者联合应用会加重恶心、呕吐等副作用。为预防 ADM 和 DDP 胃肠道反应，化疗前后应用止吐药，如 5-HT$_3$ 受体拮抗剂、甲氧氯普胺、地塞米松、苯海拉明、氯丙嗪。

（5）ADM 与大量环磷酰胺合用时，本品应分次酌量递减。

【用药宣教】

（1）ADM 具有腐蚀性，建议采用中心静脉给药。

（2）使用过程中观察尿量，每日达到 2500ml 以上，以减轻肾毒性。

（3）ADM 可使尿液呈红色，告知患者勿紧张。

# EAP 方案

【适应证】用于子宫内膜间质肉瘤及子宫恶性中胚叶混合瘤。

【治疗方案】

| 药物名称 | 缩写 | 剂量 | 给药途径 | 给药时间及程序 |
|---|---|---|---|---|
| 多柔比星 | ADM | $50mg/m^2$ | 静脉冲入 | 第 1 天 |
| 依托泊苷 | VP-16 | $100mg/m^2$ | 静脉滴注 | 第 1~2 天 |
| 顺铂 | DDP | $50mg/m^2$ | 静脉滴注 | 第 1 天 |

疗程：3~4 周为 1 个周期。

【操作及监护要点】

（1）本方案对骨髓抑制作用较明显，必要时配合应用粒细胞集落刺激因子。

（2）ADM 有心脏毒性，终身剂量不应超过 $500 \sim 550mg/m^2$，故应保护心脏。

（3）VP-16 需用 0.9% 氯化钠注射液配制，静脉速度不宜过快，至少滴注 30 分钟以上，以免发生低血压和药液外渗。

（4）使用 DDP 应充分水化、利尿。

（5）ADM 和 DDP 胃肠道反应均较重，两者联合应用会加重恶心、呕吐等副作用。联合使用时准备止吐药对症治疗和预防。

（6）VP-16 有骨髓抑制毒性，主要是白细胞减少，这是最常见的剂量限制性毒性反应，血小板下降少见。

（7）VP-16 在葡萄糖溶液中不稳定，可形成细微沉淀，因此应使用 0.9% 氯化钠注射液稀释；本品不能肌内注射。

（8）在应用的过程中要注意充分水化、利尿，减轻 DDP 的肾毒性。

（9）个别患者对 VP-16 发生过敏反应，表现为心慌、气短或呼吸困难等，应立即停用及对症处理。

【用药宣教】

（1）ADM 具有腐蚀性，建议采用中心静脉给药。

（2）使用过程中观察尿量，每日达到 2500ml 以上，以减轻肾毒性。

（3）ADM 可使尿液呈红色，应提前告知患者勿紧张。

# IEP 方案

【适应证】用于子宫内膜间质肉瘤及子宫恶性中胚叶混合瘤、复发的卵巢癌。

【治疗方案】

| 药物名称 | 缩写 | 剂量 | 给药途径 | 给药时间及程序 |
|---|---|---|---|---|
| 异环磷酰胺 | IFO | 1.2mg/m² | 静脉滴注 | 第 1~3 天或第 1~5 天 |
| 依托泊苷 | VP-16 | 70mg/m² | 静脉滴注 | 第 1~5 天 |
| 美司钠 | MS | 按 IFO 剂量的 20% | 静脉注射 | 第 0、4、8 小时 |
| 顺铂 | DDP | 20mg/m² | 静脉滴注 | 第 1~5 天 |

疗程：4 周为 1 个周期。

【操作及监护要点】

（1）本方案对骨髓抑制作用较明显，必要时配合粒细胞集落刺激因子等辅助治疗。

（2）DDP 和 IFO 联用，泌尿系统毒副作用明显增加，应使用尿路保护剂美司钠；用药前、后及用药当天充分水化，每日静脉输液量在 2000ml 以上，并大量饮水，碱化尿液，使用利尿剂。

（3）VP-16 在葡萄糖注射液中不稳定，可形成细微沉淀，需用 0.9% 氯化钠注射液配制，静脉速度不宜过快，至少滴注 30 分钟以上，以免发生低血压和药液外渗；不能肌内注射。

（4）VP-16 有 36%~40% 经肾排泄，故肾功能不全时应适当调整剂量。VP-16 部分在肝脏代谢，对重度肝功能不全患者应调整剂量。

（5）VP-16 有骨髓抑制毒性，主要是白细胞减少，这是最常见的剂量性毒性反应，血小板下降少见。

【用药宣教】

（1）用药后和用药过程中须指导患者多饮水，每日尿量达2500～3000ml，以减轻肾毒性。

（2）化疗期间宜清淡饮食；有呕吐症状时应予侧卧位，以防误吸。

# 第十一章　泌尿系统肿瘤用药护理

## 第一节　概述

### 一、疾病概况

泌尿系统肿瘤常见的有肾血管平滑肌瘤和肉瘤、肾癌、肾盂、输尿管、膀胱上皮性肿瘤等。其中，肾癌和膀胱癌是泌尿系统常见的恶性肿瘤。

肾癌亦称肾细胞癌、肾腺癌，是最常见的肾实质恶性肿瘤，起源于肾小管上皮细胞，可发生于肾实质的任何部位，以上、下极为多见，少数侵及全肾。一经临床诊断为肾脏肿瘤便已有25%～57%的病例发生转移，肺、脑、对侧肾、甲状腺、腹膜后间隙及骨为远处转移的易发生脏器和部位。

膀胱肿瘤是男性泌尿生殖系统肿瘤中最为常见的肿瘤，而且发病率有逐年增加的趋势，国内膀胱肿瘤的发病率在男性泌尿生殖系统肿瘤中占首位。

### 二、临床特点

肾恶性肿瘤在早期一般无任何症状，而有症状常表明肿瘤已是较晚期。典型的体征和症状：血尿（70%）；疼痛（50%）；可触及肿块（20%）；红细胞增多症（3%）；发热（16%）。90%以上膀胱肿瘤患者的首发症状为血尿，常常表现为无痛性血尿或镜下血尿，多为间歇性全程血尿，时常伴有血块。

膀胱肿瘤早期出现尿频、尿急、尿痛等膀胱刺激症状者较少见，约占7%；肿瘤继续发展增大，表面缺血坏死、溃疡形成、合并感染，即会出现膀胱刺激症状或刺激症状加剧；膀胱肿瘤晚期患者可以出现下腹部肿块、肾功能不全、严重的贫血等恶液质症状；晚期发生转移则可根据转移部位而出现相应脏器的症状。常发生的转移部位为骨、肝、肺。

### 三、治疗原则

（1）肾癌

①局限性肾癌（Ⅰ、Ⅱ期）：以外科手术为首选治疗方法。手术方式包括根治性肾切除、保留肾单位手术、腹腔镜下根治性肾切除术和腹腔镜下部分肾切除术。

②局部进展性肾癌（Ⅲ期）：首选根治性手术。由于肾癌属于对放疗不敏感的肿瘤，术后一般不选择辅助治疗；未能彻底切除干净的肾癌可以选择术中或术后放疗。

③Ⅳ期和转移性肾癌：以全身治疗为主。对原发灶未切除的患者，如一般情况良好，可先行肾原发灶切除，对孤立的转移灶也可以切除；传统上，转移性肾癌的全身治疗以免疫治疗为主，生物化疗较单纯免疫治疗虽然提高客观有效率，但不能提高生存率，因为肾癌是实体恶性肿瘤，对化疗敏感性差（虽然采用适当的化疗也有一定缓解延长生存的作用）。常用化疗药物有长春碱、氟尿嘧啶、多柔比星、环磷酰胺、顺铂等；单药的缓解率以长春碱最高，文献报道长春碱有效率为25%；多主张联合用药。

（2）膀胱肿瘤

膀胱肿瘤一经确诊应及时治疗。目前首选手术治疗，其他如放疗、化学药物、免疫、激光等治疗均属辅助治疗。肿瘤的化学药物治疗属综合治疗的一部分，常作辅助治疗，目前主要用于手术或放疗的辅助治疗及不适宜手术的晚期肿瘤的治疗；膀胱肿瘤的化疗常以局部化疗为主，多采取膀胱内灌注治疗，适用于肿瘤经尿道电切术后、肿瘤局部切除及膀胱部分切除术后的治疗。晚期膀胱癌多伴有远处转移，宜用全身化疗，一般术后需化疗2~3个疗程。

# 第二节　常用的联合化疗方案

## CAP 方案

【适应证】本方案为膀胱癌一线化疗方案，为 Md Anderson 癌症中心推荐方案。

【治疗方案】

| 药物名称 | 缩写 | 剂量 | 给药途径 | 给药时间及程序 |
|---|---|---|---|---|
| 环磷酰胺 | CTX | 650mg/m² | 静脉注射 | 第 1 天 |
| 多柔比星 | ADM | 40mg/m² | 静脉注射 | 第 2 天 |
| 顺铂 | DDP | 70~100mg/m² | 静脉滴注 | 第 1 天（正规水化、利尿） |

疗程：21~28 天为 1 个周期，连用 3 个周期。

【操作及监护要点】

（1）CTX 和 ADM 对骨髓都有抑制作用，应定期查血常规。

（2）DDP 有明显的肾及胃肠毒性，当剂量大于 50mg/m² 时，治疗同时应给予水化、利尿及止吐治疗，否则易产生不可逆性肾小管损伤。

（3）目前 DDP 是致吐性最强的化疗药物之一，可出现食欲减退、恶心、呕吐、腹泻等，一般于注射后 1~2 小时发生，持续 4~6 小时或更长。因此用药期间应给予甲氧氯普胺、地塞米松或昂丹司琼等，可抑制或减轻消化道反应。

（4）禁止 DDP 与氨基苷类药物合用，避免发生致命的肾衰竭及加重耳毒性。

【用药宣教】

（1）告知患者应多饮水，以降低药物的肾毒性；同时要注意保护心脏；出现身体不适及时告知医护人员。

（2）告知患者及其家属应用 DDP 后若出现耳聋或听力下降应立即告知医生，停药观察。

# MVB 方案

【适应证】用于晚期转移性肾癌患者的治疗。

【治疗方案】

| 药物名称 | 缩写 | 剂量 | 给药途径 | 给药时间及程序 |
|---|---|---|---|---|
| 长春碱 | VLB | $4mg/m^2$ | 静脉注射 | 第 1 天 |
| 甲氨蝶呤 | MTX | $500 \sim 2000mg/m^2$ | 静脉滴注 | VLB 给药 4 小时后 |
| 博来霉素 | BLM | $30mg/d$ | 肌内注射 | 第 1、8 天 |

疗程：亚叶酸钙于用 MTX 后 3～6 小时肌内注射或静脉注射 15mg，每 6 小时 1 次，共 12 次，共用 72 小时。

【操作及监护要点】

（1）高剂量 MTX 治疗，有一定的危险性，必须不断地监测 MTX 的血药浓度。MTX 血药浓度降低到 500mmol/L 时，可停用亚叶酸钙。

（2）高剂量 MTX 治疗前，必须碱化尿液，化疗中测尿的 pH 值应为 7.00 左右。

（3）化疗前 1 天必须开始水化，每日液体量高于 2000ml；并利尿，连续 3 天。

（4）平阳霉素为 BLM 的 A5 成分，可代替 BLM。

（5）用药过程中，出现严重四肢麻木、膝反射消失、麻痹性肠梗阻、腹绞痛、心动过速、脑神经麻痹、白细胞过低、肝功能损害时，应停药或减量。

【用药宣教】

（1）嘱患者化疗期间要观察胃肠道反应的症状，及时告知医护人员。

（2）告知患者观察尿量的变化。

（3）告知患者出现食欲不振、恶心、呕吐等症状时，除考虑是胃肠道反应，还应复查血生化，避免肝、肾功能损害。

# VAU 方案

【适应证】用于肾癌术后化疗。

【治疗方案】

| 药物名称 | 缩写 | 剂量 | 给药途径 | 给药时间及程序 |
|---|---|---|---|---|
| 长春碱 | VLB | 5mg/m$^2$ | 静脉注射 | 第 1 天 |
| 多柔比星 | ADM | 30mg/m$^2$ | 静脉注射 | 第 1 天，第 4 周重复 |
| 尿嘧啶替加氟片 | UFT | 900mg/d | 口服 | 2 ~ 3 年 |

疗程：ADM 使用共 5 个周期。

【操作及监护要点】

（1）ADM 有心脏毒性，可用表柔比星代替。对有心脏疾病者和老年患者应注意预防药物的心脏毒性。

（2）注意避免骨髓抑制，必要时用粒细胞集落刺激因子治疗。

（3）按照药物说明书要求使用规定的药物溶媒（ADM 使用注射用水或 0.9% 氯化钠注射液）和稀释浓度（2mg/ml）。

（4）按照化疗药物的注射原则选择合适的血管。

（5）注射后 5 分钟、10 分钟、15 分钟、20 分钟分别观察注射部位，询问患者的主观感受，当出现异常时立即汇报医生给予恰当处理。

（6）输液速度以 30 ~ 40 滴/分为宜。

【用药宣教】

（1）注意 VLB 的神经毒性。出现明显神经毒性，应及时停用。

（2）告知患者口服 UFT，3 ~ 4 次/天，2 ~ 3 片/次，总量 400 ~ 600 片为一个疗程。

# GF 方案

【适应证】用于肾癌。

【治疗方案】

| 药物名称 | 缩写 | 剂量 | 给药途径 | 给药时间及程序 |
|---------|------|------|---------|--------------|
| 吉西他滨 | GEM | $600\,mg/m^2$ | 静脉滴注 | 第 1、8、15 天 |
| 氟尿嘧啶 | 5-FU | $150\,mg/m^2$ | 静脉滴注 | 第 1~21 天 |

疗程：每 4 周为 1 个周期。

【操作及监护要点】

(1) GEM 的剂量限制性毒性为骨髓抑制，4 周方案（第 1、8、15 天给药）比 3 周方案（第 1、8 天给药）毒性大。

(2) 持续静脉滴注 5-FU，最好采用中心静脉给药，避免外周静脉炎。

(3) 注意避免化疗过程中骨髓抑制和心脏毒性反应。

(4) 严格按照化疗药物的注射原则选择合适的血管。

(5) 患者出现局部及全身反应等症状时，及时汇报主管医师。

(6) 严格控制给药速度和剂量，不可过快或超量。

【用药宣教】

(1) 告知患者当出现注射部位疼痛难忍时立即停止静脉滴注，查找原因，给予处理。

(2) 当患者用 5-FU 后出现腹泻次数超过 5 次或出现出血性腹泻、白细胞降低达Ⅳ级，或出现口腔溃疡和精神症状时，应立即停药，并进行相关的对症支持治疗。

## AV 方案

【适应证】适用于肾母细胞瘤各型各期，为最常用的化疗方案。

【治疗方案】

| 药物名称 | 缩写 | 剂量 | 给药途径 | 给药时间及程序 |
|---------|------|------|---------|--------------|
| 放线菌素 D | ACTD | $8~15\,\mu g/kg$ | 静脉滴注 | 第 1~5 天 |
| 长春新碱 | VCR | $1.5\,mg/m^2$ | 静脉冲入 | 每周 1 次 |

疗程：连用 2 周，每 3 周重复。

【操作及监护要点】

（1）ACTD 单次极量为 400μg，1 岁以下为 8μg/kg；长春新碱单次极量 2mg，1 岁以 1mg/m$^2$。

（2）ACTD 可引起恶心、呕吐、脱发、口腔炎、骨髓抑制；VCR 可引起神经炎、便秘。

（3）应用止吐药物减轻恶心、呕吐；用粒细胞集落刺激因子治疗骨髓抑制。

【用药宣教】

（1）应用 ACTD 期间加强口腔护理，以减轻口腔黏膜损伤；定期检查血常规，肝、肾功能。

（2）注意 VCR 的神经毒性，症状明显的患者应及时停用。

# AC 方案

【适应证】用于肾母细胞瘤 FHⅢ、Ⅳ、UH 各期。

【治疗方案】

| 药物名称 | 缩写 | 剂量 | 给药途径 | 给药时间及程序 |
| --- | --- | --- | --- | --- |
| 放线菌素 D | ACTD | 15μg/kg | 静脉滴注 | 第 1~5 天 |
| 长春新碱 | VCR | 1.5mg/m$^2$ | 静脉冲入 | 每周 1 次 |
| 多柔比星 | ADM | 40mg/m$^2$ | 静脉冲入 | 每 3 周 1 次 |

【操作及监护要点】

（1）患儿年龄小于 5 岁，ADM 积累量应低于 300mg/m$^2$；大于 5 岁，ADM 累积量应低于 400mg/m$^2$。ADM 累积量高于 500mg/m$^2$ 可导致不可逆的心力衰竭。

（2）2 岁以下儿童慎用。

（3）ADM 除引起心脏毒性，还可引起脱发、口腔溃疡、骨髓抑制。

【用药宣教】

（1）注意 VCR 的神经毒性，症状明显的患者应及时停用。

（2）应用 ACTD 前加灭菌注射用水溶解，避免接触高温物体。

（3）应用 ACTD 期间加强口腔护理，以减轻口腔黏膜损伤；定期检查血常规，肝、肾功能。

（4）ADM 有心脏毒性，可用表柔比星代替。对有心脏疾病者和老年患者应注意预防 ADM 的心脏毒性。

（5）注意避免骨髓抑制，必要时用粒细胞集落刺激因子治疗。

（6）按照药物说明书要求使用规定的药物溶媒（ADM 使用注射用水或 0.9% 氯化钠注射液）和稀释浓度（2mg/ml）。

## M-VAPC 方案

【适应证】为膀胱癌的一线化疗方案。

【治疗方案】

| 药物名称 | 缩写 | 剂量 | 给药途径 | 给药时间及程序 |
|---|---|---|---|---|
| 甲氨蝶呤 | MTX | $30mg/m^2$ | 静脉滴注 | 第 1、5、22 天 |
| 长春碱 | VLB | $3mg/m^2$ | 静脉滴注 | 第 3、15、22 天 |
| 多柔比星 | ADM | $30mg/m^2$ | 静脉滴注 | 第 2 天 |
| 顺铂 | DDP | $70mg/m^2$ | 静脉滴注 | 第 2 天（正规水化、利尿） |

疗程：4 周为 1 个周期，共 2~4 个周期。

【操作及监护要点】

（1）如患者曾行盆腔放疗超过 2500cGy，ADM 减少为 $15mg/m^2$。

（2）如白细胞 $< 2.5 \times 10^9/L$，血小板 $< 100 \times 10^9/L$，或有黏膜炎，第 22 天化疗取消。

【用药宣教】

（1）嘱患者化疗期间观察胃肠道反应的症状，及时告知医护人员。

（2）告知患者观察尿量的变化。

（3）告知患者出现食欲不振、恶心、呕吐等症状时，除考虑是胃肠道反应，应复查血生化，避免肝、肾功能损害。

# CMV 方案

【适应证】对有心脏疾病的晚期转移性细胞癌患者可考虑应用。

【治疗方案】

| 药物名称 | 缩写 | 剂量 | 给药途径 | 给药时间及程序 |
|---|---|---|---|---|
| 甲氨蝶呤 | MTX | $30mg/m^2$ | 静脉滴注 | 第 1、8 天 |
| 顺铂 | DDP | $100mg/m^2$ | 静脉滴注 | 第 1、8 天 |
| 长春碱 | VLB | $3mg/m^2$ | 静脉滴注 | 第 2 天（正规水化、利尿） |

疗程：每 3 周为 1 个周期。

【操作及监护要点】

（1）DDP 有明显的肾毒性和消化系统反应，应给予水化、利尿措施，治疗前 1 天大量饮水或补液 2000～3000ml，用药当天输液 3000ml 左右，并用呋塞米利尿。

（2）用 DDP 易导致呕吐，可在给药前半小时（或）及给药后 8 小时给予止吐药。

（3）VLB 可导致周围神经毒性，如手指或脚趾麻木、四肢疼痛、肌肉震颤、腱反射消失等。

（4）出现骨髓抑制毒性反应，应及时给予骨髓功能恢复药。

（5）DDP 有明显的肾及胃肠毒性，当剂量大于 $50mg/m^2$ 时，治疗同时应给予水化、利尿及止吐治疗，否则易产生不可逆性肾小管损伤。

（6）目前 DDP 是致吐性最强的化疗药物之一，可出现食欲减退、恶心、呕吐、腹泻等，一般于注射后 1～2 小时发生，持续 4～6 小时或更长。因此用药期间应给予甲氧氯普胺、地塞米松或昂丹司琼等，可抑制或减轻消化道反应。

（7）禁止 DDP 与氨基糖苷类药物合用，避免发生致命的肾衰竭及加重耳毒性。

【用药宣教】

（1）告知患者化疗期间观察胃肠道反应的症状及尿量的变化，及时汇报医护人员。

（2）告知患者出现食欲不振、恶心、呕吐等症状时，不能只认为是胃肠道反应，应复查血生化，避免肝、肾脏功能损害。

# GP 方案

【适应证】用于进展期膀胱癌患者。

【治疗方案】

| 药物名称 | 缩写 | 剂量 | 给药途径 | 给药时间及程序 |
| --- | --- | --- | --- | --- |
| 吉西他滨 | GEM | $800mg/m^2$ | 静脉滴注 | 第 1、8、15 天 |
| 顺铂 | DDP | $70mg/m^2$ | 静脉滴注 | 第 2 天 |

疗程：4 周为 1 个周期，连用 6 个周期，其中 GEM 要求在 30 分钟内静滴完。

【操作及监护要点】

（1）化疗药物致外周静脉炎发生率可达 63%。为保护患者外周血管，防止药物外渗，建议在采用本治疗方案时，根据患者经济状况采用锁骨下静脉、颈内静脉或经外周穿刺置入静脉中心静脉导管（PICC）给药，尽量不要使用外周静脉输液给药。

（2）GEM 有较轻的胃肠道反应，剂量限制性毒性为骨髓抑制，对中性粒细胞和血小板的影响较常见，4 周方案较 3 周方案对血液学指征影响大。4 周方案为 GEM $1000mg/m^2$ 第 1、8、15 天；3 周方案为 GEM $1000mg/(m^2 \cdot d)$ 第 1、8 天，DDP 用量相同。

（3）GEM 对血小板影响较大，应注意检查血常规，必要时输注血小板。

（4）应注意水化、利尿措施，保护肾功能。

（5）患者在 GP 方案用药过程中，遵医嘱化疗前后给予止吐、解毒药物，睡前给予地西泮等处理。

（6）及时协助漱口、清理呕吐物，保持病房内空气流通。

（7）加强巡视，主动与患者交谈，减轻其紧张焦虑的情绪。

【用药宣教】

（1）告知患者 GP 方案主要不良反应可表现为恶心、呕吐、偶见腹泻、便秘以及肝功能异常。

（2）DDP 有明显的肾及胃肠毒性，当剂量大于 $50mg/m^2$ 时，治疗同时应给予水化、利尿及止吐治疗，否则易产生不可逆性肾小管损伤。

（3）目前 DDP 是致吐性最强的化疗药物之一，可出现食欲减退、恶心、呕吐、腹泻等，一般于注射后 1~2 小时发生，持续 4~6 小时或更长。因此用药期间应给予甲氧氯普胺、地塞米松或昂丹司琼等，可抑制或减轻消化道反应。

（4）嘱患者进食清淡、半流食物，少量多餐，避免进食油炸及辛辣食物；尽量多饮水，以减轻药物的毒性。

# TP 方案

【适应证】适用于进展期膀胱癌患者。

【治疗方案】

| 药物名称 | 缩写 | 剂量 | 给药途径 | 给药时间及程序 |
| --- | --- | --- | --- | --- |
| 紫杉醇 | PTX | $175mg/m^2$ | 静脉滴注 | 第 1 天 |
| 顺铂 | DDP | $75mg/m^2$ | 静脉滴注 | 第 1 天 |

疗程：每 3 周重复 1 次，PTX 静脉滴注应超过 3 小时，DDP 静脉滴注应超过 30 分钟。

【操作及监护要点】

（1）高剂量 DDP 化疗需足量的液体水化液体总量达 3000~4000ml，输液从用药前 6 小时，持续至 DDP 结束后 6~12 小时，并用呋塞米利尿，治疗时需监测肾功能及电解质情况。

（2）骨髓毒性较明显，可导致中性粒细胞减少，用药后 8~

10 小时发生，15～21 小时恢复，可用粒细胞集落刺激因子治疗。

（3）脱发、消化道症状、外周神经病变较常见。

（4）滴注或储存 PTX 注射液时应采用非聚氯乙烯材料的输液瓶、输液器和储存器。

（5）禁止用于对 PTX 或对聚氧乙基蓖麻油配制的药物有过敏反应的患者。

（6）DDP 是致吐性最强的化疗药物之一，可出现食欲减退、恶心、呕吐、腹泻等，一般于注射后 1～2 小时发生，持续 4～6 小时或更长。因此用药期间应给予甲氧氯普胺、地塞米松等对症处理。

【用药宣教】

嘱患者进食清淡、半流食物，少量多餐，避免进食油炸及辛辣食物；尽量多饮水，以减轻药物的毒性。

# DP 方案

【适应证】适用于进展期膀胱癌患者。

【治疗方案】

| 药物名称 | 缩写 | 剂量 | 给药途径 | 给药时间及程序 |
| --- | --- | --- | --- | --- |
| 多西他赛 | TXT | $75\,mg/m^2$ | 静脉滴注 | 第 1 天 |
| 顺铂 | DDP | $75\,mg/m^2$ | 静脉滴注 | 第 1 天 |

疗程：每 3 周重复 1 次。

【操作及监护要点】

（1）对 TXT 或任何一种赋型剂过敏者、中性粒细胞减少（$<1.5\times10^9/L$）的患者、妊娠与哺乳期妇女以及重度肝功能不全者禁用。

（2）为预防血管神经性水肿及液体潴留综合征发生，用药前一天开始口服地塞米松 8mg，每天 2 次，连续服用 5 天。

（3）高剂量 DDP 化疗需足量的液体水化，液体总量达 3000～4000ml，输液从用药前 6 小时，持续至 DDP 结束后 6～12 小时，并用呋塞米利尿，治疗时需检测肾功能及电解质情况。

（4）TXT 的主要剂量限制性毒性是中性粒细胞减少，并呈剂量依赖性，可用粒细胞治疗。

（5）TXT 有两种独特的水肿综合征，一种为血管神经性水肿，用药后出现快，服用皮质激素有效。另一种为液体潴留综合征，出现外周水肿、胸水和腹水，常见于 4～5 个周期治疗后的患者，口服皮质激素可使发生率降低。

（6）如果患者前一周期化疗出现 4 级胃肠道反应且后效应期长，可建议医师更换方案或减少给药剂量。

（7）若发现患者出现精神差，呕吐，头痛，偶感意识模糊等症状后，除考虑可能是 TP 方案的胃肠道反应外，基于 TXT 及 DDP 均可致神经毒性，还应考虑神经毒性可能，建议医生停止化疗并及时给予水化及营养神经治疗。

（8）DDP 是致吐性最强的化疗药物之一，可出现食欲减退、恶心、呕吐、腹泻等，一般于注射后 1～2 小时发生，持续 4～6 小时或更长。因此用药期间应给予甲氧氯普胺、地塞米松或昂丹司琼等，可抑制或减轻消化道反应。

【用药宣教】

嘱患者进食清淡、半流食物，少量多餐，避免进食油炸及辛辣食物；尽量多饮水，以减轻药物的毒性。

# 第十二章 骨及软组织肉瘤用药护理

## 第一节 概述

### 一、疾病概况

骨肉瘤是一种最常见的原发性恶性骨肿瘤，约占骨恶性肿瘤的30%，发病率呈双峰，以青少年和老年人发病率最高，主要发生在20岁或以下人群；大多数（80%）病变位于四肢长骨的干骺端，其中约45%发生在股骨，18%发生在胫骨，11%发生在肱骨，而50岁或以上人群中，发生在四肢的病变只占50%，发生于骨盆、头部和颌面部骨的病例的比例增加至20%；骨肉瘤存在多种亚型和继发性骨肉瘤。目前的治疗结果是：早期、低度恶性患者5年生存率超过50%；高度恶性的局限病变患者随着有效联合化疗和适当外科化疗，长期生存率达60%~75%；但远处转移患者预后很差。

尤文肉瘤（ewing sarcoma）是儿童中第二常见的原发性骨肿瘤，好发于10~20岁青少年，占儿童骨肿瘤约20%，男性患者略多于女性（1.1:1）。尤文肉瘤家族指骨和软组织、神经外胚层来源的小圆细胞恶性肿瘤，包括尤文肉瘤、外尤文肉瘤、原始神经外胚层瘤、Askin瘤。

软组织肉瘤是一组源于全身各部位结缔组织除骨及软骨以外的恶性肉瘤，主要包括发生于纤维组织、脂肪、肌肉、神经及神经鞘、血管以及其他结缔组织的恶性肿瘤。其特点是病理类型多，组织学亚型超过50种；发病率低，总病例数低于全身恶性肿瘤的1%，占儿童恶性肿瘤的15%；软组织肉瘤可发生于任何年龄，男性略多于女性，发病率随年龄的增加而升高，中位年龄65岁；胚胎型横纹肌肉瘤几乎只见于儿童，滑膜肌肉瘤绝大多数见于青壮年，而多形性高度恶性肉瘤、脂肪肉瘤和平滑肌肉瘤主要见于中老年人群。

## 二、临床特点

骨肉瘤的主要症状为疼痛、压痛、肿胀或形成肿块、患肢活动障碍、局部皮温升高、皮肤发红、皮下静脉扩张，晚期有消瘦、贫血等全身症状。骨肉瘤的转移途径中，血液播散几乎是唯一的转移途径，主要为肺转移，其次是骨转移。跳跃性转移是指原发肿瘤位于同一骨骼的肿瘤结节，但不与原发肿瘤相连。高度恶性骨肉瘤最常发生跳跃性转移。45%～50%的患者血清碱性磷酸酶升高。

尤文肉瘤好发于长管状骨和扁平骨，最常见部位为股骨、盆骨及胸壁，但所有骨均可发病。早期症状为局部疼痛和肿胀，肺、骨和骨髓为最常见转移部位，常合并病理性骨折。

软组织肉瘤常表现为早期无症状的肿块，深部肿块很难发现，肿块的部位对治疗及预后有很重要的影响。肢体软组织肉瘤常转移至肺，腹腔软组织肉瘤常转移至肝脏和腹膜。

## 三、治疗原则

骨肉瘤外科分期系统 IA 期和骨旁骨肉瘤，应行广泛切除，术后根据病理分级，高分化的可随访，低分化的应行术后化疗。外科分期系统 IB、Ⅱ期先予辅助化疗，化疗后重新分期。新辅助化疗后仍不能手术切除者，予以局部放疗，然后再予化疗。新辅助化疗后肿块缩小能手术切除者，予以广泛切除。术后切缘阳性且病理提示化疗敏感者，继续予以原方案化疗或加局部治疗；对化疗不敏感者，应予局部治疗或更换化疗方案。Ⅲ期或复发患者，化疗为主，手术和放疗作为减症治疗。目前，大多数骨肉瘤治疗采用术前、术后全身化疗和保留肢体手术，保留肢体的广泛肿瘤切除术已经代替了截肢术；化疗有效药物有高剂量甲氨蝶呤加亚叶酸钙解救治疗、顺铂、阿霉素、异环磷酰胺等，这些药物可以交替和联合使用。通过这些方法的使用，肢体骨肉瘤的长期生存率可达 68% ~ 80%。晚期或远处转移患者可采用化疗、放疗和姑息性手术治疗。

尤文肉瘤的治疗原则以全身化疗和放射治疗为主，以达到最大限度保存肢体功能，减少长期并发症，提高生存率。尤文肉瘤对化疗和放疗均很敏感，采用化疗、放疗、手术的综合治疗。对无转移病例应先行化疗，待肿瘤缩小后再做放疗。对放、化疗不能控制的肿瘤，或肿瘤复发，或出现放疗后遗症者，行手术切除。手术前后行辅助化疗或放疗。对转移病例则以化疗为主，结合局部姑息放疗和减症手术治疗。随着多药联合化疗的应用，尤文肉瘤的长期生存率已从 5% ~ 10% 增加到 75% 以上。

软组织肉瘤的生物学特点和临床表现的多样性决定了不可能用单一的方法治疗。手术是大多数软组织肉瘤初始治疗的主要手段。化疗用于已发生转移者或局部晚期者，术后辅助化疗可降低远处转移的风险性。其中，①横纹肌肉瘤对化疗、放疗敏感，因此横纹肌肉瘤应采用以化疗、放疗为主的综合治疗，必要时行外科治疗；②其他软组织肉瘤一般对化疗和放疗不敏感，因此 ⅠA 期采用单纯外科治疗，ⅡB 期 ~ Ⅲ期采用手术加放疗、加或不加化疗，Ⅳ期及复发患者以姑息治疗为主。

# 第二节　常用的联合化疗方案

## 一、骨肉瘤

### IE 方案

【适应证】适用于复发的骨肉瘤。

【治疗方案】

| 药物名称 | 缩写 | 剂量 | 给药途径 | 给药时间及程序 |
| --- | --- | --- | --- | --- |
| 异环酰胺 | IFO | $1.6g/m^2$ | 静脉滴注 | 第 1 ~ 5 天 |
| 依托泊苷 | VP-16 | $100mg/m^2$ | 静脉滴注 | 第 1 ~ 5 天 |

疗程：每 3 周重复 1 次。

【操作及监护要点】

（1）IFO 易导致出血性膀胱炎，需应用泌尿道保护剂美司钠预防 IFO 的泌尿系统毒性。一般用法：美司钠剂量为 IFO 单次剂量的 20%，与化疗药同时应用和化疗药用后的第 0、4、8 小时应用，共应用 3 次。

（2）由于高剂量用药可因肾毒性产生代谢性酸中毒，应严密监测使用 IFO 患者的肝、肾功能。

（3）VP-16 在 5% 葡萄糖注射液中不稳定，易出现微细沉淀，应使用 0.9% 氯化钠注射液稀释，浓度小于 0.25mg/ml；静脉滴注时间不少于 30 分钟，静脉滴注速度过快可导致血压下降。

（4）应密切关注骨髓抑制的不良反应，即白细胞和血小板减少及贫血。护士每日查房，应询问患者，如诉头晕、发热、出血等表现，应判断是否是由于化疗后骨髓抑制引起白细胞和血小板减少及贫血，是否发生了感染。

（5）密切观察患者有无食欲减退、恶心、呕吐等胃肠道反应。

（6）对肝、肾功能不全或只有一个肾脏的患者应禁用或慎用 IFO。

【用药宣教】

（1）告知患者密切观察用药期间反应，如出现尿急、尿频、尿痛等膀胱刺激症状及尿液颜色改变时，要及时报主管医师予以处理。

（2）个别患者对 VP-16 发生过敏反应，如表现为心慌、气短或呼吸困难等，应及时停用和对症处理。

（3）尽可能减少镇静药、镇痛药、抗组胺药及麻醉药与 IFO 同时应用，以减少中枢神经系统毒性。

# AP 方案

【适应证】用于转移性骨肉瘤。

【治疗方案】

| 药物名称 | 缩写 | 剂量 | 给药途径 | 给药时间及程序 |
|---|---|---|---|---|
| 多柔比星 | ADM | $90mg/m^2$ | 静脉滴注 | 第1~4天 |
| 顺铂 | DDP | $120mg/m^2$ | 静脉滴注 | 第6天 |

疗程：每4周重复1次。

【操作及监护要点】

（1）由于 ADM 的心脏毒性，对明显心功能损伤、胸骨后疼痛、心律失常及近期心肌梗死患者禁用；使用 ADM 与5%葡萄糖溶解后静脉冲入或滴入，总量不宜超450~550mg/m²，以免发生严重的心脏毒性反应；对儿童应减半使用。

（2）ADM 可进行腔内注射和膀胱灌注；不能做鞘内注射。

（3）DDP 是致吐性最强的化疗药物之一，可出现食欲减退、恶心、呕吐、腹泻等，一般于给药后1~2小时发生，持续4~6小时或更长。因此，用药期间应给予甲氧氯普胺、地塞米松或昂丹司琼等，以抑制或减轻消化道反应。

（4）应用 DDP 期间，特别是大剂量给药时，应给予水化、利尿措施，补充电解质。

（5）治疗前后、治疗期间和每一疗程之前，应做如下检查：肝、肾、心功能，检测末梢血常规、血钙，且当心电图、神经系统功能及听力表现等出现变化，必要时减少剂量或停药，并进行相应的治疗。通常需要待器官功能恢复正常后，才可重复下一个周期。

（6）避免使用与 AP 方案中肾毒性或耳毒性叠加的药物，如氨基苷类抗生素、两性霉素 B、头孢噻吩、呋塞米、依他尼酸等。静脉滴注时需避光。

【用药宣教】

（1）患者进行纵隔或胸腔放疗期间禁用 ADM；曾经接受过纵隔或胸腔放疗的患者应减量。

（2）痛风患者在使用 ADM 时，宜加大别嘌呤醇的用量，补充液量；用药期间避免服用脊髓灰质炎疫苗；密切随访血常规。

（3）嘱患者多饮水，以减少肾损伤。

# T10 方案

【适应证】是骨肉瘤常用的化疗方案，适用于术前或术后辅助化疗。

【治疗方案】第 0 ~ 3 周，术前化疗。

| 药物名称 | 缩写 | 剂量 | 给药途径 | 给药时间及程序 |
| --- | --- | --- | --- | --- |
| 甲氨蝶呤 | MTX | $8 \sim 12 \text{g/m}^2$ | 静脉滴注 | 每周 1 次 |

MTX 治疗后 20 小时用亚叶酸钙（CF）解救，10 ~ 15mg 口服，每 6 小时 1 次，连用 10 次。

第 4 周：手术治疗。

术后根据肿瘤组织对化疗的反应分为 IV 级，据此选择术后化疗方案。术后 2 周继续联合化疗：

（1）组织学对化疗反应为 I ~ II 级者，术后用 T10a 方案化疗。

第 0 周：

| 药物名称 | 缩写 | 剂量 | 给药途径 | 给药时间及程序 |
| --- | --- | --- | --- | --- |
| 多柔比星 | ADM | $30 \text{mg/m}^2$ | 静脉滴注 | 第 1 ~ 2 天 |
| 顺铂 | DDP | $120 \text{mg/m}^2$ | 静脉滴注 | 第 1 天 |

14 天为 1 个周期，共用 2 个周期。

第 3 周：应用 ADM、DDP 剂量、方法同上。

第 6 周：开始用 BCD 方案如下。

| 药物名称 | 缩写 | 剂量 | 给药途径 | 给药时间及程序 |
| --- | --- | --- | --- | --- |
| 博来霉素 | BLM | $15 \text{mg/m}^2$ | 静脉滴注 | 第 1 ~ 2 天 |
| 环磷酰胺 | CTX | $600 \text{mg/m}^2$ | 静脉滴注 | 第 1 ~ 2 天 |
| 放线菌素 D | ACTD | $600 \mu \text{g/m}^2$ | 静脉滴注 | 第 1 ~ 2 天 |

休息 1 ~ 3 周后重复 T10a 方案 2 次；共 3 个周期。

（2）组织学对化疗反应为Ⅲ ~ Ⅳ级者，术后用 T10b 方案：

第 0 周：

| 药物名称 | 缩写 | 剂量 | 给药途径 | 给药时间及程序 |
| --- | --- | --- | --- | --- |
| 博来霉素 | BLM | $15mg/m^2$ | 静脉滴注 | 第 1 ~ 2 天 |
| 环磷酰胺 | CTX | $600mg/m^2$ | 静脉滴注 | 第 1 ~ 2 天 |
| 放线菌素 D | ACTD | $600\mu g/m^2$ | 静脉滴注 | 第 1 ~ 2 天 |

第 3、4 周：MTX、CF 剂量及用法同上述术前方案，每周 1 次，连用 2 周。

第 5 周：

| 药物名称 | 缩写 | 剂量 | 给药途径 | 给药时间及程序 |
| --- | --- | --- | --- | --- |
| 多柔比星 | ADM | $30mg/m^2$ | 静脉滴注 | 第 1 ~ 2 天 |

第 8，9 周：MTX，CF 剂量及用法同上述术前方案，每周 1 次，连用 2 周。

休息 1 周后重复 T10b 方案 2 个周期；共 3 个周期。

【操作及监护要点】

（1）大剂量 MTX 可导致口腔溃疡，应用时需监测血药浓度，并用 CF 解救。

（2）本方案中 ADM 有心脏毒性，可导致严重的心肌损伤和心力衰竭，因此有严重器质性心脏病和心功能异常者禁用。

（3）本方案中 BLM 可导致肺损伤，因此肺功能差或肺部放疗患者慎用；用时注意检查肺部，发现肺部啰音时应立即停药。

（4）用 BLM 前 1 小时口服吲哚美辛 25mg、地塞米松 5mg，预防发热和过敏反应；预防无效者应停用 BLM。也可以从小剂量如 2mg 以下开始，逐渐增至常规量。

（5）本方案中 ACTD 如漏出血管，对软组织损害显著，应立即用 1% 普鲁卡因局部封闭；或用 50 ~ 100mg 氢化可的松局部注射及冷湿敷。

（6）初次应用 BLM 时，应警惕过敏反应的发生；或先注射 1/3 剂量观察，无不良反应再注射其余药量。

【用药宣教】

（1）告知患者静脉注射过程中应密切观察注射部位是否有渗漏发生，药物一旦外渗需及时采取补救措施。

（2）ACTD 在临床应用前加入灭菌注射用水溶解，避免接触高温物体；用药期间应加强口腔护理，以减轻口腔黏膜反应；定期检查血常规，肝、肾功能。

（3）应密切观察化疗药物抑制骨髓的副作用，如出现白细胞、血小板下降应及时采取补救措施。

## 二、尤文肉瘤

### VAC 方案

【适应证】适用于尤文肉瘤辅助或新辅助化疗，特别是非远处转移的尤文肉瘤患者的治疗。

【治疗方案】

| 药物名称 | 缩写 | 剂量 | 给药途径 | 给药时间及程序 |
| --- | --- | --- | --- | --- |
| 长春新碱 | VCR | $1.5mg/m^2$ | 静脉滴注 | 第 1 天 |
| 多柔比星 | ADM | $40\sim60mg/m^2$ | 静脉滴注 | 第 1 天 |
| 环磷酰胺 | CTX | $10mg/kg$ | 静脉滴注 | 第 1～5 天 |

疗程：每 3 周重复 1 次。

【操作及监护要点】

（1）由于 VCR 的神经毒性呈累积性，因此用药前应进行神经系统检查，如出现严重的感觉异常、运动无力等症状，需及时停药观察。

（2）临床研究显示，ADM 心肌病的发生率通常在 1%～2%，但与累积量有显著关系。如果患者曾接受过胸部照射或同时应用

CTX，则累积量不应超过 450mg/m$^2$。

（3）CTX 水溶液不稳定，最好现用现配。

（4）使用 VCR 时，避免药物漏入组织，可致局部组织坏死。

（5）患者进行纵隔或胸腔放疗期间禁用 ADM；曾经接受过纵隔或胸腔放疗的患者 ADM 应减量。

（6）ADM 与大量 CTX 合用时，应分次酌情减量。

（7）大剂量使用 CTX 且缺乏有效预防措施时易引起出血性膀胱炎，表现为膀胱刺激症状、少尿、血尿、蛋白尿，应采取水化、利尿的措施同时用应用特异性的尿路保护剂美司钠，预防出血性膀胱炎。

【用药宣教】

（1）痛风患者在使用 ADM 时，宜加大别嘌呤醇的用量，并补充液量。

（2）用药期间避免服用脊髓灰质炎疫苗；密切随访患者血常规。

（3）告诉患者应大量饮水，以预防出血性膀胱炎。

## VACA 方案

【适应证】用于转移的尤文肉瘤的化疗。

【治疗方案】

| 药物名称 | 缩写 | 剂量 | 给药途径 | 给药时间及程序 |
|---|---|---|---|---|
| 长春新碱 | VCR | 1.5mg/（m$^2$·w） | 静脉滴注 | 第 1~6 周、第 8~13 周 |
| 放线菌素 D | ACTD | 0.015mg/kg | 静脉滴注 静脉滴注 | 每 12 周的第 1~5 天 |
| 环磷酰胺 | CTX | 500mg/m$^2$ | 静脉滴注 | 第 1 周 |
| 多柔比星 | ADM | 30mg/m$^2$ | 静脉滴注 | 第 1~3 天，每 3 周 1 循环 |

【操作及监护要点】

（1）ACTD 用药过程中应避免药物外渗，用药期间注意加强巡视，以防导致严重的软组织损伤。

（2）VCR、ADM 的注意事项同 VAC 方案。

（3）ACTD 在临床应用前加入灭菌注射用水溶解，避免接触高温物体；用药期间应加强口腔护理，以减轻口腔黏膜反应；定期检查血常规，肝、肾功能。

（4）ACTD 与磺胺、氨基比林类药物合用会加重骨髓抑制，应密切监测血常规的变化。

【用药宣教】告知患者 CTX 的代谢产物对尿路有刺激性，用药期间注意多饮水；大剂量应用时采取水化、利尿措施，同时应用尿路保护剂美司钠。

## 三、软组织肉瘤

## AI 方案

【适应证】用于软组织肉瘤新辅助化疗。

【治疗方案】

| 药物名称 | 缩写 | 剂量 | 给药途径 | 给药时间及程序 |
|---|---|---|---|---|
| 多柔比星 | ADM | $30\,mg/m^2$ | 静脉注射 | 第 1~2 天 |
| 异环磷酰胺 | IFO | $3.75\,g/m^2$ | 静脉注射 | 第 1~2 天 |

（应用 IFO 后第 0、4、8 小时，静脉滴注美司钠 $750\,mg/m^2$）

疗程：每 3 周重复 1 次。

【操作及监护要点】

（1）IFO 易导致出血性膀胱炎，需应用泌尿道保护剂美司钠预防 IFO 的泌尿系统毒性。一般用法：美司钠剂量为 IFO 单次剂量的 20%，与化疗药同时应用和化疗药给药后的第 0、4、8 小时应用，共应用 3 次。

（2）由于 ADM 具有心脏毒性，对明显心功能损伤、胸骨后疼痛、心律失常及近期心肌梗死患者禁用，使用 ADM 与 5% 葡糖糖溶解后静脉冲入或滴入，总量不宜超 450～550mg/m²，以免发生严重的心脏毒性反应，儿童减半使用。

（3）对肝、肾功能不全或只有一个肾脏的患者应禁用或慎用 IFO。

（4）尽可能减少镇静药、镇痛药、抗组胺药及麻醉药与 IFO 同时应用，以减少中枢神经系统毒性。

【用药宣教】应用 ADM 后 60%～80% 的患者会出现骨髓抑制，均有不同程度的毛发脱落，注意出入戴发套和防止受凉感冒。

## MAID 方案

【适应证】适用于治疗晚期和有复发与转移的软组织肉瘤。

【治疗方案】

| 药物名称 | 缩写 | 剂量 | 给药途径 | 给药时间及程序 |
| --- | --- | --- | --- | --- |
| 美司钠 | MS | 2.5g/m² | 静脉滴注 | 第 1～4 天 |
| 多柔比星 | ADM | 20mg/m² | 静脉滴注 | 第 1～3 天 |
| 异环磷酰胺 | IFO | 2.5g/m² | 静脉滴注 | 第 1～3 天 |
| 达卡巴嗪 | DTIC | 300mg/m² | 静脉滴注 | 第 1～3 天 |

疗程：每 3 周重复 1 次。

【操作及监护要点】

（1）此方案中 DTIC 遇光和热极不稳定，遇光或热易变红，在水中不稳定，放置后溶液变浅红色。用药时需临时配制，溶解后立即注射，并尽量避光。

（2）少数患者可出现发热、肌肉疼痛、乏力、头晕、周身不适等流感样症状，应注意与其区分。

（3）防止药物外漏，避免对局部组织刺激。

（4）用药期间应定期检查白细胞，血小板和肝、肾功能。

（5）应用 DTIC 过程中，如药物溢出血管，应立即停药，并用 1% 普鲁卡因注射液局部封闭。

(6) 当儿童用药时，DTIC 可加重 ADM 对儿童的心脏毒性，应避免两药合用。

【用药宣教】

(1) 痛风患者在使用 ADM 时，宜加大别嘌呤醇的用量，并补充液量。

(2) 用药期间应避免服用脊髓灰质炎疫苗；密切随访患者血常规。

## GEM/DOC 方案

【适应证】用于软组织肉瘤转移的患者，尤其适用于平滑肌肉瘤。

【治疗方案】

| 药物名称 | 缩写 | 剂量 | 给药途径 | 给药时间及程序 |
| --- | --- | --- | --- | --- |
| 吉西他滨 | GEM | $720\text{mg/m}^2$ | 静脉滴注 | 第 1、8 天 |
| 多西他赛 | DOC | $100\text{mg/m}^2$ | 静脉滴注 | 第 8 天 |
| 粒细胞 | G-CSF | $150\mu\text{g/m}^2$ | 皮下注射 | 第 9～15 天 |

疗程：每 3 周重复 1 次。

【操作及监护要点】

(1) 接受过盆腔放疗患者 GEM、DOC 两药剂量均降低 25%。

(2) GEM 的剂量限制性毒性是骨髓抑制，对中性粒细胞和血小板的抑制常见，应定期检测血常规。

(3) 液体潴留综合征是 DOC 特有的一种水肿综合征，特点是进行性外周水肿、胸腔积液和腹水。预防方法：在使用 DOC 前一日开始口服皮质激素，如地塞米松 8mg，每 12 小时 1 次，连用 3～5 天。

【用药宣教】

(1) 告知患者需定期检测血常规。

(2) 告知患者为减轻 DOC 的液体潴留症状，需要预先服用糖皮质激素。

# 第十三章　中枢神经系统恶性肿瘤用药护理

## 第一节　概述

### 一、疾病概况

中枢神经系统肿瘤是指颅内和椎管内的肿瘤，分为原发和继发两大类。本章节主要介绍原发性中枢神经系统肿瘤。由于中枢神经系统有许多不同的组织，如脑组织、脑膜、颅神经、垂体、血管、胚胎残余组织以及椎管内的脊髓、神经根、脊膜、椎管壁组织等，都可能转化为肿瘤，因此原发肿瘤的类型很多。脑瘤各病理类型的发生以神经胶质瘤最常见（34.9%～46.8%），其次为脑膜瘤（13.3%～19.2%），然后依次为垂体瘤（7.8%～17.8%）、神经纤维瘤（6.8%～10.8%）、先天性肿瘤、转移瘤、血管瘤等。

中枢神经系统肿瘤在成人与儿童也各有特点。少年儿童以后颅窝及中线肿瘤较多见，如低度恶性星形细胞瘤、髓母细胞瘤、颅咽管瘤及室管膜瘤；成人则以大脑半球胶质瘤最多见，如星形细胞瘤、胶质细胞瘤；老年人以胶质细胞瘤和转移瘤多见。

### 二、临床特点

颅内肿瘤所致症状主要包括两个机制：①肿瘤及其周围水肿所造成的占位效应（颅内压增高）；②肿瘤对正常组织的浸润与破坏。脊髓肿瘤的临床表现因其发病或侵及的解剖结构的不同而不同。髓外肿瘤常由外向内横向生长，压迫正常脊髓；转移瘤常通过椎间孔到达硬膜外腔；硬膜下肿瘤可源于髓内或髓外，常见的髓外硬膜下肿瘤是神经纤维瘤和脊膜瘤；髓内肿瘤如分前后侵及不同感觉传导束则可出现感觉分离现象；颈部髓内肿瘤可造成感觉丧失、上肢肌无力及其废用性萎缩和长束征，常与脊髓空洞症相混淆。

## 三、治疗原则

中枢神经系统恶性肿瘤的主要治疗手段有手术治疗、放射治疗和化学治疗。应根据病理组织学类型、恶性程度、原发部位、病变范围及患者身体状况而定。原则上，手术应在尽可能保全重要神经功能的前提下，最大限度地切除肿瘤。

化疗已成为中枢神经系统肿瘤重要的治疗方式之一，尤其是对恶性胶质细胞瘤、复发性脑瘤等的治疗。目前常用的药物有：所有的非糖基氯乙基硝基脲，包括卡莫司汀、洛莫司汀和尼莫司汀，单一用药时均有效；丙卡巴肼和另外一些常用的化疗药物也能穿透血脑屏障并发挥疗效。需要注意的是，血脑屏障的破坏同时也减少了对正常脑组织的保护，化疗药物的中枢神经毒性作用将明显增强，与造血系统毒性和胃肠道毒性一样成为限制多数化疗药物剂量的主要因素。而对于颅内非实质肿瘤和髓外椎管内肿瘤，由于其供血大多来自脑膜血管而非脑内血管，血脑屏障对化疗药物的药代动力学影响较小。

中枢神经系统肿瘤的化疗药物选择的原则如下所述。

（1）选择脂溶性高、分子量小、非离子化、对正常脑组织毒性较小的药物。

（2）对于不能通过血脑屏障的药物，应选择适用于瘤腔内放置或鞘内给药。此外，还可以经动脉用高渗药物开放血脑屏障，随后动脉内注射化疗药物。

（3）根据肿瘤细胞动力学原理，选择作用于不同周期的药物联合应用。可先选用对增殖期细胞核、非增殖期细胞均有杀伤作用的细胞周期外特异性药物，行大剂量短期突击疗法，然后再改用细胞周期特异性药物，交替使用，以提高疗效。

(4) 对脑转移癌患者，可参考原发肿瘤的病理类型，选择合适的化疗药物。

# 第二节 常用的联合化疗方案

## 替莫唑胺联用放疗方案

【适应证】适用于星形脑胶质细胞瘤。

【治疗方案】

| 药物名称 | 用法用量 | 给药途径 | 用药时间及程序 |
|---|---|---|---|
| 替莫唑胺（TMZ） | $75mg/m^2$，每天1次 | 口服 | 整个放疗期间（共6周） |
| 放疗（RT） | $2Gy/d \times 5$ 次/周，共60Gy，休4周后辅助化疗6周期 | | 共6周 |
| 替莫唑胺（TMZ） | $150mg/m^2$，每天1次 | 口服 | 放疗结束后第1至第5天 |
| | $200mg/m^2$，每天1次 | | 上一疗程后的第4周，第1至第5天，每4周为一疗程，重复给药，共计5个疗程。 |

【操作及监护要点】

(1) TMZ给药前，患者必须进行绝对中性粒细胞及血小板数检测。

(2) 在治疗第22天（首次给药后的21天）或其后48小时内检测患者的全血细胞计数，之后每周检测1次，直到测得的绝对中性粒细胞数（ANC）$\geq 1.5 \times 10^9/L$，血小板数 $\geq 100 \times 10^9/L$ 时，再进行下一个周期的治疗。

(3) 需要关注是否发生骨髓抑制和肾功能损害，监测患者的中性粒细胞、白细胞、血红蛋白指标变化。

（4）TMZ 的主要副作用为消化道反应，常见有恶心、呕吐，多为轻中度，严重的恶心、呕吐者占 4%。用药前应常规给予 5-$HT_3$ 受体拮抗剂，并且空腹给药。

（5）TMZ 的其他不良反应包括疲乏、便秘、头痛、厌食、腹泻、皮疹、发热、嗜睡等。

（6）对 TMZ 用药后出现便秘的患者，可通过饮食调节（增加富含纤维的新鲜水果、蔬菜以及液体的摄入量）和使用缓泻剂软化大便等方法，控制使用 5-$HT_3$ 受体拮抗剂。

（7）防治贫血：包括补铁、使用促红细胞生成素和对症处理；定期检查血红蛋白、红细胞、血细胞比容，必要时输注红细胞成分血；对于有明显困乏患者应注意休息，必要时采取吸氧措施，使血氧饱和度达到 90%。

（8）对出现发热的患者可进行物理降温或给予退热药治疗；对持续高热者应予激素治疗。

【用药宣教】

（1）由于食物是干扰 TMZ 吸收程度和吸收速率的重要因素，因此用药时间应选择每日早晨起床空腹时，用温开水 200ml 左右，将药物整粒快速服下，药物能有效、迅速地被机体吸收。

（2）服药 1 小时内血药浓度到达高峰，期间禁食，不补水；高脂肪食物在 2 小时内禁食。因 TMZ 为胶囊剂，需整粒吞服，不能咀嚼，不能打开胶囊，防止出现误吸和皮肤接触．

（3）一旦出现呕吐等不良反应，则应及时止吐。化疗期间患者应多饮水，加快体内毒素排出。

（4）应当加强对用药后产生疲倦的患者的用药教育，鼓励患者保持乐观的心态，增强战胜疾病的信心，可通过听音乐等娱乐活动分散注意力，必要时可给予抗抑郁药哌甲酯或中枢兴奋药，以改善由于疲倦导致的情绪低落。

# CHOP 方案

【适应证】适用于原发性脑部恶性淋巴瘤。

【治疗方案】

| 药物名称 | 缩写 | 剂量 | 给药途径 | 给药时间及程序 |
|---|---|---|---|---|
| 环磷酰胺 | CTX | 750mg/m² | 静脉滴注 | 第 1 天 |
| 多柔比星 | ADM | 50mg/m² | 静脉滴注 | 第 1 天 |
| 长春新碱 | VCR | 1.4mg/m² | 静脉滴注 | 第 1 天 |
| 泼尼松 | PDN | 100mg | 口服 | 第 1~7 天 |

疗程：每 30 天为 1 个周期。

【操作及监护要点】

（1）为既往曾接受蒽环类药物治疗的患者计算累积剂量，应均在最大耐受剂量以下，且加上本次化疗所需剂量，仍未达到最大耐受剂量。

（2）首次使用蒽环类药物前就应用右丙亚胺，以预防蒽环类药物亚临床心脏毒性的发生。

（3）本方案引起的血常规指标低谷一般出现在化疗开始后 7~14 天。需提示患者出院后要定期复查血常规和监测体温，注意保暖和增强抵抗力；当体温出现升高时务必复查血常规。

（4）化疗 2~3 天时若出现手指和脚趾麻木、刺痛等感觉神经异常症状，可能为 VCR 引起的周围神经毒性反应。

（5）密切监护患者的血压及血糖情况，出现明显异常波动，及时告知医师。

【用药宣教】

（1）患者自化疗开始第 1 天起服用泼尼松片，连用 7 天。既往有高血压或糖尿病患者，可能会出现短暂的血压升高或血糖升高，大多数人停药后自然消失，不需要增加降压和降糖药物的用量。

（2）ADM 可使尿液呈红色，尤其是在注射后第 1 次排的尿液，应提前告知患者无须惊慌。

（3）用药过程中行心电监测。

（4）告知患者 PDN 等皮质激素类药物所引起的欣快、激动、不安等精神症状，可于停药后自然消失。

（5）本方案化疗会出现少量脱发，可使患者感到沮丧，需嘱患者梳、洗头发时宜轻柔，并告知患者停药后头发会迅速再生。

（6）本方案可能引发便秘症状，告知患者便秘症状一般会在停药后自然缓解；如果超过 2~3 天未排便，告知医护人员。

（7）指导患者正确使用乳果糖、麻仁、芦荟等缓泻药物，以缓解便秘症状。并嘱患者在化疗期间和化疗间期均应保持清淡饮食和均衡营养。

## PCV 方案

【适应证】用于多形性成胶质细胞瘤和退行性神经胶质瘤辅助及综合治疗。

【治疗方案】

| 药物名称 | 缩写 | 剂量 | 给药途径 | 给药时间及程序 |
|---|---|---|---|---|
| 洛莫司汀 | CCNU | $110mg/m^2$ | 口服 | 第 1 天 |
| 丙卡巴肼 | MIH | $6mg/m^2$ | 口服 | 第 8~21 天 |
| 长春新碱 | VCR | $1.4mg/m^2$ | 静脉滴注 | 第 8、29 天 |

疗程：以上每 6 周重复用药 1 次，连用数疗程；但具体用药剂量和时间有不同报告。

【操作及监护要点】

（1）口服给药后 6 小时内可发生恶心、呕吐，预先用镇静药或甲氧氯普胺，并空腹服药以减轻症状。

（2）少数患者可发生胃肠道出血及肝功能损害。

（3）本方案用药后 3~5 周可见血小板减少，白细胞降低可在服药后第 1 及第 4 周先后出现 2 次，第 6~8 周才恢复；但骨髓抑制有累积性。

（4）偶见全身性皮疹；有致畸胎的可能；亦可能抑制睾丸或卵巢功能，引起闭经或精子缺乏。

（5）CCNU 可引起肝功能一过性异常，表现为转氨酶和碱性磷酸酶轻度升高。

（6）骨髓抑制、感染、肾功能不全、经过放射治疗的患者或有白细胞低下史者慎用。

（7）用药期间应注意随访检查患者血液学指标，如血小板、血尿素氮、血尿酸、肌酐清除率、血胆红素、氨基转移酶等。

（8）用药期间合并感染时，应先治疗感染。

（9）治疗前和治疗中应检查患者的肺功能。

（10）MIH 为单胺氧化酶抑制剂，不能与拟肾上腺素药及三环类抗抑郁药合用；肝、肾功能不全，糖尿病患者，感冒、过敏、口腔炎、服用中枢抑制药物者慎用。

【用药宣教】

（1）服用 CCNU 患者，用药当天不得饮酒。

（2）MIH 服药期间避免食用腌鱼、乳酪和香蕉等含有高酪胺成分的食物和饮酒；并需定期检查血常规，肝、肾功能和血尿酸等。

# 第十四章　头颈部恶性肿瘤用药护理

## 第一节　概述

### 一、疾病概况

头颈部恶性肿瘤是指颅底到锁骨上、颈椎前的所有恶性肿瘤，一般不包括颅内、颈椎及眼内恶性肿瘤。鼻腔和副鼻窦癌较少发生，上颌窦癌发病是鼻腔的两倍，筛窦、蝶窦较少发病，男性多见。口腔癌的发病率仅次于鼻咽癌，居头颈部恶性肿瘤第二位，病因可能与嗜酒、吸烟、病毒感染及遗传因素有关。下咽癌的发病较其他头颈部肿瘤少见。涎腺癌的病因目前不太清楚；但近年来已经注意到，所有涎腺癌与电离辐射有关，腮腺癌有家族遗传倾向，鼻和副鼻窦的小涎腺癌与尘屑的吸入有关。虽然头颈部解剖复杂、组织来源众多，但大部分为鳞癌，有许多相同或相似的特征。

### 二、临床特点

上颌窦癌的病理大多数为鳞状细胞癌，但不占绝对多数。鼻咽癌均属鳞状细胞变异。口咽癌的病理以分化差的鳞状细胞癌为主。声门上区癌多无早期症状和体征，常以颈部淋巴结肿大为最初征象。症状常轻微，表现为原发部位疼痛或耳疼，吞咽时有异物感，或仅仅是对冷、热食物耐受性的改变；晚期症状为气道改变，声嘶或分泌物增多。下咽癌通常具有组织侵袭性，生长于淋巴引流丰富的部位，缺乏早期症状和体征，常发生于营养缺乏及免疫功能受损的人群。

### 三、治疗原则

手术和放疗的综合治疗，仍是治疗头颈部恶性肿瘤的最有效方法。目前，绝大多数头颈部恶性肿瘤单独应用化疗仍处于不成熟阶段，尚难达到治愈的目的；但作为手术或放射治疗的辅助疗法及复发、转移癌的姑息治疗，其作用是令人鼓舞的。

头颈部鳞状细胞癌的单一用药包括：甲氨蝶呤、博来霉素、顺铂、氟尿嘧啶、紫杉醇、卡铂、异环磷酰胺。

头颈癌联合化疗的原则与治疗其他实体瘤是一致的，只有证明单一用药有效才在联合方案中应用，并考虑到各药的毒性不相加以及作用机制不同，这样每个药物可以给予全量或几乎全量。国内外一些随机实验证明了联合化疗有效率明显高于单药。头颈癌的联合化疗方案主要有含顺铂和不含顺铂两大类。含顺铂联合化疗疗效优于不含顺铂的联合化疗方案。联合化疗在先前为治过的患者中有效率为 40% ~ 50%。目前以 PDD 为基础的联合化疗在晚期头颈癌的治疗中是最有效的。

# 第二节　常用的联合化疗方案

## DF 方案

【适应证】适用于晚期头颈部恶性肿瘤。
【治疗方案】

| 药物名称 | 缩写 | 剂量 | 给药途径 | 给药时间及程序 |
|---|---|---|---|---|
| 顺铂 | DDP | $80 \sim 100 mg/m^2$ | 静脉滴注 | 第 1 天（正规水化、利尿） |
| 氟尿嘧啶 | 5-FU | $2400 mg/m^2$ | 连续静脉滴注 96 小时 | 第 1 ~ 4 天 |

疗程：每 21 天为一个周期，可持续应用 3 个周期。

【操作及监护要点】

（1）本方案禁用于对上述药物过敏者、肾功能不全者、听力受损者、孕妇、哺乳期妇女、水痘及带状疱疹者，或近期有感染者、痛风或有高尿酸血症者、脱水患者、严重骨髓抑制者。

（2）本方案慎用于肝功能不全者、血常规指标明显降低者、出血者、发热超过38℃者、造血功能不全者、有明显胃肠梗阻者，水、电解质或酸碱失衡者，有肾病史者，非DDP引起的外周神经炎患者，以及曾接受过其他化疗或放疗者。

（3）本方案的主要不良反应有胃肠道反应（食欲减退、恶心、呕吐、腹泻）以及肾脏毒性。

（4）如果化疗期间出现血性腹泻，应立即停药，给予止泻药和抗菌药物处理。

（5）本方案治疗前后、治疗期间及每一个周期之前，做如下检查。

①肝功能（氨基转移酶、胆红素）及转肽酶；

②肾功能及尿素（血尿素氮、肌酐清除率、血清肌酐）及尿酸；

③血常规及血小板计数（治疗期间每周检查全血细胞计数）；

④血钙；

⑤听神经功能，神经系统功能等。

（6）高剂量DDP化疗需足量的液体水化，液体总量达3000～4000ml；输液从用药前6小时，持续至DDP结束后6～12小时；可用呋塞米利尿，治疗时需检查肾功能；注意记录出入量，尿量充足时适当补钾，保持水电解质平衡。

【用药宣教】

（1）DDP易导致呕吐，可在给药前半小时（或）及给药后8小时给予止吐药。

（2）需持续静脉滴注5-FU，故最好采用中心静脉给药，以避免外周静脉炎。

（3）当用药后出现日腹泻次数超过5次或出现血性腹泻、白细胞降低达4级，或出现口腔溃疡和神经症状时，应立即停药，并进行相关的对症支持治疗。

（4）化疗期间，患者需观察胃肠道反应症状，及时汇报给医师给予诊治。

（5）化疗期间，患者需大量饮水并观察尿量的变化，以减轻肾脏功能的损害。

（6）患者出现食欲不振，恶心、呕吐等症状时，不能只认为是胃肠道反应，应复查血生化，避免肝、肾功能损害。

（7）治疗期间不宜饮酒或同用阿司匹林类药物，以减少消化道出血的风险。

## DFP 方案

【适应证】用于中晚期鼻咽癌。

【治疗方案】

| 药物名称 | 缩写 | 剂量 | 给药途径 | 给药时间及程序 |
| --- | --- | --- | --- | --- |
| 顺铂 | DDP | 80mg/m² | 静脉滴注 | 第 1 天 |
| 氟尿嘧啶 | 5-FU | 0.75 ~ 1.0g | 静脉滴注 | 第 2 ~ 3 天 |
| 平阳霉素 | MTX | 8mg | 静脉滴注 | 第 4 ~ 9 天 |

疗程：每 21 天为 1 个周期，连续应用 2 个周期。

【操作及监护要点】

（1）可参照 DF 方案。

（2）常见过敏反应、发热、肺炎等病变，应采取防治措施并及时对症处理。

（3）一旦发生过敏性休克，应立即停药，并采取急救措施，使用肾上腺素、糖皮质激素、升压药及吸氧等。

（4）为防止高热反应，初给药时可从小剂量开始（如 1 ~ 4mg），逐渐增至常规剂量，也可用药前 1 小时口服氯苯那敏、吲哚美辛或地塞米松，以预防及减轻发热反应。

（5）出现高热、寒战时，需考虑停药。

（6）用药期间出现肺炎样变应停药，必要时用泼尼松、抗生素治疗。

（7）使用大剂量 DDP 可引起不可逆的肾损伤。用 DDP 化疗时应详细检查，排除肾及泌尿系统疾病，并严格遵循水化、利尿的原则，使并发症减小到最低。

（8）当患者用药后出现日腹泻次数超过 5 次或出现血性腹泻，白细胞降低达 4 级，或出现口腔溃疡和神经症状时，应立即停药，并进行相关的对症支持治疗。

【用药宣教】

（1）在整个化疗过程中，常规应用水化、利尿、支持疗法，给予镇吐剂，化疗后定期做心、肝、肾、血液系统检查。

（2）如用药后出现腹泻次数超过 5 次或出现血性腹泻，患者应及时报告医护人员。

# 第十五章 恶性淋巴瘤用药护理

## 第一节 概述

### 一、疾病概况

恶性淋巴瘤是原发于淋巴结或淋巴结外组织或器官的一种恶性肿瘤。根据临床病理特点分为霍奇金淋巴瘤（HL）或称霍奇金病和非霍奇金淋巴瘤（NHL）两大类。恶性淋巴瘤是具有相当异质性的一类肿瘤，虽然好发于淋巴结，但是由于淋巴系统的分布特点，使得恶性淋巴瘤属于全身性疾病，几乎可以侵犯到全身任何组织和器官。因此，恶性淋巴瘤的临床表现既具有一定的共同特点，同时按照不同的病理类型、受侵部位和范围又存在着很大的差异。

### 二、临床特点

淋巴瘤细胞增生引起淋巴结肿大和压迫症状，侵犯器官组织引起各系统症状，是 HL 和 NHL 临床表现的共同之处，但两者的病理组织学变化不同也形成了各自的临床特点。

（1）HL：多见于青年。首发症状是无痛性颈部或锁骨上淋巴结进行性肿大，其次为腋下淋巴结肿大。淋巴结肿大可压迫邻近器官，如压迫神经可引起疼痛；纵隔淋巴结肿大可引起咳嗽、气促、肺不张及上腔静脉压迫综合征等；侵犯各器官引起肺实质浸润、胸腔积液、骨痛、肝脾大等；也可表现为持续发热、周期性发热、全身皮肤瘙痒、盗汗、疲乏及消瘦等全身症状，亦较多见。

（2）NHL：相对 HL 而言，NHL 的临床表现有以下特点：①随年龄增长而发病增多，男性较女性为多；②NHL 有远处扩散和结外侵犯倾向，对器官的侵犯较 HL 多见；③常以高热或各系统症状发病，无痛性颈部或锁骨上淋巴结进行性肿大为首发表现者较 HL 少；④除惰性淋巴瘤外，一般发展迅速。

## 三、治疗原则

手术作为恶性淋巴瘤治疗手段的适应证很局限，而且治愈率也很低，常需辅以化疗和放疗。

（1）HL

①ⅠA 期、ⅡA 期：以放射治疗为主，如有大的纵隔肿块，应以化疗和放疗综合治疗；病理为淋巴细胞消减型，应用全淋巴结放射治疗。

②ⅡB 期：一般采用全淋巴结放射治疗，也可单用联合化疗。

③Ⅲ1A 期：单纯放射治疗。

④Ⅲ2A 期：放疗与化疗综合治疗。

⑤ⅢB 期：单用化疗或化疗加放疗。

⑥Ⅳ期：单用化疗。

（2）NHL

①低度恶性：Ⅰ期、Ⅱ期：大多采用放疗，但放疗后应用化疗不能解决数年后仍复发的问题；Ⅲ期、Ⅳ期：大多采用化疗。

②中度恶性：Ⅰ期可单用化疗；Ⅱ期以上采用以阿霉素为主的化疗方案。

③高度恶性：淋巴母细胞型淋巴瘤，采用白血病同样治疗方案。

# 第二节 常用的联合化疗方案

## 一、霍奇金淋巴瘤

### MOPP 方案

【适应证】适用于低、中度霍奇金淋巴瘤。

【治疗方案】

| 药物名称 | 缩写 | 剂量 | 给药途径 | 给药时间及程序 |
|---|---|---|---|---|
| 氮芥 | $HN_2$ | $6mg/m^2$ | 静脉冲入 | 第 1、8 天 |
| 长春新碱 | VCR | $1.4mg/m^2$ | 静脉滴注 | 第 1、8 天 |
| 甲基苄肼 | PCZ | $70mg/m^2$ | 口服 | 第 1~14 天 |
| 强的松 | PDN | $20~30mg/m^2$ | 口服 | 第 1~14 天 |

疗程：每 21 天为 1 个周期。

【操作及监护要点】

（1）$HN_2$ 骨髓抑制为剂量限制性毒性，主要是白细胞、血小板减少，严重时全血细胞减少，给药 7~10 天后白细胞下降到最低值，停药 1~2 周多可恢复。应密切监测血液学指标变化，每周查血常规 1~2 次。

（2）$HN_2$ 刺激静脉可发生栓塞性静脉炎；若漏出血管外，可致局部组织坏死，应即刻停药，并立即用 5%~10% 硫代硫酸钠注射液或 0.9% 氯化钠注射液局部皮下注射，冰袋局部冷敷 6~12 小时；且严禁口服、皮下及肌内注射，局部涂抹可产生迟发型皮肤过敏反应。

（3）$HN_2$ 水溶液极易分散，故药物启封后应在 10 分钟内注入体内。

（4）VCR 漏于皮下可导致组织坏死、蜂窝织炎。一旦漏出或可疑漏出，应立即停止输液，并予相应处理。防止 VCR

药液溅入眼内,一旦发生,应立即用大量 0.9% 氯化钠注射液冲洗,之后应用地塞米松眼膏保护。

(5) VCR 静脉给药时避免日光直接照射。

(6) 长期大量使用 PDN 可引起库欣综合征,诱发神经、精神症状以及消化系统溃疡、骨质疏松、生长发育受抑制、并发和加重感染。

【用药宣教】

(1) $HN_2$ 可引起胃肠道反应(如恶心、呕吐),常出现在注射后 3~6 小时,可持续 24 小时。提前告知患者不要惊慌。

(2) 服药期间避免食用腌鱼、乳酪和香蕉等含有高酪胺成分的食物和饮酒,定期检查血常规,肝、肾功能和血尿酸。

(3) 治疗期间避免日晒。

(4) 本方案易引起高热、休克,用药前应做好充分准备。

(5) 用药期间应严格做好血常规、肝功能及心电图等各项检查。

## ABVD 方案

【适应证】适用于霍奇金淋巴瘤,但不适用于老年霍奇金淋巴瘤。

【治疗方案】

| 药物名称 | 缩写 | 剂量 | 给药途径 | 给药时间及程序 |
| --- | --- | --- | --- | --- |
| 多柔比星 | ADM | $20mg/m^2$ | 静脉注射 | 第 1、15 天 |
| 博来霉素 | BLM | $10mg/m^2$ | 静脉注射 | |
| 长春碱 | VLB | $6mg/m^2$ | 静脉注射 | |
| 达卡巴嗪 | DTIC | $375mg/m^2$ | 静脉注射 | |

疗程:每 28 天为 1 个周期。

【操作及监护要点】

(1) ADM 有心脏毒性,用药前必须计算患者以往用药的累积剂量及作心功能检查,如心电图（必要时行心脏 B 超）。化疗中注意心脏毒性反应：轻者表现为室上性心动过速、室性期前收缩及 ST-T 改变；重者可出现心肌炎而发生心衰。化疗中可口服或静脉滴注辅酶 Q10 等，保护心肌。

（2）应用 BLM 常见寒战、发热，个别可出现过敏性休克。应严密观察患者体温、血压，及时使用退热药和激素。

（3）肺功能差或肺部放疗患者慎用 BLM，同时注意检查肺部，发现肺部啰音时应停药；BLM 可引起肺部纤维化，应严密观察。

（4）BLM 初次用药应警惕过敏反应的发生，可先注射 1/3 剂量观察，无不良反应发生再注射其余药量。

（5）DTIC 局部刺激性强，可引起栓塞性静脉炎，最好行深静脉置管，静脉滴注速度要快；如药物溢出血管，应立即停药，并用 1% 的普鲁卡因注射液局部封闭。

（6）使用 DTIC 的少数患者可有流感样症状，部分患者出现肝、肾功能异常。

（7）DTIC 用注射用水溶解后，只能在棕色瓶内保存 1～3 天，最好使用时临时配制。

（8）本方案含 DTIC 和 ADM，胃肠道反应较重，需加强止吐药物应用。同时注意其骨髓抑制作用。

（9）DTIC 可加重 ADM 对儿童的心脏毒性，用药期间应加强观察有无不良反应。

（10）DTIC 溶解后用 5% 葡萄糖注射液稀释后静脉给药，遇光和热变色，故输液时需避光，且应现配现用。

（11）VLB 冲入静脉时避免日光直接照射；漏出血管外必须及时处理。

【用药宣教】

（1）VLB 可引起胃肠道症状和周围神经毒性，如指尖麻木、四肢疼痛、肌肉震颤、腱反射消失等，对患者做好心理护理及药物指导。

（2）患者在本方案治疗期间避免日晒。

（3）用药过程中若出现口腔炎可以给予黏膜保护药和局部止痛药，必要时应用抗炎、抗真菌药物。

（4）用药期间禁止接种活性病毒疫苗。

# Stanford V 方案

【适应证】用于进展期霍奇金淋巴瘤的根治性化疗。

【治疗方案】

| 药物名称 | 缩写 | 剂量 | 给药途径 | 给药时间及程序 |
|---|---|---|---|---|
| 多柔比星 | ADM | $25mg/m^2$ | 静脉注射 | 第 1、15、29、 |
| 长春碱 | VLB | $6mg/m^2$ | 静脉注射 | 43、57、71 天 |
| 氮芥 | HN$_2$ | $6mg/m^2$ | 静脉注射 | 第 1、29、57 天 |
| 长春新碱 | VCR | $1.4mg/m^2$（最大$2mg/m^2$） | 静脉注射 | 第 8、22、36、50、64、78 天 |
| 博来霉素 | BLM | $5mg/m^2$ | 静脉注射 | 第 8、22、36、50、64、78 天 |
| 依托泊苷 | VP-16 | $6mg/m^2$ | 静脉注射 | 第 15、43、71 天 |
| 泼尼松 | PDN | $40mg/（m^2 \cdot d）$ | 口服 | 连续 12 周 |

【操作及监护要点】

（1）VCR 静脉给药冲入静脉时避免日光直接照射；若漏出血管外，可致局部组织坏死，应即刻停药，并立即用 5%～10% 硫代硫酸钠或 0.9% 氯化钠注射液局部皮下注射，冰袋局部冷敷 6～12 小时；严禁口服、皮下及肌内注射；局部涂抹可产生迟发型皮肤过敏反应。

（2）HN$_2$ 溶解后极不稳定，使用时需现用现配，溶入 10ml 0.9% 氯化钠注射液后立即静脉冲入。

（3）其他操作及监护要点详见本书常用药物章节各个单药介绍。

【用药宣教】

（1）本方案可导致头晕、乏力、闭经、不育等，患者在化疗停药后，经过一段时间可以恢复正常的生育能力。

（2）VP-16 的胃肠道反应明显，如恶心、呕吐、腹泻、食欲下降、腹痛等；且 VP-16 致脱发明显，应落实患者心理护理相关措施。

（3）用药期间应严格检查血常规、肝功能和心电图。

（4）本方案有致癌性。长期应用 $HN_2$，可致继发性肿瘤发生的危险增加。

## BEACOPP 方案（基础方案）

【适应证】主要针对Ⅱ期以后的患者治疗。

【治疗方案】

| 药物名称 | 缩写 | 剂量 | 给药途径 | 给药时间及程序 |
|---|---|---|---|---|
| 博来霉素 | BLM | $10mg/m^2$ | 静脉滴注 | 第 8 天 |
| 依托泊苷 | VP-16 | $100mg/m^2$ | 静脉滴注 | 第 1~3 天 |
| 多柔比星 | ADM | $25mg/m^2$ | 静脉注射 | 第 1 天 |
| 环磷酰胺 | CTX | $650mg/m^2$ | 静脉注射 | 第 1 天 |
| 长春新碱 | VCR | $1.4mg/m^2$（最大 2mg） | 静脉注射 | 第 8 天 |
| 丙卡巴肼 | PCZ | $100mg/m^2$ | 口服 | 第 1~7 天 |
| 泼尼松 | PDN | $100mg/m^2$ | 口服 | 第 1~7 天 |

【操作及监护要点】见常用药物章节各个单药介绍。

【用药宣教】用药后和用药过程中，须指导患者多饮水，每日尿量达 2500~3000ml，以减轻肾毒性。

## BEACOPP 方案（强化方案）

【适应证】主要针对Ⅱ期以后的患者治疗。

【治疗方案】

| 药物名称 | 缩写 | 剂量 | 给药途径 | 给药时间及程序 |
|---|---|---|---|---|
| 博来霉素 | BLM | $10mg/m^2$ | 静脉滴注 | 第 8 天 |
| 依托泊苷 | VP-16 | $200mg/m^2$ | 静脉滴注 | 第 1~3 天 |
| 多柔比星 | ADM | $35mg/m^2$ | 静脉注射 | 第 1 天 |
| 环磷酰胺 | CTX | $1200mg/m^2$ | 静脉注射 | 第 1 天 |
| 长春新碱 | VCR | $1.4mg/m2$（最大 2mg） | 静脉注射 | 第 8 天 |
| 丙卡巴肼 | PCZ | $100mg/m^2$ | 口服 | 第 1~7 天 |
| 泼尼松 | PDN | $100mg/m^2$ | 口服 | 第 1~7 天 |

【操作及监护要点】、【用药宣教】同 BEACOPP 方案（基础方案）。

## MOPP/ABV 交替方案

【适应证】用于低、中度霍奇金淋巴瘤。
【治疗方案】

| 药物名称 | 缩写 | 剂量 | 给药途径 | 给药时间及程序 |
|---|---|---|---|---|
| 氮芥 | HN$_2$ | $6mg/m^2$ | 静脉冲入 | 第 1 天 |
| 长春新碱 | VCR | $1.4mg/m^2$ | 静脉注射 | 第 1 天 |
| 丙卡巴肼 | PCZ | $100mg/m^2$ | 口服 | 第 1~7 天 |
| 泼尼松 | PDN | $40mg/m^2$ | 口服 | 第 1~14 天 |
| 多柔比星 | ADM | $35mg/m^2$ | 静脉注射 | 第 8 天 |
| 博来霉素 | BLM | $10mg/m^2$ | 肌内注射 | 第 8 天 |
| 长春碱 | VLB | $6mg/m^2$ | 静脉注射 | 第 8 天 |

【操作及监护要点】
（1）PCZ 为单胺氧化酶抑制剂，不能与拟肾上腺素药及三环

类抗抑郁药合用；肝、肾功能不全者、糖尿病患者，感冒、过敏、口腔炎、服用中枢抑制药物者慎用。

（2）长期大量使用 PDN 可引起库欣综合征，诱发神经、精神症状以及消化系统溃疡、骨质疏松、生长发育受抑制、并发和加重感染。

（3）ADM 有心脏毒性，用药前必须计算患者以往用药的累积剂量及作心功能检查，如心电图（必要时作心脏 B 超）。

（4）其他操作及监护要点见 MOPP 方案和 ABVD 方案。

【用药宣教】

（1）$HN_2$ 可引起胃肠道反应，如恶心、呕吐，常出现在注射给药后 3~6 小时，可持续 24 小时。提前告知患者不要惊慌。

（2）告知患者用药期间避免日晒。

## 二、非霍奇金淋巴瘤

### CHOP 方案

【适应证】适用于进展期非霍奇金淋巴瘤。

【治疗方案】

| 药物名称 | 缩写 | 剂量 | 给药途径 | 给药时间及程序 |
| --- | --- | --- | --- | --- |
| 环磷酰胺 | CTX | $750mg/m^2$ | 静脉注射 | |
| 多柔比星 | ADM | $50mg/m^2$ | 静脉注射 | 第 1 天 |
| 长春新碱 | VCR | $1.4mg/m^2$（总量≤2mg） | 静脉注射 | |
| 强的松 | PDN | $60~100mg/m^2$ | 口服 | 第 1~5 天 |

疗程：每 21 天为 1 个周期。

【操作及监护要点】

（1）CTX 水溶性不稳定，最好现用现配。

（2）VCR 仅用于静脉注射，漏于皮下可导致组织坏死、蜂窝织炎。药液一旦漏出或可疑漏出，应立即停止给药，并予相应处理。

（3）防止 VCR 药液溅入眼内，一旦发生，应立即用大量0.9%氯化钠注射液冲洗，之后应用地塞米松眼膏保护。

（4）VCR 静脉注射时应避免日光直接照射。

（5）长期大量使用 PDN 可引起库欣综合征，诱发神经、精神症状以及消化系统溃疡、骨质疏松、生长发育受抑制、并发和加重感染。

（6）ADM 有心脏毒性，用药前必须计算患者以往用药的累积剂量及作心功能检查，如心电图（必要时作心脏 B 超）。

【用药宣教】

（1）CTX 对尿路有刺激性，治疗期间应鼓励患者多饮水。

（2）用药期间应严格检查血常规、肝脏功能及心电图。

# R-CHOP 方案

【适应证】适用于弥漫性大 B 细胞淋巴瘤。

【治疗方案】

| 药物名称 | 缩写 | 剂量 | 给药途径 | 给药时间及程序 |
|---|---|---|---|---|
| 利妥昔单抗 | RTB | $750mg/m^2$ | 静脉滴注 | 第 1 天 |
| 环磷酰胺 | CTX | $750mg/m^2$ | 静脉注射 | |
| 多柔比星 | ADM | $50mg/m^2$ | 静脉注射 | 第 1 天 |
| 长春新碱 | VCR | $1.4mg/m^2$（总量≤2mg） | 静脉注射 | |
| 强的松 | PDN | $60\sim100mg/m^2$ | 口服 | 第 1~5 天 |

疗程：每 21 天为 1 个周期

【操作及监护要点】

（1）对鼠源蛋白过敏者、儿童、孕妇禁用本方案，哺乳期妇女使用时应暂停哺乳。

（2）有药物过敏史、循环血中恶性细胞含量高者（>2.5×$10^7$/L）、有心、肺疾病病史者、中性粒细胞计数<1.5×$10^9$/L 或血小板计数低于 75×$10^9$/L 者慎用。

（3）为预防低血压发生，高血压患者抗高血压治疗时，应与

RTB 间隔 12 小时。

（4）本方案可见发热和寒战，应严密观察体温、血压，及时补液，使用退热药及激素可避免严重后果。

（5）本方案少见有皮疹、低血压、气管痉挛等，可使用抗过敏药物对症治疗。

【用药宣教】

（1）CTX 对尿路有刺激性，治疗期间应鼓励患者多饮水。

（2）用药期间应严格检查血常规、肝脏功能及心电图。

# 第十六章 白血病用药护理

## 第一节 概述

### 一、疾病概况

白血病是一类造血干细胞恶性克隆性疾病。克隆性白血病细胞因为增殖失控、分化障碍、凋亡受阻等机制，在骨髓和其他造血组织中大量增殖累积，并浸润其他组织和器官，同时正常造血受抑制。临床可见不同程度的贫血、出血、感染、发热及肝、脾、淋巴结肿大和骨骼疼痛。据报道，我国各地区白血病的发病率在各种肿瘤中占第六位。

按起病的缓急可分为急、慢性白血病。急性白血病细胞分化停滞在早期阶段，以原始及早幼细胞为主，疾病发展迅速，病程数月。慢性白血病细胞分化较好，以幼稚或成熟细胞为主，发展缓慢，病程数年。按病变细胞系列分类，包括髓系的粒、单、红、巨核系和淋巴系的 T 和 B 细胞系。临床上常将白血病分为急性淋巴细胞白血病（ALL）、急性髓细胞白血病（AML）、慢性粒细胞白血病、慢性淋巴细胞白血病等。

### 二、临床特点

儿童及青少年急性白血病多起病急骤。常见的首发症状包括发热、进行性贫血、显著的出血倾向或骨关节疼痛等。起病缓慢者以老年及部分青年患者居多，病情逐渐进展。此外，少数患者可以抽搐、失明、牙痛、牙龈肿胀、心包积液、双下肢截瘫为首发症状。

（1）发热　是白血病最常见的症状之一，表现为不同程度的发热和热型。发热的主要原因是感染，其中以咽峡炎、口腔炎、肛周感染最常见；肺炎、扁桃体炎、齿龈炎、肛周脓肿等也较常见；耳部发炎、肠炎、痈、肾盂肾炎也可见到；严重者可发生败血症、脓毒血症等。此外，发热也可以是急性白血病本身的症状，而不伴有任何感染迹象。

（2）感染　病原体以细菌多见。疾病后期，由于长期粒细胞低于正常和广谱抗生素的使用，真菌感染的可能性逐渐增加。病毒感染虽少见但凶险，须加以注意。

（3）出血　出血部位可遍及全身，以皮肤、牙龈、鼻腔出血最常见，也可有视网膜、耳内出血和颅内、消化道、呼吸道等内脏大出血。女性月经过多也较常见，可以是首发症状。

（4）贫血　早期即可出现；少数病例可在确诊前数月或数年出现骨髓增生异常综合征（MDS），以后再发展成白血病。患者往往伴有乏力、面色苍白、心悸、气短、下肢水肿等症状。贫血可见于各类型白血病，老年患者更多见。

（5）骨和关节疼痛　骨和骨膜的白血病浸润引起骨痛，可为肢体或背部弥漫性疼痛，亦可局限于关节痛，常导致行为困难。约1/3的患者有胸骨压痛，此症有助于本病诊断。

此外，白血病还可引起肝脾和淋巴结肿大、中枢神经系统白血病、组织和器官浸润等。

## 三、治疗原则

（1）一般治疗　包括防治感染、纠正贫血、控制出血、防治高尿酸血症肾病、维持营养等。

（2）化疗　目的是达到完全缓解并延长生存期。多采用联合化疗，诱导缓解后巩固强化治疗，ALL强调维持治疗。

（3）造血干细胞移植。

（4）中枢神经系统白血病的预防、放射治疗等。

# 第二节　常用的联合化疗方案

## 一、急性淋巴细胞白血病

### VDCP 方案

【适应证】急性淋巴细胞白血病常用的诱导化疗及巩固化疗方案。

【治疗方案】

| 药物名称 | 缩写 | 剂量 | 给药途径 | 给药时间及程序 |
| --- | --- | --- | --- | --- |
| 长春新碱 | VCR | $1.5mg/m^2$ | 静脉注射 | 第 1~3 天 |
| 柔红霉素 | DNR | $30~40mg/m^2$ | 静脉注射 | 第 1~3、15~17 天 |
| 环磷酰胺 | CTX | $600~800mg/m^2$ | 静脉注射 | 第 1、5 天 |
| 强的松 | PDN | $40~60mg/m^2$ | 口服 | 第 1~28 天 |

疗程：每 28 天为 1 个周期。

【操作及监护要点】

（1）VCR 漏于皮下可导致组织坏死、蜂窝织炎，一旦漏出或可疑漏出，应立即停止输液，并予相应处理。防止 VCR 药液溅入眼内，一旦发生应立即用大量 0.9% 氯化钠注射液冲洗，之后用地塞米松眼膏以保护。

（2）VCR 冲入静脉时避免日光直接照射。

（3）长期大量使用 PDN 可引起库欣综合征，诱发神经、精神症状以及消化系统溃疡、骨质疏松、生长发育受抑制、并发和加重感染。

（4）CTX 水溶性不稳定，最好现用现配。

（5）DNR 的主要不良反应是骨髓抑制，心脏毒性，胃肠道反应和脱发。严重的骨髓抑制一般在用药后 10 天左右出现。心脏毒性表现为突发心动过速、呼吸困难、心肌酶和心电图异常、急性心力衰竭、肺水肿甚至死亡等，病理可见多灶性心肌退行性病变。心肌损伤、骨髓抑制及肝、肾功能不全者，孕妇及免疫机能低下者禁用。

（6）DNR 静脉滴注速度不宜过快，以免引发心律失常。

【用药宣教】

（1）DNR 用药期间应大饮水量，保证每日足够排尿量。

（2）DNR 停药 6 个月内不得接种任何疫苗。

# VDPA 方案

【适应证】急性淋巴细胞白血病常用的诱导化疗及巩固化疗方案。

【治疗方案】

| 药物名称 | 缩写 | 剂量 | 给药途径 | 给药时间及程序 |
|---|---|---|---|---|
| 长春新碱 | VCR | 1.5mg/m² | 静脉注射 | 第 1、8、15、21 天 |
| 柔红霉素 | DNR | 30~40mg/m² | 静脉注射 | 第 1~3、15~17 天 |
| 强的松 | PDN | 40~60mg/m² | 口服 | 第 1~28 天 |

疗程：每 28 天为 1 个周期。

【操作及监护要点】【用药宣教】参考 VDCP 方案。

# d-2V-P 方案

【适应证】急性淋巴细胞白血病常用的诱导化疗及巩固化疗方案。

【治疗方案】

| 药物名称 | 缩写 | 剂量 | 给药途径 | 给药时间及程序 |
|---|---|---|---|---|
| 长春新碱 | VCR | 1.5mg/m² | 静脉注射 | 第 1、8、15、21 天 |
| 柔红霉素 | DNR | 30~40mg/m² | 静脉注射 | 第 1~3，第 15~17 天 |
| 依托泊苷 | VP-16 | 75mg/m² | 静脉注射 | 第 8~10、21~23 天 |
| 强的松 | PDN | 40~60mg/m² | 口服 | 第 1~28 天 |

疗程：每 28 天为 1 个周期。

【操作及监护要点】

（1）VP-16 有骨髓抑制毒性，主要是白细胞减少，这是最常见的剂量限制原因，少见血小板下降。

（2）静脉注射 VP-16 可出现低血压，故应静脉滴注给药，且持续时间至少半小时。个别患者对 VP-16 可发生过敏反应，表现为心慌、气短或呼吸困难等，应及时停用及对症处理。

（3）VP-16 在葡萄糖溶液中不稳定，可形成细微沉淀，因此应使用 0.9% 氯化钠注射液稀释。本品不能肌内注射。

（4）其他操作及监护要点参考 VDCP 方案。

【用药宣教】化疗期间有不同程度的毛发脱落，对患者做好心理护理和用药宣教。

## EA 方案

【适应证】急性淋巴细胞白血病常用的诱导化疗及巩固化疗方案。

【治疗方案】

| 药物名称 | 缩写 | 剂量 | 给药途径 | 给药时间及程序 |
|---|---|---|---|---|
| 依托泊苷 | VP-16 | $75mg/m^2$ | 静脉注射 | 第 1~7 天 |
| 阿糖胞苷 | Ara-C | $100~150mg/m^2$ | 静脉注射 | 第 1~7 天 |

疗程：每 7 天为 1 个周期。

【操作及监护要点】妊娠及哺乳期妇女应暂停使用 Ara-C；肝、肾功能不全，痛风，尿酸性结石，近期化疗或放疗者慎用；老年人用药剂量酌减。

【用药宣教】应用 Ara-C，可引发骨髓抑制，出现恶心、呕吐、口腔黏膜炎或口腔溃疡等不良反应。要做好用药宣教，以免引起患者焦虑；并告知患者如有身体不适，及时通知医生。

## 二、急性非淋巴细胞白血病

### DA 方案

【适应证】急性非淋巴细胞白血病常用的诱导化疗及巩固化疗方案。

【治疗方案】

| 药物名称 | 缩写 | 剂量 | 给药途径 | 给药时间及程序 |
|---|---|---|---|---|
| 柔红霉素 | DNR | $30 \sim 40mg/m^2$ | 静脉注射 | 第 1~3 天 |
| 阿糖胞苷 | Ara-C | $100 \sim 150mg/m^2$ | 静脉注射 | 第 1~7 天 |

疗程：每 7 天为 1 个周期。

【操作及监护要点】

(1) 用药期间应定期检查患者周围血常规、骨髓涂片以及肝、肾功能。

(2) 对化疗前发生感染的患者最好在控制感染后再行化疗，对化疗中或化疗后感染的患者要积极控制感染。

(3) 由于老年人对化疗药物的耐受性差，用药需减量并注意根据体征等及时调整药物剂量。

(4) 白血病患者治疗初期可发生高尿酸血症，严重者可发生尿酸性肾病；可采取输入足量液体以保证尿量，碱化尿液，使用别嘌醇，降低尿酸。

(5) 本方案较常发生恶心、呕吐、口腔炎和食管炎，一般口腔和唇部可在给药后 3~7 天发生溃疡。

(6) 本方案脱发常见。但大多在疗程结束后 5~6 周后可再生。

(7) 化疗期间出现的恶心、呕吐等消化道症状可在化疗同时给予昂丹司琼等对症治疗。

【用药宣教】

(1) 应用 Ara-C，可引发骨髓抑制，出现恶心、呕吐、口腔黏膜炎或口腔溃疡等不良反应。要做好用药宣教，以免引起患者焦虑；并告知患者如有身体不适，应及时通知医生。

（2）使用 Ara-C 化疗期间若出现口腔炎，患者需及时漱口；并应补充充足维生素。

（3）DNR 较少出现的不良反应主要为心肌毒性，心电图异常多呈一过性和可逆性。临床出现心律失常、气急和下肢水肿等症状，应警惕充血性心力衰竭的可能。

（4）本方案化疗可能造成肝功能损伤，化疗过程中应监测肝、肾功能，并给予保肝药物防治肝功能损伤。

# HA 方案

【适应证】急性非淋巴细胞白血病常用的诱导化疗及巩固化疗方案。

【治疗方案】

| 药物名称 | 缩写 | 剂量 | 给药途径 | 给药时间及程序 |
| --- | --- | --- | --- | --- |
| 三尖杉酯碱 | HRT | $3 \sim 4mg/m^2$ | 静脉注射 | 第 1～7 天 |
| 阿糖胞苷 | Ara-C | $100 \sim 150mg/m^2$ | 静脉注射 | 第 1～7 天 |

疗程：每 7 天为 1 个周期。

【操作及监护要点】

（1）妊娠及哺乳期妇女应暂停使用 Ara-C；肝、肾功能不全，痛风，尿酸结石，近期化疗或放疗者慎用；老年人用药剂量酌减。

（2）HRT 的骨髓抑制作用表现为白细胞减少。

（3）HRT 的副作用主要表现为胃肠道反应，临床上有时出现恶心、呕吐、厌食、口干等。

（4）HRT 有心脏毒性作用，部分患者可见心肌损害、心力衰竭等。如出现心房扑动，应立即停药，并给予保护心肌治疗。

【用药宣教】应用 Ara-C，可引发骨髓抑制、恶心、呕吐、口腔黏膜炎或口腔溃疡等不良反应，要做好用药宣教，以免引起患者焦虑；并告知患者如有身体不适，应及时通知医生。

# HH-A 方案

【适应证】急性非淋巴细胞白血病常用的诱导化疗及巩固化疗方案。

【治疗方案】

| 药物名称 | 缩写 | 剂量 | 给药途径 | 给药时间及程序 |
| --- | --- | --- | --- | --- |
| 三尖杉酯碱 | HRT | $3 \sim 4mg/m^2$ | 静脉注射 | 第 1 ~ 7 天 |
| 阿糖胞苷 | Ara-C | $1.0g/m^2$ | 静脉注射 | 第 1 ~ 7 天 |

疗程：每 7 天为 1 个周期。

【操作及监护要点】【用药宣教】同 HA 方案。

# DAE 方案

【适应证】急性非淋巴细胞白血病常用的诱导化疗及巩固化疗方案，也是治疗急性非淋巴细胞白血病常用的强化方案。

【治疗方案】

| 药物名称 | 缩写 | 剂量 | 给药途径 | 给药时间及程序 |
| --- | --- | --- | --- | --- |
| 柔红霉素 | DNR | $30 \sim 60mg/m^2$ | 静脉注射 | 第 1 ~ 3 天 |
| 依托泊苷 | VP-16 | $75mg/m^2$ | 静脉注射 | 第 5 ~ 7 天 |
| 阿糖胞苷 | Ara-C | $100 \sim 150mg/m^2$ | 静脉注射 | 第 1 ~ 7 天 |

疗程：每 7 天为 1 个周期。

【操作及监护要点】

(1) 对本方案所用药物过敏者禁用本方案。

(2) 孕妇及哺乳期妇女忌用本方案。

(3) 伴有骨髓抑制，白细胞及血小板显著减低，肝、肾功能不全者，以及有胆道疾病、痛风史、尿酸盐肾结石病史者慎用。

(4) 少数患者应用 VP-16 后可发生过敏反应，以及轻度神经炎及不全性脱发。根据不良反应的轻重给予对症处理，必要时停药。

（5）静脉滴注 DNR 速度不宜过快，以免引发心律失常。

（6）VP-16 有骨髓抑制毒性，主要是白细胞减少，这是最常见的剂量限制原因，血小板下降少见。

（7）静脉推注 VP-16 可出现低血压，故应静脉滴注给药，且持续时间至少半小时。个别患者对 VP-16 可发生过敏反应，表现为心慌、气短或呼吸困难等，应及时停用及对症处理。

（8）VP-16 在葡萄糖溶液中不稳定，可形成细微沉淀，因此应使用 0.9% 氯化钠注射液稀释，且本品不能肌内注射。

（9）肝、肾功能不全，痛风，尿酸结石，近期化疗或放疗者慎用 Ara-C；老年人用药剂量酌减。

【用药宣教】

（1）本方案用药可能导致食欲减退、恶心、呕吐、口腔炎等消化道反应，脱发亦常见。

（2）由于化疗药物可抑制机体免疫防御机制，使疫苗接种不能激发人体抗体产生。故化疗结束后 3 个月内，不宜接种疫苗。

## MA 方案

【适应证】急性非淋巴细胞白血病常用的诱导化疗及巩固化疗方案。

【治疗方案】

| 药物名称 | 缩写 | 剂量 | 给药途径 | 给药时间及程序 |
|---|---|---|---|---|
| 米托蒽醌 | MIT | $5mg/m^2$ | 静脉注射 | 第 1~3 天 |
| 阿糖胞苷 | Ara-C | $100 \sim 150mg/m^2$ | 静脉注射 | 第 1~7 天 |

疗程：每 7 天为 1 个周期。

【操作及监护要点】

（1）妊娠及哺乳期妇女应暂停使用 Ara-C；肝、肾功能不全，痛风，尿酸结石，近期化疗或放疗者慎用；老年人用药剂量酚减。

(2) MIT 表现为中度骨髓抑制，用药后 8～10 天白细胞和血小板减少达最低点，约在 22 天左右恢复。MIT 还可引起肝、肾功能损害，静脉炎，脱发等，应定期检查心电图，肝、肾功能和血常规。

(3) MIT 的心脏毒性作用主要表现为心肌肥大和纤维化，用药期间需定期检查心电图。

【用药宣教】

(1) 应用 Ara-C 可引发骨髓抑制、恶心、呕吐、口腔黏膜炎或口腔溃疡等不良反应，要做好用药宣教，以免引起患者焦虑；并告知患者如有身体不适，应及时通知医生。

(2) 在化疗期间，嘱咐患者多吃含铁和补血活血的食物，注意少食多餐，供给充足的维生素和水。

## DH-A 方案

【适应证】急性非淋巴细胞白血病常用的诱导化疗及巩固化疗方案。

【治疗方案】

| 药物名称 | 缩写 | 剂量 | 给药途径 | 给药时间及程序 |
|---|---|---|---|---|
| 柔红霉素 | DNR | $30～40mg/m^2$ | 静脉注射 | 第 1～3 天 |
| 阿糖胞苷 | Ara-C | $100～150mg/m^2$ | 静脉注射 | 第 1～3 天 |

疗程：每 3 天为 1 个周期。

【操作及监护要点】参考 DA 方案。

【用药宣教】化疗期间宜卧床休息。饮食上应少食多餐，尤以高蛋白、高热量的清淡饮食为佳，避免吃辛辣、油炸和带骨、刺的食物，并尽量多饮水，以促进代谢废物的排出。其他要点参考 DA 方案。

# 第十七章　常见抗肿瘤药物

## 第一节　烷化剂

### 氮芥

#### Chlormethine

【药物特点】

1. 本品是最早用于临床并取得突出疗效的抗肿瘤药物。

2. 本品注射剂为无色或几乎无色的澄明黏稠液体。

【用法用量】

1. 静脉快速注射：$0.1 \sim 0.2mg/（kg \cdot d）$，$1 \sim 2$ 次/周，总量 $30 \sim 60mg$ 为一疗程；或 $0.1mg/kg$，每 $1 \sim 2$ 天 $1$ 次，$4 \sim 6$ 次为一疗程。疗程间歇不宜少于 $2 \sim 4$ 周。为安全计，最好采用静脉冲入法：先以 $5\%$ 葡萄糖注射液或 $0.9\%$ 氯化钠注射液开通静脉滴注，待畅通无泄漏时，再将药物通过 Y 型管缓慢注入输液管中，药液随输液顺利进入血管中。这既可避免药液漏出血管外，又可减少血栓性静脉炎的发生。

2. 动脉注射：$0.1 \sim 0.2mg/kg$，相当于 $5 \sim 10mg$，用 $0.9\%$ 氯化钠注射液 $10 \sim 20ml$ 稀释，每 $1 \sim 2$ 天 $1$ 次，总用量可比静脉注射用量稍高。

3. 上半身化疗法：$0.1 \sim 0.2mg/（kg \cdot 次）$，$1 \sim 2$ 次/周，疗程总用量为 $0.6 \sim 1.5mg/kg$。

4. 本品在 MOPP 方案中的用量和用法：$6mg/m^2$，$1$ 次/周，连用 $2$ 周，停用 $2$ 周，反复。

5. 腔内注射：5～10mg/次，溶于 0.9% 氯化钠注射液 10～20ml 中，经抽液后注入胸、腹腔或心包腔内。注射后嘱患者变换体位，使药液均匀分布。5～7 天 1 次，3～5 次为一疗程。

【操作要点】

1. 本品的刺激性特强，可使接触药物的皮肤、黏膜发泡、糜烂和坏死；尤其不可进入眼内。在配制或注射药物时应戴橡胶手套。

2. 本品的水溶液极易分解，故药物开封后应在 10 分钟内注入体内。

3. 本品不能口服、肌内注射或皮下注射。

【不良反应】

1. 胃肠道反应：食欲减退、恶心、呕吐或腹泻，其中呕吐较突出，在使用本品前加用止吐药。

2. 骨髓抑制：是本品的剂量限制性不良反应，可引起白细胞、血小板减少或显著减少，最低值出现在用药后 7～15 天，停药后 2～4 周可恢复。

3. 局部反应：对局部组织有较强刺激作用，反复静脉注射可引起血管变硬及血栓性静脉炎；药液漏于血管外可引起局部肿胀、疼痛，甚至组织坏死、脱皮。

4. 长期用药者，继发肿瘤的危险增加。

5. 其他：可见脱发、眩晕、黄疸、性腺萎缩、耳鸣、耳聋、嗜睡。

【应急措施】药液外渗时，应立即用 1% 利多卡因或 4.2% 碳酸氢钠做局部浸润注射，并冷敷 6～12 小时。

【用药宣教】

1. 告知患者用药期间应每周查白细胞、血小板 1～2 次。

2. 告知患者烷化剂有致突变或致畸胎作用，孕妇禁用。

3. 告知患者药物有致癌性，长期应用本品，继发性肿瘤发生的危险增加。

4. 告知患者本品用药期间不能接受紫外线治疗。

5. 告知患者本品可引起头晕、乏力、脱发、闭经、不育等。

# 苯丁酸氮芥
## Chlorambucil

【药物特点】

1. 作用机制同其他氮芥类药物相同，作用时间较长。

2. 本品为棕色薄膜包衣、圆形双凸片，一面刻有"GX EG3"，另一面刻有"L"。

【用法用量】

1. 成人一般口服 $100\sim200\mu g/$（kg·d）（通常每天给予单剂量 $4\sim10mg$），连用 $4\sim8$ 周。儿童用量同上或 $4.5mg/$（$m^2$·d）。

2. 治疗淋巴肉瘤可给予 $100\mu g/$（kg·d）。

3. 治疗慢性淋巴细胞白血病，开始可给予 $150\mu g/$（kg·d），直至白细胞总数降至 $10\times10^9/L$ 以下，继后再予 $100\mu g/$（kg·d）。

4. 治疗霍奇金病，通常给予 $100\mu g/$（kg·d）。

5. 如果骨髓呈现淋巴细胞渗入或骨髓再生障碍，每天用量不应超过 $100\mu g/kg$。

6. 本品也可以间断给药，如慢性淋巴细胞白血病，开始给予 $400\mu g/kg$，然后每隔 $2\sim4$ 周增加 $100\mu g/kg$，直至淋巴细胞增多受到控制或出现了毒性反应。

7. 一旦病情缓解，患者就可接受维持量 $30\sim100\mu g/$（kg·d）。虽短疗程或中疗程比较安全，但一般更倾向于维持给药。

8. 治疗巨球蛋白血症，开始给予 $6\sim12mg/d$，直至出现白细胞减少，然后无限期地给予维持剂量 $2\sim8mg/d$。

【不良反应】

1. 可能发生不可逆的骨髓抑制，特别是在总用量接近 $6.5mg/kg$ 时。

2. 胃肠道反应较轻，患者易耐受。

3. 偶见黄疸和肝功能异常。

4. 有发生可逆的进展性淋巴细胞减少的倾向。

5. 在最后每次用药后，白细胞减少可能要持续 10 天。

6. 可见皮疹出现，偶见斯-约综合征和中毒性表皮坏死松解症。

7. 有免疫抑制作用。

8. 还可引起头晕，周围神经病。间质性肺炎和肺纤维化也有报道，后者一般可逆转，但也有致死的报道。

9. 高剂量时可能引起无精子症和闭经。

10. 超量可能引起各类血细胞减少或神经毒性，产生激动、共济失调、癫痫大发作。

11. 和其他烷化剂一样，本品具有"三致"作用，并可增高急性白血病和其他恶性疾病的发生率。

【操作要点】本品剂量过大可出现肝功能损害和黄疸。用药期间应严格检查血常规和生化。

【应急措施】

1. 对诱发高尿酸血症的患者给予碱化尿液，应用别嘌醇等药物治疗。

2. 有明显肝损害的患者，用药剂量应减少。

【用药宣教】

1. 本品是一种致癌物，并可能对人产生致突变和致畸作用，导致不育。

2. 用药期间告知患者多饮水，以防止发生尿酸性肾病或高尿酸血症。

3. 告知患者应定期测定血清尿酸水平，以尽早发现可致肾衰竭的高尿酸血症。

4. 告知患者本品尚可用作免疫抑制剂，治疗类风湿性关节炎，及其并发的血管炎和冷凝集素所致的自身溶血性贫血。

5. 告知患者本品有严重的骨髓抑制作用，用药期间每周应做血常规检查。

6. 告知患者本品有蓄积作用，不宜长期连续应用。

7. 本品需 3 周左右方可在临床上显效，故不应在 4 周内因未见明显疗效而停止治疗。

8. 儿童用药过量时，可致罕见的神经毒性。

9. 在应用本品类药物同时进行免疫抑制化疗的患者最好不接种活疫苗，以防活疫苗使感染的风险增加；但白血症患者除外。从停止化疗至接种疫苗应至少间隔 3 个月。

# 尼莫司汀

Nimustine

【药物特点】

1. 本品为亚硝脲类烷化剂，作用与卡莫司汀相似。

2. 本品注射剂为微黄色至淡黄色疏松块状物或粉末。

【用法用量】成人常用剂量：每次 2～3mg/kg 体重，溶于灭菌注射用水（5mg/ml）静脉注射，或加入 0.9% 氯化钠注射液、5% 葡萄糖注射液 250ml 静脉滴注，6 周给药 1 次；或每次 2mg/kg，每周 1 次，连用 2～3 次，疗程总剂量 300～500mg。

【操作要点】

1. 本品不可用于肌内注射或皮下注射。

2. 静脉给药过程中要注意观察局部皮肤有无烧灼感及静脉炎，有无水肿、变色。对需长期用药者，要注意保护血管，经常更换注射部位，有条件者最好行 PICC 置管，以减少各种并发症的发生。

【不良反应】

**1. 严重不良反应**

（1）可出现白细胞减少、血小板减少、贫血，有时出现出血倾向、骨髓抑制、全血细胞减少等。因此每次给药后至少 6 周，应每周进行周围血常规检查，若发现异常应作适当处理；

（2）偶可出现间质性肺炎及肺纤维化。

**2. 其他不良反应**

（1）过敏：可出现皮疹等。若出现此类过敏症状，应停药。

（2）肝脏：可出现 AST、ALT 等上升。

（3）肾脏：可出现 BUN 上升、蛋白尿。

（4）消化道：可出现食欲不振、恶心、欲吐、呕吐，有时出现口内炎、腹泻等。

（5）其他：可出现全身乏力感、发热、头痛、眩晕、痉挛、脱发、低蛋白血症。

【应急措施】

1. 对于呕吐严重的患者，床边备好吸引器，如突发窒息应立即将呕吐物吸出，保持呼吸道通畅。药物应在白天使用，睡前用药易因呕吐造成窒息死亡。

2. 对于注射部位出现的烧灼感及静脉炎给予对症处理。

3. 若出现皮疹等过敏症状，应停药。

【用药宣教】

1. 本品尚未确立哺乳期用药的安全性，故告知哺乳期妇女用药期间，应停止哺乳。

2. 告知患者本品会引起迟缓性骨髓功能抑制等严重不良反应，因此每次给药后至少 6 周，应每周进行临床检验（血液检查、肝功能及肾功能检查等），充分观察患者状态。若发现异常应作减量或停药等适当处理。另外，长期用药会加重不良反应呈迁延性推移，因此应慎重给药。

3. 告知患者应充分注意感染症及出血倾向的出现及恶化，当出现相应状况或出现类似皮疹的过敏反应时，应及时告知医师或停药。

4. 告知患者如用药后呕吐严重，应将头偏向一侧，以防呕吐物误吸引起窒息；可暂时禁食，待症状减轻后再进食清淡饮食。

## 卡莫司汀

### Carmustine

【药物特点】

1. 本品为亚硝脲类烷化剂，虽然其结构上有一个氯乙基，但化学反应与氮芥不同。本品脂溶性强，能透过血脑屏障，故常用于脑瘤和颅内转移瘤。

2. 本品为淡黄色粒状粉末。

【用法用量】

1. 单剂量给予 $150 \sim 200\text{mg/m}^2$；或给予 $75 \sim 100\text{mg/m}^2$，连用两天。用本品作综合治疗，剂量应减。6 周后检查血常规，如血小板上升至 $100 \times 10^9/\text{L}$ 以上，白细胞上升至 $4 \times 10^9/\text{L}$ 以上，就可以再次给药，但应根据血液检查结果对开始的剂量进行调整。

2. 含有本品聚合体的植入膜剂可植入脑中，以辅助手术治疗神经胶质瘤。每个植入膜剂含有本品 7.7mg，应植入 8 片，在切除肿瘤时植入肿瘤切除后的腔隙中；若该腔隙空间不够植入 8 片，则尽可能以最大能植入的片数植入。

【不良反应】

1. 延迟出现和逐渐加重的骨髓抑制是本品最常见、最严重的不良反应。给药后 5 ~ 6 周，白细胞和血小板可下降至最低值，血小板的下降则更为严重。这可能使用量受限。

2. 肺纤维化，肝、肾功能受损，视神经炎，急性白血病，骨髓发育不良也会发生。肺纤维化甚至可发生于用药的 15 年之后出现，具致死性。

3. 恶心、呕吐和其他胃肠功能障碍多在给药后 2 小时开始，最常见。可预防性使用止吐药予以减轻。

4. 静脉给药后可能引起静脉刺激；皮肤接触药液后可短暂出现色素沉着；静脉注射过快会引起皮肤和眼结膜发红；大剂量使用可产生脑脊髓病。

5. 接受含有本品的聚合体植入物的患者可能出现惊厥、脑水肿以及各种不同的神经症状。植入部位的愈合可能出现异常。

6. 肝脏功能损害可恢复；可见氮质血症、肾功能减退、肾脏缩小等肾脏毒性；泌尿系感染发生率可能上升。

7. 其他：可见脱发、继发白血病、致畸胎；抑制睾丸或卵子功能，引起闭经、精子缺乏等。

【操作要点】

1. 避免本品直接与皮肤接触（可导致发炎和色素沉着）。

2. 治疗前预防性使用镇静止吐药，可减轻恶心、呕吐症状。

3. 本品有局部刺激作用，应稀释后静脉滴注 1 ~ 2 小时。

【应急措施】 当患者出现呼吸困难等过敏症状时，要立即通知医生，并给予氧气吸入和建立静脉通路，配合医生抢救。

【用药宣教】

1. 告知患者，用药期间应注意随访检查血常规，血小板，肝、肾功能，肺功能。

2. 告知患者应预防感染，注意口腔卫生。

3. 告知患者如有感染应先治疗感染。本品有延迟骨髓抑制作用，两次给药间歇不宜短于 6 周。

4. 告知患者本品可抑制身体免疫机制，使疫苗接种不能激发身体抗体产生。化疗结束后 3 个月内不宜接种活疫苗。

## 洛莫司汀

### Lomustine

【药物特点】

1. 本品及其代谢物可通过烷化作用与核酸交链，亦有可能因改变蛋白质而产生抗癌作用。

2. 本品为胶囊剂，内容物为微黄色粉末。

【用法用量】成人和儿童一般口服单剂量为 $120 \sim 130\text{mg/m}^2$，3 天分服，可减轻胃肠反应。骨髓功能不全者减为 $100\text{mg/m}^2$；本品如与其他抗肿瘤药进行综合治疗应减量。每 6 ~ 8 周重复 1 次，每次重复前必须检查血常规，血小板应在 $100 \times 10^9\text{/L}$ 以上，白细胞应在 $4 \times 10^9\text{/L}$ 以上是重复用药的条件，而且要根据实际情况调整用量。

【不良反应】

1. 口服后 6 小时内可发生恶心、呕吐，预先用镇静药或甲氧氯普胺并空腹服药可减轻；少数患者可发生胃肠道出血及肝功能损害。

2. 骨髓抑制：服药后 3 ~ 5 周可见血小板减少，白细胞降低可在服药后第 1 及第 4 周前后出现两次，第 6 ~ 8 周才恢复；但骨髓抑制有累积性。

3. 偶见全身性皮疹；有致畸胎的可能；亦可能抑制睾丸或卵巢功能，引起闭经或精子缺乏；恶心、呕吐、骨髓抑制、肺纤维化；有报告长期用此药可致肾毒性作用的发生率增高。

【操作要点】每次给药前必须检查血常规，血小板数应在 $100 \times 10^9\text{/L}$ 以上，白细胞数应在 $4 \times 10^9\text{/L}$ 以上。

【应急措施】对出现严重骨髓抑制的患者，注意采取保护性隔离。白细胞过低可使用粒细胞集落刺激因子。

【用药宣教】

1. 告知患者该药可致突变和畸变，孕妇及哺乳期妇女应禁用。

2. 告知患者在用药期间应注意随访检查血常规及血小板、血尿素氮、血尿酸、肌酐清除率、血胆红素、丙氨酸氨基转移酶等。嘱患者多饮水促进排泄。

3. 告知患者宜睡前与止吐药、催眠药共服，且用药当天不能饮酒。

4. 告知患者预先用镇静药或甲氧氯普胺并空腹服药可减轻胃肠道反应。

5. 告知患者治疗前和治疗中应检查肺功能。

# 司莫司汀

## Semustine

【药物特点】

1. 本品是洛莫司汀（CCNU）甲基衍生物，为亚硝脲类抗瘤谱较广的药物，其作用机制与 CCNU 相似。

2. 本品为胶囊剂，内容物为微黄带淡红色粉末。

【用法用量】口服，睡前与止吐药、催眠药同服。①单用：每次 $100 \sim 120/m^2$，顿服，每 $6 \sim 8$ 周 1 次；②合并其他药物时，每次 $75 \sim 150mg/m^2$，6 周给药 1 次；或 $30mg/m^2$，每周 1 次，连给 6 周。

【不良反应】

1. 骨髓抑制：呈迟发性，为剂量限制性毒性。血小板减少在用药后 4 周出现，白细胞减少的低谷出现在用药后 $5 \sim 6$ 周，持续 $6 \sim 10$ 天，并可伴有红细胞减少。

2. 胃肠道反应：口服本品后最早可在 45 分钟即出现恶心、呕吐，迟者到 6 小时出现，通常在次日可消失，一般患者均能耐受。如在服药前给予止吐剂，或将服药时间改在睡前，均可减轻消化道反应。

3. 其他反应：可能有肾毒性、口腔炎、脱发、轻度贫血及肝功能指标升高；可能出现肺纤维化，但较轻。

【应急措施】对出现严重骨髓抑制者，注意给予保护性隔离。

【用药宣教】

1. 告知患者此药对骨髓、消化道及肝、肾有毒性。口服后最早在45分钟可出现恶心、呕吐，迟者到6小时出现，通常在次日可消失。

2. 告知患者如在服药前服用止呕剂，或将服药时间改在睡前，均可减轻消化道反应。血小板减少低谷出现在服药后4周左右，白细胞减少的低谷出现在5~6周，持续6~10天。

3. 告知患者本品可能引起口腔炎、脱发、肝功损伤，但均是轻度。

4. 哺乳期妇女应用本品时应终止哺乳。

## 环磷酰胺

### Cyclophosphamide

【药物特点】

1. 本品为氮芥类双功能烷化剂，既是广谱抗肿瘤药，又可作为免疫抑制剂。

2. 本品为注射剂，为白色结晶或结晶性粉末；本品的糖衣片除去糖衣后显白色。

【用法用量】

1. 静脉注射：每次500~1000mg/m²，0.9%氯化钠注射液20~30ml，静脉冲入；每周1次，连用2次，休息1~2周后重复。联合用药500~600mg/m²。

2. 口服给药：每天2~4mg/kg，连用10~14天，休息1~2周后重复。

【操作要点】

1. 本品的口服制剂一般应空腹服用。如发生胃部不适，可分次服用或进食时服用。

2. 本品的注射剂稀释后不稳定，应于2~3小时内使用。静脉给药时，注意药液勿漏出血管外。用药全程注意遮光。

3. 本品对组织有刺激性，静脉滴注过程中要注意观察局部皮肤有无水肿、变色；对需长期用药的患者要注意保护血管，经常更换注射部位，最好行 PICC 置管，以减少各种并发症的发生。

【不良反应】

1. 心血管系统：本品常规剂量不产生心脏毒性，但大剂量（120～240mg/kg）时可引起出血性心肌坏死（包括病灶部位出血、冠脉血管炎等），在停药后 2 周仍可见心力衰竭。

2. 胃肠道：可有食欲减退、恶心、呕吐，停药 2～3 日后可消失。可见口腔炎。

3. 肝脏：罕见肝脏损害，本品的主要代谢物丙烯醛而致肝毒性，引起肝细胞坏死、肝小叶中心充血，并伴氨基转移酶升高。

4. 泌尿生殖系统：大剂量给药时，本品的代谢产物丙烯醛可以引起肾出血、膀胱纤维化及出血性膀胱炎、肾盂积水、膀胱尿道反流。用于白血病或淋巴瘤治疗时，易发生高尿酸血症及尿酸性肾病。此外，本品可引起生殖毒性，如停经或精子缺乏。

5. 呼吸系统：偶有肺纤维化，个别报道有肺炎。

6. 皮肤：可有皮肤及指甲色素沉着、黏膜溃疡、荨麻疹、脱发、药物性皮炎。偶见指甲脱落。

7. 眼：可有视物模糊。

8. 致癌：长期使用可致继发性肿瘤。

9. 血液：对骨髓抑制的严重程度与使用剂量相关。

10. 代谢及内分泌系统：大剂量给药（50mg/kg）且同时给予大量液体时，可产生水中毒。

11. 其他：可导致中至重度免疫抑制。偶见发热、过敏反应。

【应急措施】

1. 一旦发生严重不良反应，应立即停药，报告医生及时救治。

2. 用药过程中一旦发生药液外渗，应立即停药，更换注射部位；并立即局部皮下注射 0.9% 氯化钠注射液，并冷敷 6～12 小时。

【用药宣教】

1. 本品的代谢产物对尿路有刺激性，应用时应鼓励患者多饮水；大剂量应用时应水化、利尿。

2. 用药期间应定期检查白细胞，血小板和肝、肾功能。

3. 本品能透过胎盘，孕妇用药后有导致流产的可能和对胎儿的毒性反应。

4. 哺乳期妇女使用本品时应停止哺乳。

5. 用药前后及用药时应当进行心功能测定、心电图和超声心动图检查，以及血清心肌酶学，血常规（每周至少 1 次），肝、肾功能，血尿酸检查。

## 异环磷酰胺

### Ifosfamide

【药物特点】

1. 本品为磷酰胺类衍生物属氮芥类烷化剂，为细胞周期非特异性药物。

2. 本品注射剂为白色结晶性粉末。

【用法用量】

1. 单药治疗：每次 1.2 ~ 2.5g/m²，静脉注射或滴注，每天 1 次，连续 5 日为一个疗程。下一疗程至少应间隔 3 ~ 4 周。最大剂量为 18g/m²。给药的同时及给药后 4 小时、8 小时，应分别给予美司钠 0.4g（为本品剂量的 20%），溶于 0.9% 氯化钠注射液 10ml 中静脉注射。

2. 联合用药：每次 1.2 ~ 2g/m²，静脉注射或滴注，每天 1 次，连续 5 日为一个疗程。下一疗程至少应间隔 3 ~ 4 周。最大剂量为 18g/m²。美司钠用法用量同前。

3. 儿童常用量：静脉注射每次 10 ~ 15mg/kg，加 0.9% 氯化钠注射液 20ml 稀释后缓慢注射；每周 1 次，连用 2 次，休息 1 ~ 2 周后重复。也可肌内注射。

【操作要点】

1. 注射液的配制：静脉注射时，本品每 200mg 溶于注射用水 5ml 中，溶解后注射（浓度不超过 4%）；静脉滴注时，溶解于 500ml 溶液中滴注 3 ~ 4 小时（可采用复方氯化钠溶液、0.9% 氯化钠注射液、5% 葡萄糖注射液等溶液）。

2. 溶液配制后应尽快使用，本品注射时切勿漏于血管外。

3. 如果先用顺铂，后用异环磷酰胺，会加重后者的骨髓抑制、神经及肾毒性。故应先用异环磷胆胺，后用顺铂。

【不良反应】

1. 血液：本品主要不良反应为骨髓抑制，表现为轻至中度白细胞和血小板减少。白细胞和血小板一般于给药后 1~2 周降至最低值，大多可在 2~3 周恢复正常。

2. 泌尿生殖系统：可导致出血性膀胱炎（为本品剂量限制性毒性），表现为尿频、尿急、尿痛及血尿，可出现于给药后几小时至几周内，通常停药后几日内可消失；还可导致肾功能损害，表现为血肌酐升高等；高剂量时可致肾小管坏死；长期用药可能导致不育。

3. 神经系统：可有嗜睡、精神异常，偶有癫痫样发作。肾功能不全者或既往用过顺铂者，可出现焦虑不安、紧张、幻觉和乏力等，少见晕厥、昏迷。剂量过高时也可导致以上不良反应。

4. 肝脏：少见一过性肝功能异常。

5. 胃肠道：可有食欲减退、恶心和呕吐。

6. 其他：少见脱发；注射局部可产生静脉炎；长期用药可产生免疫抑制、垂体功能低下和继发性肿瘤；另有报道，高剂量给药时可导致肺炎和心脏毒性。

【应急措施】本品注射时一旦漏出血管外，应立即局部皮下注射 0.9% 氯化钠注射液，并冷敷 6~12 小时。

【用药宣教】

1. 告知患者本品的代谢产物对尿路有刺激性，应用时应多饮水；大剂量应用时应水化、利尿。

2. 告知患者用药期间应定期检查白细胞，血小板和肝、肾功能。

3. 告知患者本品能透过胎盘，孕妇用药后，有导致流产的可能。本品对胎儿的毒性反应。

4. 告知患者哺乳期妇女使用时应停止哺乳

5. 告知患者用药前后及用药时应当进行心功能测定，心电图及超声心动图，血清心肌酶学，血常规（每周至少 1 次），肝、肾功能及血尿酸检查。

# 达卡巴嗪

## Dacarbazine

【药物特点】

1. 本品为嘌呤生物合成的中间体，具有烷化剂作用，是细胞周期非特异性药物，但主要作用于 $G_2$ 期细胞。

2. 本品为微白色或略带微红色的疏松块状物或粉末。

【用法用量】

1. 静脉滴注：每次 2.5～6mg/kg 或 200～400mg/m²，每天 1次。用 0.9% 氯化钠注射液 10～15ml 溶解，再用 5% 葡萄糖注射液 250～500ml 稀释后滴注，滴注时间不少于 30 分钟。5～10 天为一疗程，间隔 3～6 周重复给药。也可采用单次大剂量：650～1450mg/m²，每 4～6 周 1 次。

2. 静脉注射：每次 200mg/m²，每天 1 次，连用 5 天，间隔 3～4 周重复给药。

3. 动脉注射：用于四肢恶性黑色素瘤，可用同样剂量动脉注射。

【操作要点】

1. 因本品对光和热均极不稳定，在水中不稳定，放置后溶液变浅红色，需临时配制，溶解后立即注射。并尽量遮光。

2. 本品可用 0.9% 氯化钠注射液溶解后静脉推注，也可用 5% 葡萄糖注射液 250ml 稀释后静脉滴注。

3. 防止药物外漏，避免对局部组织刺激；静脉滴注速度不宜太快。

【不良反应】

1. 血液：最常见的毒性反应为骨髓抑制。主要表现为白细胞及血小板减少，部分患者可出现贫血。给药后 16～20 天出现白细胞下降，于 21～25 天降至最低值；血小板减少出现于给药后 16 天。大剂量给药时骨髓抑制更为明显。

2. 消化系统：较常见食欲缺乏、恶心、呕吐等胃肠道反应，一般出现于给药后 1～12 小时内，偶有黏膜炎。尚可有肝功能损害，引起碱性磷酸酶、ALT 及 AST 暂时性升高。有本品致肝坏死的报道。

3. 泌尿生殖系统：可出现闭经、精子缺乏；可导致肾功能损害，引起血尿素氮暂时性升高。

4. 神经系统：长期用药时可出现头昏、精神症状（如烦躁）、外周神经病变；可有面部麻木感。

5. 流感样综合征：偶见流感样综合征，表现为全身不适、肌肉酸痛、高热等。常出现于给药后第 7 天，可持续 1~3 周。

6. 其他：可有脱发、注射部位疼痛或不适。

【应急措施】静脉注射时若有药物外漏应立即停止注射，并以 1% 普鲁卡因注射液局部封闭。如果患者出现呼吸困难等心功能异常的表现时，立即通知医生，给予氧气吸入、建立静脉通路，配合医生抢救。

【用药宣教】

1. 告知女性哺乳期患者，用药期间应停止哺乳。

2. 告知患者，肝、肾功能损害，感染患者慎用本品。

3. 告知患者，使用本品可对诊断产生干扰，可引起血清尿素氮、碱性磷酸酶、ALT 及 AST、乳酸脱氢酶暂时性升高。

4. 告知患者，用药期间禁止接种活疫苗。

## 替莫唑胺

### Temozolomide

【药物特点】

1. 本品为咪唑并四嗪类具有抗肿瘤活性的烷化剂。

2. 本品胶囊为白色，20mg 的胶囊有棕色标记，100mg 的胶囊有蓝色标记。

【用法用量】

1. 成人：未行化疗者，28 天为一疗程。第 1~5 天，200mg/m²，每天 1 次，口服；曾行化疗者，第 1 个周期初始剂量为 150mg/m²，第 1~5 天，每天 1 次，口服，停用 23 天。在第 2 个周期化疗首日若中性粒细胞绝对值（ANC）≥1.5×10⁹/L，血小板数为 ≥100×10⁹/L 时，则第 2 周期每日剂量升至 200mg/m²。

2. 儿童：≥3 岁，28 天为 1 个周期，第 1~5 天，200mg/m³，

每天 1 次，口服；曾接受过化疗的患儿，第 1 个周期第 1～5 天，$150mg/m^2$，每天 1 次，口服；如无血液学毒性，第 2 周期每日剂量升至 $200mg/m^2$。

3. 本品治疗可一直持续至疾病进展，最长 2 年。在治疗期间，第 22 天（首次给药后的 21 天）或其后 48 小时内检测患者的全血细胞计数，之后每周测定一次，直到测得的绝对中性粒细胞数（ANC）≥$1.5 \times 10^9$/L，血小板数为≥$100 \times 10^9$/L 时，再进行下 1 个周期的治疗。在任意治疗周期内，如果 ANC < $1.0 \times 10^9$/L 或者血小板 < $50 \times 10^9$/L 时，下 1 个周期的剂量将减少 $50mg/m^2$，但不得 < $100mg/m^2$。

【不良反应】

1. 恶心、呕吐、倦怠和血液学反应，为自限性，止吐药可控制恶心和呕吐。

2. 骨髓抑制为剂量限制性，通常在治疗第 1 个周期不会发生，不蓄积。

3. 其他常见疲惫、便秘、头痛、眩晕、呼吸短促、脱发、贫血、发热、免疫力下降等。

【应急措施】药物过量时，需进行血液学检查。必要时应采取支持治疗措施。

【用药宣教】

1. 告知患者有可能出现骨髓抑制，给药前患者必须进行绝对中性粒细胞及血小板数检查。在治疗第 22 天（首次给药后的 21 天）或其后 48 小时内检测全血细胞计数，之后每星期测定一次，直到测得的绝对中性粒细胞数（ANC）≥$1.5 \times 10^9$/L、血小板数 ≥$100 \times 10^9$/L 时，再进行下一周期的治疗。

2. 告知患者本品禁用于计划怀孕或处于妊娠期的妇女；男性患者在治疗过程中及结束 6 个月内应避孕，因存在不可逆不育的可能，在治疗之前应冷冻保存精子。

3. 告知患者本品胶囊应空腹或至少在餐前 1 小时服用。给药前或给药后可能需要给予止吐药。若给予本品后出现呕吐，当日不应再服第 2 剂。

4. 告知患者本品胶囊不可打开或咀嚼，应用水送服。若胶囊破损，应避免内部药粉接触皮肤及黏膜。

# 白消安
## Busulfan

【药物特点】

1. 本品属磺酸甲酯类烷化剂，为细胞周期非特异性药物。本品对骨髓细胞独具选择性抑制作用。

2. 本品为白色薄膜衣片，一面刻有 "GX EF3"，另一面刻有 "M"。

【用法用量】

1. 治疗慢性髓性白血病：成人每日口服 $60\mu g/kg \cdot d$，直至每日单剂量达到 4mg，并将持续到白细胞数降至 $15 \times 10^9/L \sim 25 \times 10^9/L$，如血小板数 $< 10 \times 10^9/L$，应尽早停药。如用药 3 周未见反应，可给予较高剂量，不过这会导致骨髓不可逆的损害，必须高度警戒。一旦开始改善，就可停止治疗，直到白细胞数恢复到 $50 \times 10^9/L$ 之前，不应恢复治疗。如果这种情况发生在 3 个月内，可给予维持治疗，每天 $0.5 \sim 2mg$，或者更高剂量。

2. 治疗真性红细胞增多症：每天 $4 \sim 6mg$，连用 $4 \sim 6$ 周，维持治疗的剂量减半。

3. 对原发性血小板增多症或骨髓纤维化，可给予每天 $2 \sim 4mg$。

【不良反应】

1. 主要为骨髓抑制，表现为白细胞减少、血小板减少和贫血。有时骨髓抑制期极长或不可逆转。

2. 一般在用药 $10 \sim 30$ 天可见粒细胞数降至最低，经过 5 个月以后方可恢复。

3. 引起的间质性肺炎称为"白消安肺"，表现为呼吸困难、干咳以及肺纤维化。

4. 长期治疗可能发生白内障，还可见到色素过度沉着，类似"爱迪生病"的部分表现。

5. 常用量下胃肠道反应罕见。其他还会发生皮肤干燥和其他皮肤反应（如荨麻疹、结节性红斑、多发性红斑、迟发性皮肤卟啉症），以及肝功能受损；高剂量还会引起睾丸萎缩、男性乳腺发育、黄疸、心内膜纤维化。

6. 中枢系统反应包括惊厥，还可能发生重症肌无力。

7. 本品还可能影响生育和生殖腺功能。

8. 与其他烷化剂一样，本品也有致癌、致突变作用。

【应急措施】

1. 使用本品过敏者，立即停药。对用药过程中出现的其他不良反应给予对症处理。

2. 对诱发痛风患者给予碱化尿液，应用秋水仙碱、别嘌醇等药物治疗。

【用药宣教】

1. 告知患者该药可致胎儿畸形，因而在妊娠前 3 个月禁用。

2. 告知患者在理论上本品有可能引起胎儿基因突变及胎儿畸变。应用本品时应终止哺乳。

3. 告知患者慢性粒细胞白血病急性变期应停用本品。

4. 告知患者药品用量过大或给药时间过长可引起严重骨髓再生障碍。有的患者有闭经、胎儿发育障碍、色素沉着、脱发、皮疹、男性乳腺发育、睾丸萎缩等。个别患者长期服用时可有肺纤维变及肾上腺皮质功能低下。

5. 告知患者用药期间要多饮水；使用本品可能出现突发单关节疼痛、发热、红肿等痛风表现，如有上述情况发生，应及时告知医护人员，以便必要时给予抽血检查血尿酸。

6. 告知患者使用本品可能出现头晕、面红，以及男性乳腺发育、睾丸萎缩等不良反应，嘱其家属做好心理疏导。

## 塞替派
### Thiotepa

【药物特点】

1. 本品属乙撑亚胺类抗肿瘤药，为细胞周期非特异性药物

2. 本品注射剂为无色或几乎无色的黏稠澄明液体。

【用法用量】

1. 进行膀胱灌注前 8~12 小时，必须尽可能少饮水，排空膀胱。成人每次使用本品 50~60mg，溶于注射用水 30~60ml，向膀胱内灌注。每周重复 1 次，连用 4 次。膀胱癌手术切除后，为了防止复发，也可如上用量，每 1~2 周重复 1 次，连用 8 次；也可使用本品 90mg 溶于 100ml 注射用水中，做每次性膀胱灌注。本品与尿激酶同时应用可增加本品治疗膀胱癌的疗效。尿激酶为纤维蛋白酶原活化剂，可增加药物在肿瘤组织中的浓度。

2. 对恶性渗出，可用本品 65mg 溶于 20~60ml 注射用水中，先抽尽渗出积液，再灌入药液。

3. 直接注入肿瘤组织中，可使用本品 600~800μg/kg，溶于注射用水中备用；局部应用可以考虑混合普鲁卡因和肾上腺素溶液。

4. 肌内注射和静脉注射的方案：每天 15mg，连用 4~5 天；或者 300~400μg/kg，每隔 1~4 周 1 次。

【不良反应】

1. 骨髓抑制为剂量限制性毒性，可引起白细胞及血小板下降，多在用药 1~6 周发生，停药后可恢复。

2. 有恶心、呕吐、食欲缺乏及腹泻等胃肠道反应。

3. 可引起男性无精子、女性停经。

4. 少数患者可出现发热、皮疹及局部疼痛等。

【应急措施】使用本品过敏者，立即停止。

【用药宣教】

1. 告知患者需定期监测血常规；若白细胞急剧下降或白细胞偏低持续时间较长者，需对症处理。

2. 对白血病、淋巴瘤患者化疗时，告知患者应给予大量补液、碱化尿液，防止尿酸性肾病或高尿酸血症。

3. 告知患者用琥珀胆碱前必须测定血中假胆碱酯酶水平，因为二者合用可增加神经肌肉阻滞作用，可引起呼吸困难。

4. 告知患者妊娠初期的 3 个月应避免使用本品，因其有致突变或致畸胎作用，可增加胎儿死亡及先天性畸形。

# 第二节　抗代谢抗肿瘤药

## 六甲蜜胺

### Altretamine

【药物特点】

1. 本品为嘧啶类抗代谢药。

2. 本品包括白色片剂和内容物为白色粉末的胶囊剂。

【用法用量】

1. 成人单用本品，可每日口服 4～12mg/kg 或 150～300mg/m²，分 3～4 次服，14～20 天一疗程，间隔 2～3 周又可开始新疗程。

2. 联合用药时，可每日用 100～200mg/m²，14 天为 1 个疗程。

【操作要点】

1. 本品有刺激性，避免与皮肤和黏膜直接接触。

2. 用药期间定期检查白细胞、血小板计数。

3. 餐后或睡前服药可减轻胃肠道反应。

4. 目前常与其他细胞毒药物例如环磷酰胺、阿霉素和顺铂等联合应用治疗晚期卵巢癌。

【不良反应】

1. 本品的骨髓抑制作用较轻，主要为白细胞减少，偶有血小板减少，多发生于给药后的 3～4 周，停药后 1 周内可恢复。

2. 可见畏食、恶心和呕吐，偶有腹痛和腹泻，与剂量有关。

3. 可有感觉异常、肌无力、共济失调、静止性震颤、反射亢进、焦虑不安、幻觉、抑郁、抽搐和锥体外系症状。偶见睡眠异常及帕金森综合征样表现，与剂量有关。

4. 可见皮肤瘙痒、皮疹、湿疹样皮炎和脱发；还可能发生膀胱炎和体重减轻。

【应急措施】

1. 使用本品过敏者，立即停药。

2. 出现明显的神经系统毒性反应时应停药。口服止吐药可帮助缓解恶心、呕吐症状。

【用药宣教】

1. 告知患者本品对胎儿可能有毒性，孕妇禁用。

2. 哺乳期妇女使用本品时应停止哺乳。

3. 本品与维生素 $B_6$ 同时使用可减轻周围神经毒性。

4. 餐后 1~1.5 小时服药或睡前服药均可减轻胃肠道反应。

## 阿糖胞苷
### Cytarabine

【药物特点】

1. 本品为嘧啶类抗代谢性抗肿瘤药，具有细胞周期特异性，对 S 期细胞最为敏感，通过抑制细胞 DNA 的合成而干扰细胞的增殖。

2. 本品为白色结晶性粉末。

【用法用量】

**1. 成人**

（1）静脉注射 ①急性白血病诱导治疗：每次 2mg/kg（1~3mg/kg），每天 1 次，连用 10~14 天，如无明显不良反应，剂量可增大至每次 4~6mg/kg；②急性白血病维持治疗：完全缓解后改用维持治疗，每次 1mg/kg，每天 1~2 次，连用 7~10 天。

（2）静脉滴注 ①急性白血病诱导治疗：同静脉注射。②难治性或复发性急性白血病、急性白血病缓解后为延长其缓解期：常用中、大剂量疗法。中剂量是指一次 500~1000mg/m$^2$，静脉滴注 1~3 小时，每 12 小时 1 次，2~6 天为一个疗程；大剂量是指一次 1000~3000mg/m$^2$，用法同中剂量方案。由于本品的不良反应随剂量增大而加重，大剂量反而影响了疗效，故现多偏向用中剂量方案。③非霍奇金淋巴瘤：多采用联合化疗方案，剂量根据联合给药方案而定。如在 PROMACE-CYTABOM 方案中，本品剂量为 300mg/m$^2$，在每个治疗周期的第 8 天给药。

（3）皮下注射 ①原始细胞增多的急性白血病、骨髓增生异常综合征、低增生性急性白血病、老年急性非淋巴细胞白血病等：采用小剂量本品，即每次 $10mg/m^2$，每 12 小时 1 次，14～21 天为一疗程。如不缓解且患者情况允许，可于 2～3 周后重复一个疗程；②急性白血病维持治疗：同静脉注射。

（4）鞘内注射　脑膜白血病：每次 25～75mg，加地塞米松 5mg，用 0.9%氯化钠注射液溶解后鞘内注射，每周 1～2 次，用至脑脊液检查正常。预防性用药则每 4～8 周 1 次。

**2. 儿童**

（1）静脉注射　急性白血病诱导治疗：每天 $100mg/m^2$，连用 5～7 天。

（2）静脉滴注　非霍奇金淋巴瘤：按病期及组织学类型而定。一次 $150mg/m^2$，滴注 1 小时，每 12 小时 1 次，于治疗的第 4～5 日开始与其他细胞毒药物联用；每次 $75mg/m^2$，在第 31～34 天、第 38～41 天、第 45～48 天和 52～55 天进行诱导治疗，并与其他细胞毒药物合用。

【操作要点】

1. 使用本品时，应适当增加患者的液体摄入量，使尿液保持碱性，必要时可合用别嘌醇，以防止血尿酸增高及尿酸性肾病。

2. 快速静脉注射引起的恶心、呕吐反应虽较严重，但对骨髓的抑制较轻，患者一般能耐受。

3. 静脉滴注液应稀释至 0.5mg/ml。

4. 配制好的注射液可在冰箱中保存 7 天，室温下仅能保存 24 小时。

5. 鞘内注射用药，稀释液中应不含防腐剂。

6. 出现各种严重不良反应时，应立即停药，并立即采取各种有效措施治疗。部分患者给予肾上腺皮质激素，可能减轻中剂量或大剂量本品引起的不良反应。

7. 近期接受过细胞毒性药物或放疗者应慎用本品。

【不良反应】

1. 血液系统：最主要的不良反应是骨髓抑制。使用常规剂量，白细胞在用药第 12 天达最低点。

2. 消化系统：常见恶心、呕吐、食欲减退、腹泻。

3. 肝脏：部分患者可出现轻度肝功能异常，罕见肝细胞坏死。

4. 眼：可见结膜炎、角膜炎、畏光、眼痛、大量流泪和视觉障碍，严重患者可见结膜出血，角膜溃疡也有发生。

5. 心血管系统：有引起心肌损伤的报道；也有引起急性心包炎和暂时性心律失常的个例报道。

6. 代谢/内分泌系统：接受本品大剂量治疗后，有损害血管升压素分泌的个案报道。

7. 呼吸系统：大剂量用药可引起肺水肿、肺功能衰竭、呼吸困难。与其他肿瘤抑制药合用时，可引发弥散性间质性肺炎。

8. 肌肉骨骼系统：使用大剂量本品治疗后，偶见肌肉、颈部关节和腿部关节疼痛。也有横纹肌溶解症的报道。

9. 泌尿生殖系统：可有血及尿中尿酸量增高；还可导致男性生殖功能异常。

10. 免疫系统：有出现身体免疫功能减低的个案报道。

11. 神经系统：可有头晕，少见严重嗜睡。大剂量用药可发生可逆或不可逆的小脑毒性。鞘内注射可引起头痛、下肢瘫痪等。

12. 皮肤：常规剂量可见不规则斑点、结节状皮疹、大面积的红皮病或红斑、脱发。

13. 其他：接受大剂量治疗的患者有 20%～50% 出现发热。较少出现急性变异反应，如荨麻疹和过敏（急性过敏反应伴血压下降和呼吸困难）。还可出现阿糖胞苷综合征（表现为发热、肌肉痛、骨痛、有时胸痛、结节状风疹斑、结膜炎和身体不适），于用药 6～12 小时后出现。

【应急措施】

1. 一旦发生严重不良反应，应立即停药，报告医生及时救治。部分患者给予肾上腺皮质激素，可能减轻中剂量或大剂量本品引起的不良反应。

2. 本品注射勿漏于血管外。一旦本品漏出血管外应立即局部皮下注射 0.9% 氯化钠注射液，并冷敷 6～12 小时。

3. 本品大剂量用药可出现眼结膜疼痛、畏光，用可的松眼药水滴眼能减轻症状。

4. 本品过量时会产生严重的骨髓抑制、消化道毒性和呕吐。无解毒药，应立即停止本品治疗，并采取支持治疗。

【用药宣教】

1. 告知患者用药期间应定期检测白细胞，血小板和肝、肾功能。

2. 告知患者用药期间应多饮水，使尿液保持碱性。

3. 告知孕妇本品能透过胎盘，用药后有导致流产的可能，孕妇应慎用。

4. 告知哺乳期妇女使用时应停止哺乳。

5. 告知患者用药前后及用药时应当检查或监测心功能，进行心电监测，超声心动图检查及血清心肌酶学，血常规（每周至少1次），肝、肾功能及血尿酸检查。

6. 告知患者用药期间接种活疫苗（如轮状病毒疫苗）将增加活疫苗感染的风险。因此，接受免疫抑制化疗的患者不能接种活疫苗；缓解期白血病患者，至少要停止化疗3个月，才允许接种活疫苗。

# 吉西他滨
## Gemcitabine

【药物特点】

1. 本品是细胞周期特异性抗代谢药，主要作用于 DNA 合成期的肿瘤细胞（即 S 期细胞）。在一定条件下，可以阻止 $G_1$ 期向 S 期进展。

2. 本品为白色到米色疏松块状物。

【用法用量】

（1）成人　①非小细胞肺癌及其他肿瘤：每次 $1g/m^2$，静脉滴注30分钟，每周1次，连用3周，休息1周，每4周重复1次。发生血液毒性时，应遵以下原则调整本品剂量：中性粒细胞绝对计数 $>1\times10^9/L$ 和血小板计数 $>100\times10^9/L$ 时，不必减量；中性粒细胞绝对计数为 $0.5\sim0.999\times10^9/L$ 或血小板计数为 $50\sim99\times10^9/L$ 时，使用原剂量的 75%；中性粒细胞绝对计数 $<0.5\times10^9/L$ 或血小板计数 $<50\times10^9/L$ 时，应停药。②胰腺

癌：每次 1g，静脉滴注 30 分钟，每周 1 次，连用 7 周。休息 1 周；随后每周 1 次，连用 3 周，休息 1 周，每 4 周重复 1 次。

（2）老年人剂量　65 岁以上的高龄患者可较好耐受本品，但由于老年人肾功能储备较差，应适当减量。

【操作要点】

1. 配制本品时，每 0.2g 至少加入 0.9% 氯化钠注射液 5ml（只能用 0.9% 氯化钠注射液溶解），给药时再用 0.9% 氯化钠注射液或 5% 葡萄糖注射液作进一步稀释，配制好的溶液应贮存在室温（15～30℃）下，不得冷藏；并在 24 小时内使用，超过 24 小时不得使用。

2. 本品单次静脉滴注时间通常为 30 分钟，最长不超过 60 分钟。延长滴注时间和增加用药频率可加重不良反应，超过 60 分钟时可能出现更严重的不良反应。故滴注给药时需密切观察，包括实验室监测。

3. 尚未发现本品有配伍禁忌，但建议不与其他药物配伍。

4. 本品为一种辐射增敏剂，如用药期间同时接受放疗，可产生严重的肺或食管病变。

5. 出现骨髓抑制时，应暂时停药或调整方案。

【不良反应】

1. 血液系统：本品剂量限制性毒性是骨髓抑制。可见轻至中度骨髓抑制，多为中性粒细胞减少，血小板减少也较常见，还可出现贫血。

2. 消化系统：可出现肝损害、恶心、呕吐、腹泻、便秘及口腔毒性等。

3. 泌尿生殖系统：可见轻度蛋白尿和血尿，极少伴有临床症状和血清肌酐等变化；尚有不明原因的肾衰竭；偶见类似溶血尿毒症综合征的临床表现。

4. 心血管系统：可见低血压、心肌梗死、充血性心力衰竭、心律失常；但与本品的相关性尚不明确。

5. 过敏反应：静脉滴注时可见支气管痉挛，一般为轻度，持续时间短暂；用药后数小时内尚可发生呼吸困难，常短暂而轻微，大多不必特殊治疗；但与本品的相关性尚不明确。

6. 其他：可见流感样综合征，大多较轻、短暂、非剂量限制性。最常见的表现为发热、头痛、背痛、寒战、肌痛、乏力和畏食，也有咳嗽、鼻炎、多汗、失眠等。水杨酸类药可减轻以上症状。

【应急措施】

1. 本品注射一旦漏出血管外应立即停药，更换血管重新开始。外渗局部皮下注射 0.9% 氯化钠注射液，并冷敷 6～12 小时。

2. 本品单次静脉滴注时间通常为 30 分钟，最长不超过 1 小时；超过 1 小时可能出现更严重的不良反应。

3. 使用本品一旦发生严重肺部症状，应考虑停药，早期采用支持治疗措施。出现微血管病性溶血性贫血的症状，如伴血小板减少的血色素降低，血清胆红素、乳酸脱氢酶等升高，应立即停药。停药后肾功能的损伤可能为不可逆的，应给予透析治疗。

4. 治疗过程中若发生血液毒性，根据患者粒细胞绝对计数及血小板计数，调整剂量或停药。

【用药宣教】

1. 告知患者第 1 次出现微血管病性溶血性贫血时，应立即停药。

2. 由于本品可引起轻至中度嗜睡，告知患者用药期间，不可驾车、登高或操作机械。

3. 告知孕妇本品对胎儿有潜在的危险，孕妇禁用。

4. 告知患者本品对婴儿有潜在的危险，哺乳期妇女使用时应暂停哺乳。

5. 告知患者用药期间应定期检查肝、肾功能及骨髓功能。

6. 使用本品治疗的男性，在治疗期间和治疗后 6 个月不应生育，且由于本品可能引起不育，故拟生育的男性治疗前应保存精子。

## 卡培他滨

### Capecitabine

【药物特点】

1. 本品对肿瘤细胞具有选择性细胞毒作用，须在体内转化为氟尿嘧啶才具有活性。由于肿瘤组织中富含胸苷磷酸化酶（TP），而正是该酶可将本品最终转化为氟尿嘧啶，故本品具有选择性细胞毒作用。

2. 本品为桃红色包衣片，除去包衣后显白色。

【用法用量】

1. 口服给药：每天 $2.5g/m^2$，分早晚 2 次于餐后半小时吞服，连用 2 周，间歇 1 周，3 周为一疗程。如病情恶化或出现不能耐受的不良反应停药。

2. 肾功能不全时剂量：轻度肾功能不全者（Ccr 为 51 ~ 80ml/min），不必调整剂量；中度肾功能不全者（Ccr 为 30 ~ 50ml/min），使用常规剂量的 75%。

3. 肝功能不全时剂量：轻度至中度肝功能不全者不必调整剂量，但应严密监测（注：尚未对重度肝功能不全者用药进行研究）。

【操作要点】

1. 治疗过程中出现腹泻时的剂量调整方案：二级腹泻（每天腹泻4 ~ 6次，或夜间腹泻）或二级以上腹泻时，立即停用本品。并建议按常规治疗腹泻，直到腹泻停止或降为一级时，可重新使用本品；如再出现二级或二级以上腹泻，以后使用本品时应减量。

2. 为预防手足综合征，可同时口服维生素 $B_6$，每天剂量可达 200mg。出现手足综合征后多数可自行消失，必要时需暂时停药或减量，不必长期停药。

3. 出现血胆红素升高，超过最高上限（ULN）时，如为二级（1.5 倍 ULN）、三级（1.5 ~ 3 倍 ULN）或四级（大于 3 倍 ULN），应立即停药，直到症状消失或减轻至一级为止。

4. 本品减量后不能再增加剂量。

5. 药物过量时表现为恶心，呕吐，腹泻，胃肠激惹，胃肠出血和骨髓抑制等，可给予利尿药进行脱水治疗，必要时进行透析处理。

【不良反应】

1. 胃肠道：可有腹泻、恶心、呕吐、胃炎、口炎、消化不良、畏食、腹痛、便秘；偶见口渴、喉炎、吞咽困难、胃溃疡、肠梗阻。

2. 皮肤：几乎在一半的患者中出现手足综合征，表现为：手足麻木、感觉迟钝、感觉异常、麻刺感、无痛感或疼痛感、皮肤肿胀或红斑、水疱或严重的疼痛；另外可见皮炎、指甲疾病；偶见出汗增多、光敏反应、皮肤溃疡、瘙痒、潮红。

3. 中枢神经系统：疲乏、感觉异常、头痛、头晕、失眠。

4. 代谢/内分泌系统：脱水、水肿；偶见体重增加、高脂血症，低钾血症、低镁血症、淋巴水肿。

5. 肝脏：高胆红素血症；偶见肝纤维化、肝炎、胆汁淤积型肝炎、肝功能异常、肝衰竭。

6. 血液：中性粒细胞减少、血小板减少、贫血、淋巴细胞减少；偶见出血、败血症、白细胞减少、凝血障碍、特发性血小板减少性紫癜、全血细胞减少。

7. 心血管系统：心动过速、心动过缓、房性纤颤、室性期前收缩、期前收缩、心肌炎、心包积液、低血压、高血压、脑血管意外。

8. 其他：可见发热、乏力、四肢疼痛、肌痛；偶见过敏反应。

【应急措施】

1. 一旦发生严重不良反应，应立即停药，报告医生及时救治。

2. 患者出现畏食、虚弱、恶心、呕吐或腹泻早期即可出现脱水，对严重腹泻患者应严密监护。若出现脱水，应立即补充液体和电解质；在适当的情况下应尽早使用标准止泻治疗药物；必要时需降低本品的给药剂量。

3. 当出现血胆红素升高超过最高上限时，应立即停药。

【用药宣教】

1. 告知患者用药期间易出现腹泻，应避免进食易引起腹泻的食物，一旦发生腹泻立即通知医生。

2. 告知患者本品代谢产物氟尿嘧啶的胃肠道不良反应在65岁以上的老年患者中较明显，老年人用药时应密切监测。

3. 告知孕妇用药可能危害胎儿，育龄妇女用药时须采取避孕措施。

4. 告知患者本品可使乳儿发生严重不良反应，故哺乳期妇女用药时应停止哺乳。

5. 告知患者用药前后及用药时应当检查血常规、肝功能APTT 及 INR。

## 氟尿嘧啶
### Fluorouracil

【药物特点】

1. 本品为细胞周期特异性抗肿瘤药，主要作用于 S 期细胞。

2. 本品注射剂为无色澄明液体；片剂为白色片，凝胶剂为无色透明凝胶；软膏剂为乳剂型基质的白色软膏；栓剂为脂肪性基质制成的白色或乳白色栓。

【用法用量】

1. 口服给药：每天 150～300mg，分 3～4 次服用。一个疗程总量为 10～15g。

2. 静脉注射：单药治疗，每天 10～20mg/kg，连用 5～10天，一个疗程 5～7g（甚至 10g）。

3. 静脉滴注：每次 10～20mg/kg，每天 500～1000mg，溶入5% 葡萄糖注射液 500～1000ml 中缓慢静脉滴注，每 3～4 周连用5 天。也可一次 500～750mg，一周 1 次，连用 2～4 周后休息 2周为一疗程。治疗绒毛膜癌时剂量为每天 25～30mg/kg，连用 10天为一个疗程。

4. 动脉插管注射：用于原发性或转移性肝癌治疗，一次750～1000mg。

5. 动脉滴注：单次 5～10mg/kg，溶入 5% 葡萄糖注射液500～1000ml 中，滴注 6～8 小时。

6. 腹腔内注射：每次 500～600mg/m$^2$，每周 1 次，2～4 次为一疗程。

7. 直肠给药：用于结肠癌术前治疗，患者取侧卧位，将本品栓剂塞入肛门，根据具体癌肿部位而决定深度。于手术前 10 天开始用药。每次1粒，每日早晨和睡前各1次，疗程为10天。

8. 结膜下注射：每次5mg，一个疗程总量为50mg。

【操作要点】

1. 本品可口服、局部给药（瘤体内、腔内注射及外用等）、静脉注射或静脉滴注；但由于本品具神经毒性，不可用作鞘内注射。

2. 用药时不宜饮酒或同用阿司匹林类药物，以减少消化道出血的可能。

3. 除有意识地较小剂量给予本品作为放射增敏剂外，本品一般不宜和放疗同用。

4. 用于眼科时，注射液不能外漏，一旦外漏应立即冲洗结膜囊。

5. 皮下植入时可选择患者双上臂内外侧、下腹部腹壁等部位（需没有急、慢性皮肤病或结节状疤痕）。常规消毒后，用0.5%利多卡因在植药区域皮下做辐射状组织浸润麻醉，浸润范围视植药区域大小而定。局麻后持专用植药针沿深筋膜与肌肉之间缓慢进针，穿刺3～5cm后，将植药针后退1cm，植入本品植入用缓释颗粒约20mg（一管装药量），植药针再后退1cm植入第二个20mg，依次植入。一个植药通道不得超过80mg。完成第一植药通道植药后，呈辐射状进行第二个植药通道穿刺并植入药物。一个植药区域呈辐射状分布，植药通道为5～6个。每一植药区域植药总量为：腹部不超过460mg，上臂不超过300mg。植药完毕后，穿刺点用75%酒精棉球压迫1～2分钟，用创可贴保护创面。

6. 本品凝胶不可用于黏膜，面部损害涂药时应注意色素沉着（必要时应告诉患者）。本品用于角化明显的疾病时，可提高给药浓度。

7. 若突然出现腹泻、口炎、溃疡或出血，应立即停药，直至这些症状完全消失。当出现心功能不全或心律失常、心绞痛、ST段改变等心血管反应时，也应立即停药，因患者有猝死的危险。

8. 老年患者尤其是骨髓抑制的患者用本品时应减量。

【不良反应】

1. 胃肠道：可见恶心、食欲减退或呕吐，常规剂量下多数不严重。偶见口腔黏膜炎或溃疡、腹部不适或腹泻，严重时可有血性腹泻。

2. 血液：可出现白细胞减少（大多在疗程开始后 2～3 周内达最低点，停药后约 3～4 周恢复正常），罕见血小板减少。

3. 心血管系统：用药后偶可出现心肌缺血，也可出现心绞痛和心电图改变。长期动脉插管给药，可引起动脉栓塞或血栓形成等。

4. 神经系统：可有小脑共济失调，可致器质性脑病。

5. 呼吸系统：极少见咳嗽、气急。

6. 眼：静脉注射本品可致刺激性结膜炎、睑缘炎、泪腺分泌过多，也可致眼球运动异常，甚至发生视神经病。

7. 肝：可引起肝细胞坏死伴暂时性氨基转移酶升高，与给药剂量有关。

8. 皮肤：可见皮肤色素沉着（多见于面部、双手皮肤褶皱、指甲等处）、脱发、皮炎、皮疹（主要见于手、足掌）、荨麻疹和皮肤光过敏反应。

9. 局部：注射给药时可出现注射局部疼痛、静脉炎；药液外溢可引起组织坏死或蜂窝织炎；植入给药可出现植入局部红肿、硬结、疼痛、溃疡、皮肤色素沉着。

【应急措施】本品注射勿漏于血管外；一旦漏出血管外应立即局部皮下注射 0.9% 氯化钠注射液，并冷敷 6～12 小时。

【用药宣教】

1. 告知患者用药期间应勤查血常规，并定期检查肝功能和大便潜血。

2. 告知患者用药期间如白细胞数下降至 $3.5 \times 10^9$/L 以下，应立即停药。

3. 告知患者用药期间如出现口炎，胃肠溃疡并出血、严重腹泻和任何部位的出血，是停止治疗的警告信号。

4. 告知患者停药后，小脑共济失调可能还要持续几周。应预防跌倒。

5. 告知患者用药期间不宜饮酒或同服水杨酸类药物，以减少消化道出血的风险。

## 培美曲塞
## Pemetrexed

【药物特点】

1. 本品为一种多靶点叶酸拮抗药，具有广谱抗肿瘤活性，通过破坏细胞内叶酸依赖性的正常代谢过程，抑制细胞复制，从而抑制肿瘤的生长。

2. 本品注射剂为无菌冻干粉末，呈白色至淡黄色或黄绿色。

【用法用量】静脉滴注：第 1 天 $500mg/m^2$，滴注 10 分钟以上，30 分钟后静脉滴注 $75mg/m^2$ 的顺铂，滴注时间为 2 小时，每 21 天重复 1 个周期。

【操作要点】

1. 准备输液给药时，要小心操作，建议带上防护手套。

2. 应定期检测包括血小板在内的全血细胞计数，一般应在每个周期的第 8 天和第 15 天进行。

3. 如中性粒细胞绝对值 $< 1.5 \times 10^9/L$、血小板计数 $< 100 \times 10^9/L$、CC $< 45ml/min$，就不应开始新的治疗周期。

4. 小瓶内的药物，应首先用 0.9% 氯化钠注射液 20ml 配成浓度为 25mg/ml 的溶液，再将此溶液用 0.9% 氯化钠注射液 100ml 稀释，于 10 分钟左右输完。

5. 以上稀释液在室温和冷藏条件下均能保持稳定；含有钙的溶液不可与本品配伍。

6. 本品给药前可预服药物：

（1）皮质激素。未预服皮质激素药物的患者，应用本品皮疹发生率高。预服地塞米松（或类似物）可以降低皮肤反应的发生率及其严重程度。给药方法：地塞米松 4mg，口服，每日 2 次，本品给药前 1 天，给药当天和给药后 1 天，连服 3 天。

（2）维生素。为了减少毒性反应需补充维生素。本品治疗须同时服用低剂量叶酸或其他含有叶酸的复合维生素制剂。服用时间：第 1 次给予本品治疗开始前 7 天至少服用 5 次日剂量的叶酸，一直服用整个治疗期，至最后 1 次本品给药前 21 天可停服。患者还需在第 1 次本品给药前 7 天内肌内注射维生素 $B_{12}$，给药可与本品用药在同一日进行。叶酸给药剂量 350～1000μg，常用剂量为 400μg，维生素 $B_{12}$ 剂量为 1000μg。

7. 本品每周期治疗期间，需进行肝功能和肾功能的生化检查。

8. 本品用药期间，需监测患者的血浆同型半胱氨酸（为叶酸缺乏的灵敏标志，可能预示本品的毒性）。

【不良反应】

1. 心血管系统：罕见（≤1%）心律失常。

2. 代谢/内分泌系统：常见（>5%，且<10%）脱水，少见（>1%，且≤5%）肌酐升高。

3. 肌肉骨骼系统：少见胸痛、运动神经元病。

4. 泌尿生殖系统：很常见（≥10%）肌酐清除率降低、肾脏或泌尿系统障碍，少见肾衰竭。

5. 神经系统：很常见神经或感觉异常。

6. 精神：很常见疲劳。

7. 肝脏：可见 ALT、AST、γ-GGT 升高。

8. 胃肠道：常见恶心、呕吐、口炎或咽炎、畏食、腹泻、便秘；常见消化不良、味觉障碍；少见腹痛。

9. 血液：常见中性粒细胞减少、白细胞减少、血红蛋白减少、血小板减少。

10. 皮肤：常见皮疹、脱屑、脱发、瘙痒，少见荨麻疹。

11. 眼：常见结膜炎。

12. 其他：常见发热；少见感染、中性粒细胞减少性发热、无中性粒细胞减少性感染、变态反应、过敏和多形性红斑；有本品致多器官功能衰竭死亡的个案报道。

【应急措施】 本品注射勿漏于血管外；一旦漏出血管外应立即局部皮下注射 0.9% 氯化钠注射液，并冷敷 6～12 小时。

【用药宣教】

1. 告知孕妇本品具有胎儿毒性和致畸性，在妊娠早期应用抗肿瘤药可增加胎儿先天性畸形的危险，妊娠中晚期给药则可增加生长迟缓的危险。用药期间应避免怀孕。

2. 告知患者尚不清楚本品是否随乳腺分泌入乳汁中，哺乳期妇女用药期间应停止哺乳。

3. 告知患者本品治疗过程中必须补充叶酸和维生素 $B_{12}$。

4. 告知患者本品治疗前 1 天、当天和治疗后次日应口服地塞米松 4mg，每天 2 次，以减少皮疹的发生。

# 替吉奥

## Tegafur，Gimeracil and Oteracil Potassium

【药物特点】

1. 本品为复方的氟尿嘧啶衍生物口服抗癌剂，含有替加氟（FT）和以下两类调节剂—吉美嘧啶（CDHP）及奥替拉西（Oxo）。

2. 本品为硬胶囊剂，内容物为白色或类白色颗粒或细粉。

【用法用量】

1. 体表面积 $< 1.25m^2$ 的患者，每次 40mg，每天 2 次，早餐和晚餐后服用；28 天为一个周期，间隔 14 天再重复。

2. 体表面积在 $1.25m^2 \sim 1.5m^2$ 之间的患者，每次 50mg，每天 2 次，早餐和晚餐后服用；28 天为一个周期，间隔 14 天再重复。

3. 体表面积 $\geqslant 1.5m^2$ 的患者，每次 60mg，每天 2 次，早餐和晚餐后服用；28 天为一个周期，间隔 14 天再重复。

4. 如果患者在服药期间肝、肾功能和血液检验正常且胃肠无不适，治疗周期间隔时间可以缩短为 7 天；每次用量可以一次调高到 50mg、60mg 或 75mg。

5. 本品不能与其他氟尿嘧啶类药物和抗真菌类药物联用。

【操作要点】

1. 停用本品后，至少间隔 7 天以上再给予其他氟尿嘧啶类抗肿瘤药或抗真菌药氟胞嘧啶。

2. 停用氟尿嘧啶类抗肿瘤药或抗真菌药氟胞嘧啶后，亦需间隔适当的时间再给予本品。

3. 由于本品骨髓抑制可引起严重感染（败血症），进而导致败血症性休克或弥散性血管内凝血甚至死亡，因此用药期间须注意感染、出血倾向等症状的出现或恶化。

【不良反应】本品可引起骨髓抑制、肝功能损伤、食欲减退、转氨酶升高。严重腹泻的发生率为 0.4%；严重肠炎的发生率 0.2%；间质性肺炎的发生率 0.4%；严重口腔溃疡和出血的发生率 0.2%；还可能发生急性肾衰、皮肤毒性、嗅觉缺失。

【应急措施】

1. 本品的骨髓抑制不良反应为剂量限制性毒性，主要为白细胞减少、血红蛋白降低、中性粒细胞减少、血小板减少，因此各周期开始前及给药期间每 2 周至少进行 1 次血液学检查。发现异常情况应采取延长停药时间、减量、中止给药等适当措施。

2. 本品用药后偶可引起重症肝炎等严重的肝损害，因此需定期检查肝功能，以便及早发现。

3. 必须注意本品引发的食欲缺乏、乏力等肝损害的前兆症状，若出现黄疸（眼球黄染）应立即停药并给予适当的处置。

4. 本品用药后应注意观察患者有无恶心、呕吐、腹痛、腹泻等胃肠道反应，以便及时处理。

【用药宣教】

1. 告知患者本品应在早饭后和晚饭后各服 1 次。

2. 告知患者停用本品后，至少间隔 7 天以上再给予其他氟尿嘧啶类抗肿瘤药或抗真菌药氟胞嘧啶。

3. 告知患者用药期间易引起腹泻，患者避免易引起腹泻的食物。

4. 告知患者用药期间须注意感染、出血倾向等症状的出现或恶化。

5. 告知患者用药过程中应避免感染，如有咳嗽、发热等临床症状，应立即告知医生。

## 替加氟
### Tegafur

【药物特点】

1. 本品在体内经肝脏 CYP 酶活化，逐渐转变为氟尿嘧啶而起抗肿瘤作用。其化疗指数为氟尿嘧啶的 2 倍，毒性仅为氟尿嘧啶的 1/7 ~ 1/4，免疫抑制作用轻微。

2. 本品注射剂为几乎无色的澄明液体；片剂为白色片；胶囊剂内容物为白色结晶性粉末；栓剂为类白色或微黄色栓。

【用法用量】

1. 口服给药：每天 600 ~ 1200mg，分 2 ~ 4 次服用，总量 20 ~ 40g 为一疗程。

2. 静脉滴注：一次 15 ~ 20mg/kg（或 800 ~ 1000mg），溶于 5% 葡萄糖注射液或 0.9% 氯化钠注射液 500ml 中，静脉滴注，每天 1 次，总量 20 ~ 40g 为一疗程。

3. 直肠给药：使用本品栓剂，一次 500 ~ 1000mg，每天 1 次，总量 20 ~ 40g 为一疗程。

4. 儿童口服给药：每天 16 ~ 24mg/kg，分 4 次服用。

【操作要点】

1. 本品注射液呈碱性，且含碳酸盐，忌与酸性药物配伍，避免与含钙、镁离子的药物合用。

2. 本品可单用或与其他抗肿瘤药合用。

3. 本品注射液遇冷时析出结晶，可待温热溶解后摇匀使用。

4. 餐后服用本品可减轻胃肠道反应。

【不良反应】

1. 血液：骨髓抑制程度较轻，可有白细胞和血小板减少。

2. 消化系统：少数患者有恶心、呕吐、腹痛、腹泻及肝功能改变。

3. 神经系统：可有头痛、眩晕、共济失调、精神状态改变等。

4. 局部：注射部位有静脉炎、肿胀和疼痛。

5. 皮肤：可有皮肤瘙痒、色素沉着、黏膜炎。

6. 其他：可有乏力、寒战、发热等。

【应急措施】

1. 对本品治疗过程中出现肝、肾功能不全的患者应酌情减量。

2. 本品餐后服用可减轻胃肠道反应。轻度胃肠道反应可对症处理，不必停药；胃肠道反应严重则需减量或停药。

3. 本品用药过程中若出现骨髓抑制，轻者对症处理，重者需减量，必要时停药。

【用药宣教】

1. 告知孕妇及哺乳期妇女使用本品时应暂停哺乳。

2. 告知患者用药前后及用药时应当定期检查肝、肾功能及白细胞、血小板计数。

# 卡莫氟

## Carmofur

【药物特点】

1. 本品为口服抗肿瘤药，属嘧啶类抗代谢药和细胞周期特异性药物。

2. 本品片剂为白色片。

【用法用量】本品口服给药：①单药疗法：每天 600～800mg，分3～4次服用，连用4～6周为1个疗程；②联合用药：每天 600mg，分 3 次服用，连用 2 周为 1 个疗程。

【操作要点】

1. 肾功能不全者应适当减量。

2. 肝功能不全时，特别是在重度肝功能不全的患者中本品血药浓度较高，根据个体情况可将常规剂量减半给药。

【不良反应】

1. 偶有引起白质脑病可能，出现言语、步行、意识、知觉等障碍及记忆力下降，需慎加观察。

2. 消化道反应可有食欲不振、恶心、呕吐等；有时有腹泻、口炎、腹部不适感等。

3. 偶可致肝、肾功能异常；部分病例有尿频、尿急、尿痛（尿频是由于其一种中间代谢产物刺激脑干排尿反射中枢所致）；少数患者可有明显热感（系本品及其中间代谢产物刺激视束前野的温觉中枢所引起）；偶见药疹。

【应急措施】用药期间出现下肢乏力、步履蹒跚、说话不清、头晕麻木、站立不稳和健忘等症状时宜及时停药，以免演进为白质脑病。

【用药宣教】

1. 告知孕妇及哺乳期妇女使用本品时应暂停哺乳。

2. 告知患者用药前后及用药时应当定期检查肝、肾功能及白细胞、血小板计数。

## 甲氨蝶呤
### Methotrexate

【药物特点】

1. 本品为抗代谢类抗肿瘤药，属细胞周期特异性药物，主要作用于 S 期。

2. 本品注射剂为黄色至橙色的澄明液体；片剂为淡橙黄色片。

【用法用量】

**1. 口服给药**

（1）一般用量：每次 0.1mg/kg（通常 5～10mg），每天 1 次。一个疗程安全剂量为 50～100mg；

（2）蕈样肉芽肿治疗：每天 2.5～5mg，连服数周甚至数月；

（3）急性淋巴细胞白血病维持治疗：一般为每次 15～50mg/m$^2$，每周 1 次，连用 4 周；

（4）银屑病治疗：①每周 1 次给药方案：每次 10～25mg，每周 1 次，持续使用直至达到适当疗效。一周剂量不得超过 50mg。②分次剂量方案：每次 2.5mg，每 12 小时 1 次，连用 3 次；或每 8 小时 1 次，连用 4 次。一周剂量不超过 30mg。③每日给药方案：每天 2.5mg，连用 5 天，继而休息最少 2 天。一日剂量不超过 6.25mg。以上方案的剂量可逐步调整，以获得最佳临床疗效，但不要超过最大耐受量。当达到最佳疗效后，必须减至最低剂量，间隔最长的休息期。

（5）滋养细胞肿瘤（葡萄胎、恶性绒毛膜腺瘤）治疗：每天 15～30mg，连用 5 天。如未出现毒性反应，可给予下一疗程。一般应用 3～5 个疗程。

**2. 肌内注射**

（1）急性白血病治疗：每次 10～30mg，每周 1～2 次。

（2）银屑病治疗：同口服给药。

（3）滋养细胞肿瘤（葡萄胎、恶性绒毛膜腺瘤）治疗：同口服给药。

**3. 静脉注射**

（1）急性白血病治疗：同肌内注射。

（2）银屑病治疗：同口服给药。

**4. 静脉滴注**

（1）滋养细胞肿瘤（葡萄胎、恶性绒毛膜腺瘤）治疗：每天 10～20mg，溶于 5% 或 10% 葡萄糖注射液 500ml 中静脉滴注，每天 1 次，5～10 次为一个疗程。总量为 80～100mg。

（2）急性白血病治疗：同肌内注射。

（3）骨肉瘤等治疗：采用大剂量疗法，即一次 1000～5000mg/m$^2$，溶于 0.9% 氯化钠注射液或 5% 葡萄糖注射液中滴注 4～6小时。从用药前 1 天开始至用药后 1～2 天，应每天补液 3000ml，并用碳酸氢钠碱化尿液，每天尿量不少于 2000ml。开始用药后 24 小时起，每 3 小时肌内注射亚叶酸钙 9～12mg，连用 3～6 次或直至甲氨蝶呤血药浓度降至 5×10$^{-8}$mol/L 以下。

**5. 动脉滴注**

每次 5～10mg，加入 5% 葡萄糖注射液中缓慢滴注 24 小时。

**6. 鞘内注射**

用于脑膜白血病：一次 6mg/m$^2$（通常为 10～12mg，一次最大剂量不宜超过 12mg），用 0.9% 氯化钠注射液稀释至 1mg/ml，鞘内注射（稀释液中不应含防腐剂），每天 1 次，5 天为一个疗程。用于预防给药时，每次 10～15mg，每 6～8 周 1 次。

**7. 腔内注射**

一次 30～40mg，一周 1 次，如抽出胸腔积液量少于 500ml 时，本品剂量应酌减。

【操作要点】

1. 配伍禁忌：本品与阿糖胞苷、氟尿嘧啶、泼尼松龙有配伍禁忌。

2. 本品大剂量疗法易导致严重不良反应，用药前应准备好解救药亚叶酸钙，并应充分补充液体和碱化尿液。患者须住院治疗，在血药浓度监测下谨慎使用，每次滴注时间不宜超过 6 小时，滴注时间过长可增加肾毒性。治疗期间及停药后一段时间内，避免摄入酸性食物。有肾病史或发现肾功能异常者，禁用该大剂量疗法。

3. 本品鞘内注射制剂应不含防腐剂。

4. 本品开封后仅供单次使用，多余量应弃之。

5. 本品治疗结束后 8～12 周内绝对禁止受孕，即使接受治疗的是男性配偶。

【不良反应】

1. 胃肠道：常见食欲减退；可出现口腔炎、口腔溃疡、咽喉炎、恶心、呕吐、腹痛、腹泻、消化道出血；偶见假膜性或出血性肠炎等。

2. 肝脏：可出现黄疸，ALT、碱性磷酸酶、γ-GGT 等升高，长期口服可导致肝细胞坏死、脂肪肝、肝纤维化甚至肝硬化。

3. 泌尿生殖系统：大剂量给药时，由于本品及其代谢产物沉积在肾小管，可致高尿酸性肾病，此时可出现血尿、蛋白尿、少尿、氮质血症甚至尿毒症。此外，本品可导致女性闭经和男性精子减少甚至缺乏（尤其是长期应用较大剂量后），但一般多不严重，偶为不可逆性。

4. 呼吸系统：长期用药可引起咳嗽、气短、肺炎、肺纤维化，可对症支持治疗。肺毒性可能会致死，也可能不能完全恢复。国外有报道，间质性肺炎是导致死亡的主要原因之一。

5. 血液：主要表现为白细胞和血小板减少，尤其是应用大剂量或长期口服小剂量后易引起明显骨髓抑制。还可出现贫血。国外有报道，造血功能低下的骨髓抑制是导致死亡的主要原因之一。

6. 皮肤：可见皮肤潮红、瘙痒或皮疹等过敏反应，也可有脱发；还可引起日光性皮炎、急性剥脱性皮炎及指甲脱落。

7. 中枢神经系统：可出现头痛、迟钝、视觉障碍、失语、偏瘫、惊厥；鞘内注射或颈动脉滴注偶可引起视物模糊、眩晕、头痛、蛛网膜炎、麻痹、抽搐、意识不清和慢性脱髓鞘综合征。

8. 眼：本品可影响患者的睑板腺而加重脂溢性睑缘炎；部分患者伴有严重的畏光、流泪。有报道本品鞘内注射结合头颅放疗，患者于 8 ~ 10 个月后出现视神经退行性变，最后导致失明。

【应急措施】

1. 用药后若出现明显的黏膜炎（如严重黏膜溃疡）、腹泻次数多、血便及白细胞明显减少（$< 3.5 \times 10^9/L$）、血小板明显减少（$< 80 \times 10^9/L$）等严重不良反应，应停药并及时对症治疗。

2. 本品过量时表现为畏食、白细胞减少、抑郁和昏迷等。亚叶酸钙是有效的解毒药；亚叶酸钙的剂量应等于或大于甲氨蝶呤的相对剂量，并尽快给药；亚叶酸钙可在 12 小时内静脉滴注，剂量最高可达 75mg，然后肌内注射，每 6 小时 12mg，共给药4 次。

【用药宣教】

1. 告知患者本品及其代谢产物沉积在肾小管，可致高尿酸性肾病。治疗期间及停药后一段时间内，要避免摄入酸性食物。

2. 告知患者用药后如果出现明显黏膜炎(如严重黏膜溃疡)、腹泻次数多、血便等应立即通知医生。

3. 告知患者本品治疗结束后 8 ~ 12 周内绝对禁止受孕，即使接受治疗的是男性配偶。

4. 本品可透过胎盘，导致胎儿流产、早产或畸形，有时胎儿出生数年后才出现迟发反应，故孕妇禁用。

5. 告知患者本品可经母乳排泄，因此用药期间应禁止哺乳。

6. 告知患者用药前后及用药时应当严密监测肝、肾功能、血常规及血细胞比容、尿常规，必要时进行胸部 X 线检查、肝活检、骨髓穿刺、肺功能试验。

# 硫鸟嘌呤
## Tioguanine

【药物特点】

1. 其作用类似硫嘌呤，在体内转化成硫鸟嘌呤苷酸（6-TGRP）后才具有活性。最后转变成脱氧鸟嘌呤核苷酸，干扰DNA功能，产生抗癌作用。

2. 本品片剂为白色片。

【用法用量】作为综合诱导方案，本品口服剂量可用200mg/$m^2$。4周后，如尚未见疗效，也无明显毒性出现，可使用2～2.5mg/（kg·d）。在一些极少的病例中，如适合单独使用本品，成人和儿童均可给予3mg/（kg·d）。

【操作要点】

1. 由于本品的毒性，应适度使用，不推荐本品进行维持治疗或长期连续治疗。

2. 用药期间应每周检查血常规、肝功能、血尿素氮、血尿酸、肌酐清除率。条件允许时可对硫嘌呤甲基转移酶（TPMT）缺乏进行检测。

【不良反应】

1. 常见的毒性反应为骨髓抑制。可有白细胞和血小板减少。

2. 消化系统反应表现为恶心、呕吐、食欲减退等胃肠道反应及肝功能损害，可伴有黄疸。

3. 开始治疗的白血病及淋巴瘤患者可出现高尿酸血症，严重者可发生尿酸性肾病。

4. 本品有抑制睾丸或卵巢功能的可能，引起闭经或精子缺乏，与药物的剂量和疗程有关，反应可能是不可逆的。

【应急措施】

1. 本品用药后首次出现血细胞减少、黄疸、出血或出血倾向时，应立即停药。当上述症状缓解后，可从小剂量开始重新用药。

2. 本品用药期间患者应适当增加水的摄入量，并使尿液保持碱性；亦可同时使用别嘌醇以防出现高尿酸血症及尿酸性肾病。

【用药宣教】

1. 告知患者本品有骨髓抑制作用，故需要经常观察血常规、骨髓细胞学检查指标的变化。

2. 告知患者本品对肝、肾功能有损害，有时会出现黄疸。

3. 告知患者用药期间胃肠道反应有恶心、呕吐，但较轻。

## 巯嘌呤

### Mercaptopurine

【药物特点】

1. 本品属于抑制嘌呤合成途径的细胞周期特异性药物，化学结构与次黄嘌呤相似。

2. 本品片剂为淡黄色片。

【用法用量】

1. 成人和儿童给药：开始口服每天 2.5mg/kg 或 75 ~ 100mg/m$^2$，不过，个体差异较大；用药 4 周后，如疗效不出现或白细胞数并未下降，剂量可以谨慎加至 5mg/（kg·d）。

2. 维持剂量：可每天 1.5 ~ 2.5mg/kg。

【操作要点】

1. 4 ~ 6 周内接受过化疗的患者应慎用本品，其他对骨髓有抑制作用的抗肿瘤药物或放疗可增强本品的疗效，需调整本品的剂量或疗程。

2. 用药期间应适当增加水的摄入量，并使尿液保持碱性；亦可同时使用别嘌醇以防出现高尿酸血症及尿酸性肾病。如合用别嘌醇，本品剂量应减至常规剂量的 1/4 ~ 1/3。

3. 巯嘌呤甲基转移酶（TPMT）缺乏患者可能更容易出现骨髓抑制，需实质性减量。

4. 本品常致骨髓抑制。在精神障碍治疗过程中，与氯氮平、卡马西平合用时需谨慎。

【不良反应】

1. 骨髓抑制会延迟出现，可能发生骨髓再生障碍。

2. 本品的胃肠毒性比叶酸拮抗剂或氟尿嘧啶轻，但胃肠障碍如口炎、恶心、呕吐仍会发生。

3. 肝毒性已有报道，伴有胆汁淤积性黄疸和肝坏死，有时导致死亡。

4. 使用较高剂量，成人和儿童都可能加重本品的胃肠道毒性和肝毒性。

5. 高尿酸血症、结晶尿、血尿、脱发和皮肤色素沉着也会发生。

6. 可能出现发热。

【应急措施】

1. 本品作用有延迟性，故在治疗过程中首次出现显著的粒细胞减少、粒细胞缺乏、血小板减少、出血或黄疸等征象时，应立即停药。如停药后 2~3 天细胞计数保持平稳或有所上升，则恢复用药（剂量为原来的 1/2）。

2. 如出现严重毒性，应进行 TPMT 基因分型以确定是否为 TPMT 缺陷。

【用药宣教】

1. 告知患者用药期间至少每周需检查一次血常规，并定期检查肝、肾功能。

2. 告知患者用药期间如白细胞数极度下降或骨髓抑制严重，应立即停药。

3. 告知患者用药期间胃肠道反应有恶心、呕吐，应饮食清淡，注意口腔卫生。

4. 告知患者用药期间可有高尿酸血症、结晶尿、血尿等不良反应，应多饮水。

# 羟基脲

## Hydroxycarbamide

【药物特点】

1. 本品可破坏组成二磷酸核苷还原酶活性中心的酪氨酰游离基而起到抑制该酶的作用，继而抑制 DNA 合成。

2. 本品片剂为白色片；胶囊剂内容物为白色结晶性粉末。

【用法用量】

1. 治疗恶性肿瘤：口服 20~30mg/kg，每天 1 次；或 60~80mg/kg，每 3 天 1 次。6 周后，如疗效明显，治疗可无限期地持续下去。

2. 治疗镰状细胞贫血：开始口服 15mg/kg，每天 1 次；如有必要，可根据疗效和血常规水平增加用量。

3. 治疗难治性银屑病：开始口服每天 1.5g，随后随时根据疗效和骨髓细胞学检查结果调整剂量；大多数可给予维持剂量，每天 0.5～1.5g。

【操作要点】

1. 配药或者接触装有羟基脲的药瓶时应当戴上一次性手套，且在接触含有羟基脲的药瓶或者胶囊（片）前后都要洗手。

2. 老年患者对本品敏感，且肾功能可能较差，故服用本品时应适当减少剂量。

【不良反应】

1. 主要是骨髓抑制，包括巨幼红细胞改变。

2. 本品可加重照射所致的红斑。

3. 还可引起发热，寒战，不适，胃肠障碍，肝、肾功能受损，肺水肿，轻度血液学反应，脱发，头痛，头晕，嗜睡，定向力消失，幻觉和惊厥。

【应急措施】一旦发生严重不良反应，应立即停药，报告医生及时救治。

【用药宣教】

1. 告知患者本品可使其免疫机能受到抑制，故用药期间须避免接种病毒疫苗，一般停药 3 个月至 1 年才可考虑接种疫苗。

2. 告知患者服用本品时应适当增加液体的摄入量，以增加尿量及尿酸的排泄；定期监测白细胞、血小板、血中尿素氮、尿酸及肌酐水平。

# 第三节　抗肿瘤抗生素

## 多柔比星
### Doxorubicin

【药物特点】

1. 本品为周期非特异性抗癌化疗药物，对增殖细胞各期均有作用，对 S 期的早期最为敏感，抗瘤谱较广。

2. 本品注射用粉针剂为橙红色疏松块状物或粉末；注射液为红色澄明液体；注射用脂质体为红色半透明的液体。

【用法用量】

1. 静脉注射

（1）单药治疗：两种方案。①单剂量给予 60～75mg/m² （或 1.2～2.4mg/kg），缓慢静脉注射，每 3 周 1 次。②每周 20～35mg/m² （或 0.4～0.8mg/kg），连用 3 周，每 2～3 周后重复。第 2 种方案的不良反应较第 1 种轻。

（2）联合用药：如与其他抗肿瘤药合用，本品剂量应减少。建议给予 30～40mg/m²，每 3 周 1 次。肝功能中度受损者（血胆红素 12～30μg/ml）使用半量；重度受损者（血胆红素 > 30μg/ml）仅给予 1/4 上述用量。

2. 膀胱内注射：含量为 1mg/ml 的 50ml 注射入膀胱内治疗恶性肿瘤，每月 1 次。

3. 多柔比星脂质体治疗艾滋病有关的卡波西肉瘤：可静脉给予 20mg/m²，每 2～3 周 1 次，在疗效出现前，至少应持续给药 3 个月，可加入 5% 葡萄糖注射液 250ml 于 30 分钟左右静脉滴注完毕。

4. 累积剂量：成人累积总用量不应超过 550mg/m²；70 岁以上者不应超过 450mg/m²；已接受胸部放疗或其他具有心脏毒性药物者，总用量不应超过 400mg/m²。

【操作要点】

1. 本品不得肌内注射或皮下注射，静脉注射时若药液外渗可致严重的局部组织坏死。

2. 本品亦不能鞘内注射。可通过浆膜腔内给药和膀胱灌注；但当肿瘤已穿透膀胱壁、尿道感染或导管插入困难时，均不能经膀胱灌注给药。

【不良反应】

1. 给药后 10～15 天可见骨髓抑制明显，白细胞数减少，一般在每次给药后 21 天可见血常规恢复。

2. 蒽环类药都可产生心脏毒性。急性者的心电图可表现出短暂性心功能障碍，有时还发生心律失常；延迟者，有时会引起致死性、慢性充血性心衰；在成人的总用量超过 $550mg/m^2$ 时，很可能在给药后数月甚至 1 年发生严重的心脏毒性。

3. 胃肠道障碍包括中等的有时是严重的恶心、呕吐、口炎。其他还有比较罕见的面红、结膜炎，还可能发生流泪。

4. 本品刺激性强，静脉注射后可发生血栓性静脉炎和皮肤红色痕迹。

5. 静脉注射时如果药液外溢，可使局部组织坏死和溃疡。

6. 大多数用药者会发生脱发（90%）；可见尿色变红；偶见皮肤过敏反应。

7. 本品脂质体制剂可减少局部组织坏死的可能性，并降低心脏毒性发生率。不过，此种经验还有限。有时在开始输注时会出现假性变应性反应，但在缓慢或暂停输注时就会消失。

【应急措施】

1. 注射时如药液漏出血管外，可用冰袋间断冷敷（7～10℃）外渗处的皮肤 24～48 小时。

2. 如果患者出现呼吸困难等心功能异常时，立即通知医生，给予氧气吸入、建立静脉通路，配合医生抢救。

3. 已经证实单次给予本品 250mg 和总累积量超过 500mg 是致命的，可于 24 小时内导致急性心力衰竭和严重骨髓抑制，于用药后 10～15 天毒性效应达到最大。在此期间应加强支持治疗，并采取输血、无菌隔离护理等措施。

【用药宣教】

1. 告知患者治疗期间应多饮水，减少高尿酸血症的可能。告知痛风患者用药时，应注意调整别嘌醇等抗痛风药的剂量。

2. 告知患者用药后 1～2 日内可出现红色尿，一般在 2 日后消失，无须紧张。

3. 告知患者使用本品期间不宜妊娠。本品能透过胎盘，孕妇用药后，有导致流产的可能。本品对胎儿的毒性反应有时可于数年后才出现。

# 表柔比星
## Epirubicin

【药物特点】

1. 本品为多柔比星的同分异构体，其疗效与多柔比星相等，而心脏毒性则较低。

2. 本品注射剂为鲜红色或橙红色的疏松块状物，有引湿性。

【用法用量】

1. 静脉注射

（1）单药治疗：每次 60～90mg/m$^2$（骨髓造血功能不良者，每次 60～75mg/m$^2$），每 3 周 1 次；如有必要，也可分为 1～3 天给药，或在每疗程的第 1、8 日给予。用于治疗肺癌时，可采用以下高剂量方案给药，①未经治疗的小细胞肺癌，每日 120mg/m$^2$，每 3 周 1 次；②未经治疗的非小细胞肺癌，每日 135mg/m$^2$，每 3 周 1 次；或每日 45mg/m$^2$，每 3 周的第 1～3 天各每次；③骨髓造血功能不良者，每次 105～120mg/m$^2$。累积剂量不宜超过 900mg/m$^2$。

（2）联合化疗：本品如合用其他抗肿瘤药，剂量应适当降低，一般可用单药剂量的 2/3。总剂量不宜超过 700～800mg/m$^2$。中度肝功能不全者（血清胆红素浓度 14～30μg/ml）用量减半；重度肝功能不全者（血清胆红素浓度 >30μg/ml）仅给常用量的 1/4。

2. 由于年龄因素或以前曾接受过化疗或放射而致骨髓功能受损者，使用本品亦应减量。

3. 本品可直接向膀胱内灌注：每周以 50mg 配制成 0.1% 溶液供用，共用 8 次；如尿中出现化学结晶物，用量应减至 30mg。对于原位癌，如可耐受，可每周使用 80mg。为了预防经尿道切除之后复发，每周可给予 50mg/m$^2$，共用 4 周；接着，每月灌注 50mg/m$^2$，连用 11 个月。

4. 胸腔内注射：每次 50mg～60mg，可与顺铂同用，但会明显增加胃肠道反应。大多需于用药前静脉给予 5-HT$_3$ 受体抑制药和地塞米松，以避免出现恶心、呕吐。

5. 腹腔内注射：每次 60mg，联合应用顺铂、氟尿嘧啶或丝裂霉素。

【操作要点】

1. 本品不可皮下注射、肌内注射和鞘内给药。药物外渗可造成组织的严重损伤甚至坏死，建议使用中心静脉滴注。药液外渗时可局部浸润氢化可的松，之后局部涂倍他米松/庆大霉素软膏，用弹性绷带包扎。

2. 本品与肝素（产生沉淀）、头孢菌素类有配伍禁忌；不可长期与碱性溶液接触；不宜与地塞米松或琥珀酸氢化可的松同时滴注；与氨茶碱接触可使溶液变成紫蓝色；与其他化疗药同用，应避免相互接触或放入同一容器内给药。

【不良反应】

1. 心脏毒性：心脏毒性较阿霉素低，发生率和严重程度与本品累积剂量呈正比。常见心动过速等心律失常；迟发的抑制心力衰竭多在用药的第 6 个月后或总剂量超过 700 ~ 800mg/m$^2$ 时发生。既往用过其他蒽环类药物或既往曾有心血管疾病有增加出现迟发性心肌病的危险。

2. 血液系统：骨髓抑制见于 50% ~ 60% 的患者，白细胞于用药后 10 ~ 14 天降至最低点，多在 3 周左右逐渐恢复。

3. 胃肠道反应：可有食欲缺乏、恶心、呕吐、腹泻，但较多柔比星轻；用药第 5 ~ 10 天出现黏膜炎，通常发生在舌侧及舌下黏膜。

4. 皮肤：脱发（较多柔比星轻），60% ~ 90% 的病例可发生，一般可逆；男性有胡须生长受抑。

5. 泌尿生殖系统：使用高剂量（140mg/m$^2$）可致蛋白尿。

6. 神经系统：可出现头痛、眩晕；高剂量时可出现周围神经病变。

7. 局部反应：静脉给药者可发生静脉炎（3% ~ 10%），药液漏于血管外可引起组织坏死。

8. 其他：偶见发热、寒战、肝功能损害、肌肉损害；曾接受过放疗的患者可出现回忆反应。

【应急措施】一旦发生药液渗漏，可能产生血管痛、静脉炎、注射部位硬结坏死。建议：迅速回吸药液，局部利多卡因封闭，必要时硫酸镁湿敷合用激素治疗，如果患者出现呼吸困难等心功能异常时，立即通知医生，给予氧气吸入和建立静脉通路，配合医生抢救。

【用药宣教】

1. 告知患者治疗期间应多饮水，以减少高尿酸血症的可能；告知痛风患者用药时，应注意调整别嘌醇等抗痛风药的剂量。

2. 用药后可给予止吐药预防胃肠道反应。

3. 告知患者用药后 1～2 日内可出现红色尿，一般在 2 日后消失。

4. 告知患者使用本品时接种活疫苗（如轮状病毒疫苗），可能导致严重甚至致命的感染，故接受化疗期间禁止接种活疫苗。

5. 告知患者使用本品期间不宜妊娠。本品能透过胎盘，孕妇用药后，有导致流产的可能；本品对胎儿的毒性反应有时可于数年后才出现。

6. 使用蒽环类抗生素治疗的乳腺癌患者可继发急性非淋巴细胞白血病。

7. 哺乳期妇女使用本品时应暂停哺乳。

## 吡柔比星
### Pirarubicin

【药物特点】

1. 本品是半合成的蒽环类抗癌药，其化学结构式与多柔比星相似。

2. 本品注射剂为橙红色冻干疏松块状物或粉末。

【用法用量】

1. 静脉注射。有以下几种给药方法：①每次 25～40mg/m$^2$，每 3～4 周 1 次；②每次 7～20mg/m$^2$，每天 1 次，连用 5 天，每 3～4 周重复给药；③每次 15～20mg/m$^2$，每周 1 次，连用 2 周，每 4 周重复；④每次 20mg/m$^2$，每天 1 次，连用 2 天，每 3～4 周重复；⑤每次 7～14mg/m$^2$，每天 1 次，连用 3 天，每 3～4 周

重复。

2. 动脉注射。每次 $7 \sim 20 \text{mg/m}^2$，每天 1 次，连用 $5 \sim 7$ 天；或每次 $14 \sim 25 \text{mg/m}^2$，每周 1 次。

3. 膀胱注射。每次 $15 \sim 30 \text{mg/m}^2$，浓度 $500 \sim 1000 \mu\text{g/ml}$，经导尿管注入膀胱，保留 $1 \sim 2$ 小时，一周 3 次为一疗程，可重复 $2 \sim 3$ 个疗程。

4. 本品累积量应限制在 $950 \text{mg/m}^2$ 以下。

【操作要点】

1. 本品不能用于皮下注射或肌内注射。

2. 静脉注射给药速度不超过 $5 \text{mg/min}$ 或静脉滴注给药时间为 $30 \sim 60$ 分钟。

3. 本品谨慎与碱性药物配伍。

【不良反应】

1. 心血管系统：本品心脏毒性较多柔比星低，可出现心电图异常、心动过速、心律紊乱和心功能衰竭，为剂量限制性毒性。

2. 血液系统：骨髓抑制为剂量限制性毒性，主要为白细胞下降，最低值出现在用药 12 天后，3 周常可恢复；血小板下降较轻；少见贫血及血小板减少。

3. 消化系统：可有畏食、恶心、呕吐、口腔炎和腹泻，也可有肝功能损害。

4. 泌尿生殖系统：可有肾功能损害；膀胱灌注可出现尿频、尿痛、血尿等，甚至膀胱萎缩。

5. 神经系统：可有头痛、头晕、麻木感。

6. 其他：可有乏力、发热、色素沉着、皮疹，脱发较轻。静脉给药可引起静脉炎，药液外漏可引起局部炎症或坏死。还可带来肝损害。

【应急措施】一旦发生药液渗漏，可能产生血管痛、静脉炎、注射部位硬结坏死，建议：迅速回吸药液，局部利多卡因封闭，必要时硫酸镁湿敷合用激素治疗，如果患者出现呼吸困难等心功能异常时，立即通知医生，给予氧气吸入和建立静脉通路，配合医生抢救。

【用药宣教】

1. 告知患者治疗期间应多饮水。

2. 告知患者使用本品期间不宜妊娠。本品能透过胎盘，孕妇用药后，有导致流产的可能；本品对胎儿的毒性反应有时可于数年后才出现。

3. 哺乳期妇女使用本品时应暂停哺乳。

4. 化疗所致免疫抑制的患者接种活疫苗可能导致严重甚至致命的感染，故告知患者接受化疗期间禁止接种活疫苗。

## 柔红霉素

### Daunorubicin

【药物特点】

1. 本品为第一代蒽环类抗生素，为细胞周期非特异性抗癌药。

2. 本品注射剂为橘红色疏松冻干块状物。

【用法用量】

1. 治疗急性白血病：成人或儿童可给予 $100mg/m^2$，每天 2 次，快速静脉注射；也可使用 $100mg/(m^2 \cdot d)$ 作持续输注。根据疗效和毒性，上述用药方案一般连用 5～10 天。据报道，儿童比成人更能耐受高剂量。

2. 维持剂量：75～$100mg/m^2$，或 1～1.5mg/kg 或更多，1～2 次/周，静脉注射、肌内注射或皮下注射均可。还可使用其他维持治疗方案。

3. 对难治性疾病，可使用高剂量方案：$3g/m^2$，每 12 小时 1 次，连用 6 天；应采用输注法，至少 1 小时输注完。

4. 治疗脑膜白血病：常用 10～$30mg/m^2$，2～4 天 1 次，也可用于预防。行鞘内注射时，不可使用含有苯甲醇的稀释液，而使用不含防腐剂的 0.9% 氯化钠注射液，即配即用。

5. 临用前将所需用量加入 5～10ml 0.9% 氯化钠注射液中，振荡溶解后，再加入氯化钠注射剂配制成浓度为 2～5mg/ml。

6. 曾用过大剂量环磷酰胺者，本品的每次用量和总累积剂量均应相应减少。

7. 为避免严重心脏损害，本品总累积量不应超过 450～

$550mg/m^2$。

【不良反应】

1. 胃肠道：恶心、呕吐、口腔炎和食管炎较常见，口唇溃疡一般在给药后 3~7 日出现。偶有胃痛、腹泻或全胃肠炎，但其发生率较多柔比星低。

2. 血液系统：本品骨髓抑制较严重。几乎全部患者出现白细胞减少，白细胞大多在首次用药后 10~14 日降至最低点，在 3 周内逐渐恢复；血小板减少较罕见，且大多不严重。

3. 心血管系统：主要表现为心肌毒性。儿童年龄越小发生心肌病的风险越高，心电图变化多呈一过性和可逆性。静脉滴注过快时可出现心律失常。成人充血性心力衰竭常在用药总累积量达 $400~500mg/m^2$ 时发生；2 岁以上儿童总累积量在 $200~300mg/m^2$ 以上可发生；2 岁以下总累积量 10mg/kg 时即可发生。60 岁以上老人或原有心肌病变者，或既往接受过胸部放疗者可能发生猝死，而此时常规心电图尚无明显改变。

4. 泌尿生殖系统：可致高尿酸血症和肾脏损害。

5. 皮肤：常见脱发，但大多可于停药后 5~6 周再生发。较少见过敏性皮炎、瘙痒。

6. 肝脏：可见肝中心静脉及肝小叶静脉闭塞，表现为黄疸、腹水、肝肿大及肝性脑病。

7. 局部：药液漏出血管外可导致局部疼痛、组织坏死、蜂窝组织炎；选用小静脉注射或一条静脉重复多次注射，可造成静脉硬化症。

8. 其他：罕见药物热；单次大剂量使用可导致急性心肌变性（24 小时内）和严重的骨髓抑制（10~14 天内）。

【操作要点】

1. 静脉给药滴速不能过快，以免出现心律失常，应用心电监护持续监测患者心率及心律变化。

2. 本品口服无效，且不得肌内、皮下或鞘内注射。药液外渗可致严重的局部组织坏死。

3. 本品不得与肝素、地塞米松磷酸钠溶液、氨曲南、别嘌醇、氟达拉滨、哌拉西林-他唑巴坦和氨茶碱等有配伍禁忌，亦不宜与其他抗肿瘤药配伍。

【应急措施】

1. 用药过程中严密观察患者生命体征变化，如有明显不适，应立即停药并及时报告医师。

2. 对有严重胃肠道反应者，用药前可给予预防用药，以减少不良反应。

3. 外周用药最好为静脉注射，且静脉滴注时间要短。

4. 外周用药时，严密观察用药局部有无红肿、疼痛及药液外渗，如有发生应立即停药，建议：迅速回吸药液，局部利多卡因封闭，必要时硫酸镁湿敷合用激素治疗，如果患者出现呼吸困难等心功能异常时，立即通知医生，给予氧气吸入和建立静脉通路，配合医生抢救。

5. 临床发现，本品对静脉的刺激性很强，外周用药很容易出现局部组织坏死，应用冷敷或药物效果均不明显，一旦坏死，必须行外科换药处理，愈合慢，患者痛苦大。因此，建议行 PICC，以减少不良反应的发生。

6. 如出现口腔溃疡（此反应多在骨髓毒性之前出现），应立即停药。

【用药宣教】

1. 告知患者本品在动物中可引起延迟的生殖功能减退和障碍。告知男性患者用药时，其配偶应采取避孕措施。

2. 告知患者在用药期间和周围血白细胞减少时不能进行牙科手术（包括拔牙），尤其是伴有血小板减少时。

3. 告知患者用药期间大量饮水，每天 2500 ~ 3000ml，或静脉补充足够的液体，保持每日尿量在 2500ml 以上，以增加毒性物质的排泄，减少不良反应。可给予别嘌醇以预防高尿酸血症；痛风患者可酌情增加别嘌醇等药的剂量。

4. 告知患者用药后 48 小时内尿色可呈红色，不必紧张。

5. 告知患者使用本品期间不宜妊娠。由于本品能透过胎盘，并有致畸致突变作用，故孕妇不要使用，尤其在妊娠初期的 3 个月内。

6. 告知哺乳期妇女使用本品时应暂停哺乳。

7. 因本品的骨髓抑制较严重，故不宜用药过久。如出现口腔溃疡（此反应多在骨髓毒性之前出现），应立即停药。

# 丝裂霉素
## Mitomycin

【药物特点】

1. 本品是由链霉菌属（*Streptomyces caespitosus*）的培养液中分离出的抗肿瘤药物，对多种实体瘤有效，属于细胞周期非特异性药物，对 $G_1$ 晚期和 S 早期的作用最敏感。

2. 本品注射剂为蓝紫色粉末。微溶于水。其水溶液在 pH 6～9时较稳定。

【用法用量】

1. 常规剂量

（1）静脉注射与动脉注射：每次6～8mg，以0.9%氯化钠注射液溶解后注射，每周1次，连用2周，每3～4周重复；也可每次10～20mg，每3～4周重复。

（2）胸膜腔内注射：使用前尽量抽尽胸腔积液。每次4～10mg，以0.9%氯化钠注射液稀释后注入，每5～7天1次，4～6次为1个疗程。

2. 联合化疗：FAM（氟尿嘧啶、多柔比星、丝裂霉素）方案，主要用于胃肠道肿瘤。

3. 本品一般经静脉注射给药，也可动脉注射、腔内注射；但不可肌内注射、皮下注射。

4. 肾功能不全时剂量：本品对肾有潜在毒性，肾小球滤过率低于10ml/min 时，使用常规剂量的75%；高于10ml/min 时不必调整剂量。当血清肌酐超过17mg/L时，不能使用本品。

5. 本品与维生素 C、$B_6$ 等配伍静脉应用时，可使本品疗效显著下降。

【不良反应】

1. 血液系统：骨髓抑制具有剂量限制性，为本品最常见、最严重的不良反应。主要表现为白细胞及血小板减少，白细胞减少常于用药后28～42天出现，一般在停药后42～56天恢复；部分患者有出血倾向且恢复缓慢。

2. 胃肠道系统：可出现食欲缺乏、恶心、呕吐、腹泻，一般较轻微，常发生于给药后 1～2 小时，呕吐可于 3～4 小时内停止，但恶心可持续 2～3 天。

3. 泌尿生殖系统：长期应用本品可抑制卵巢及睾丸功能，造成闭经或精子缺乏。较少见不可逆的肾损害。膀胱内灌注治疗膀胱癌时，可刺激膀胱及尿道，偶致局部损害，引起膀胱炎和血尿。此外，有报道本品可致肾小管坏死或溶血性尿毒症。

4. 呼吸系统：间质性肺炎、肺纤维化较少见。

5. 皮肤：个别患者有脱发。尚可见皮肤红斑、皮肤瘙痒或蚁走感，手掌及足底出现发泡性皮肤糜烂。

6. 其他：个别患者还可出现发热、乏力、肌痛、头痛、眩晕、嗜睡等。若药液外渗，对局部组织有较强的刺激，可引起局部疼痛、坏死和溃疡。

【操作要点】

1. 本品一般经静脉注射给药，也可动脉注射、腔内注射给药；但不可肌内、皮下注射；动脉内给药可出现注射区域皮肤损害，导致皮肤和肌肉坏死。

2. 本品尽量避免同低 pH 的注射剂配伍。pH 下降，其稳定性也降低。

【应急措施】

1. 静脉内给药可引起血管痛、静脉炎、血栓，应尽量减慢注射速度。若药液从血管渗漏，应立即停止注射，并以 1% 普鲁卡因注射液局部封闭。

2. 经肝动脉给药，若药液流入靶区以外的动脉，可引起胃、十二指肠溃疡、出血及穿孔等，应立即停药并适当处置。

【用药宣教】

1. 告知孕妇禁用。

2. 告知哺乳期妇女使用本品时应暂停哺乳。

3. 告知患者用药期间应密切随访检查血常规、血小板及肾功能。

4. 本品的骨髓抑制可使已缺乏免疫力的患者发生暴发性感染；部分患者有出血倾向且恢复缓慢。

# 博来霉素
## Bleomycin

【药物特点】

1. 本品被认为是一种金属螯合物。本品属周期非特异性药物，但对 $G_2$ 期细胞杀伤活力最强。

2. 本品注射剂为黄白或白色冻干粉末或块状松散物。

【用法用量】肌内、静脉及动脉注射。成人：每次 15～30mg，每周2～3次，一疗程总量不超过400mg。小儿：每次按体表面积 $10mg/m^2$。第 1 次用药时，先肌内注射1/3 量，若无反应再将全部剂量注射完。静脉注射应缓慢，不少于 10 分钟。如病变周边皮下注射，以不高于1mg（效价）/ml 浓度为宜。

【不良反应】

1. 呼吸系统：可见间质性肺炎、肺纤维化（10.2％）。应定期进行肺泡动脉血氧分压差、动脉血氧分压、CO 弥散功能、胸部 X 线检查。

2. 实验室检查：可见肝、肾功能异常、白细胞减少（＜1％）。

3. 胃肠道症状：恶心、呕吐、厌食、口内炎、腹泻。

4. 变态反应：皮疹、荨麻疹、发热伴红皮症。

5. 皮肤反应：脱毛、皮炎、色素沉着、发红、糜烂、皮肤增厚、指（趾）甲颜色改变。

6. 注射部位：静脉壁增厚、管腔狭窄、硬结。

7. 其他：休克（0.1％以下）罕有发生；头疼、嗜睡、发热、不适、肿瘤部位疼。

【操作要点】

1. 肌内注射应避开神经；局部可引起硬结，应不断更换注射部位。

2. 出现严重发热反应时，每次静脉给药剂量应减少到 5mg以下，可增加给药次数，如每天 2 次；静脉注射可引起血管疼痛，应注意注射速度，尽可能缓慢给药。

3. 避免药物接触眼睛，用手涂黏膜附近病变后，应立即洗手。

4. 应避免吸入本品的粉尘或蒸汽；避免药物接触皮肤或黏膜；并避免将本品用于面部、口腔等天然管腔开口处。

5. 连续用药时要注意更换注射部位，肌内注射部位要深，按时给予局部热敷。如有静脉炎先兆应更换注射部位，局部应用硫酸镁湿敷保护。

6. 用药期间出现皮炎、皮疹、皮肤糜烂等现象时，应指导患者正确处理，以免引起感染。

【应急措施】用药期间患者突发胸闷、憋气及呼吸困难时应立即给予吸氧，同时报告医师，根据医嘱及时处理。

【用药宣教】

1. 告知老年人、肾功能不全者、肺部感染或早已存在的肺功能不全者、已接受放疗尤其胸部化疗的患者使用本品都有肺毒性增加的可能性。

2. 长期用药可致肺纤维化，表现为干咳、低热、呼吸困难等；并且长期使用，本品不良反应有增加及延迟性发生倾向。告知患者如有任何不适，应及时告知医师、护士。

3. 因所有的抗癌药均可影响细胞动力学，并引起诱发和畸形形成，告知患者以怀孕或正在哺乳应谨慎给药，特别是妊娠初期的 3 个月。建议哺乳期妇女应终止哺乳。

# 放线菌素 D

## Dactinomycin

【药物特点】

1. 本品通过与 DNA 形成稳定的复合物，干扰 DNA 依赖的 RNA 合成，从而抑制细胞增生。

2. 本品注射剂为淡橙红色结晶性粉末。

【用法用量】

1. 静脉注射：每次 300～400μg（6～8μg/kg），溶于 0.9% 氯化钠注射液 20～40ml 中静脉注射，每天 1 次，10 次为一疗程，间隔 3～4 周重复。

2. 静脉滴注：每次 300～400μg（6～8μg/kg），每天 1 次，

10 次为一疗程；或每次 $10 \sim 15 \mu g/kg$，每天 1 次，连用 5 天为一疗程。间隔 $3 \sim 4$ 周重复。溶于 5% 葡萄糖注射液 500ml 中静脉滴注。

【操作要点】

1. 配伍禁忌：本品与维生素 $B_2$ 不能配伍。

2. 注射液的配制：国外资料提示，本品可用葡萄糖注射液、氯化钠注射液、无菌注射液稀释。

3. 静脉滴注液的最高浓度为 $10 \mu g/ml$，每次滴注时间不少于 15 分钟。

4. 本品对光敏感，配制及使用本品时应在遮光下进行。

5. 应避免吸入含本品的粉尘或蒸汽，并避免本品与皮肤或黏膜接触（特别是眼部）。

6. 用药的同时接受放疗可加重放疗所致的降低白细胞及局部组织损害反应。

【不良反应】

1. 除恶心、呕吐之外，其不良反应常延迟发生，甚至在完成疗程后数天或数周才出现。已有致死的报道。

2. 骨髓抑制和胃肠道反应可能需限制用量。骨髓抑制可能出现在治疗开始后 $1 \sim 7$ 天，其开始的表现可能是血小板减少。白细胞数和血小板数约在用药后 $14 \sim 21$ 天出现最低值，而在 $21 \sim 25$ 天恢复。

3. 胃肠道反应尚有厌食，口炎，腹泻，直肠炎，胃肠溃疡。

4. 其他：发热、不适、低钙血症、贫血、红斑、肌痛、脱发和肝、肾功能受损，并出现腹水、肝肿大、肝炎。

5. 过敏反应已有发生。

6. 本品可增强放疗的作用，但在合用高剂量后可产生严重的不良反应。

7. 在以往注射给药的体表部位，可因使用本品而致红斑和色素沉着。

8. 水痘患者不应接受本品，因可引起严重的，甚至是致死的全身反应。

【应急措施】本品毒性很强，对软组织腐蚀性极强，静脉给药如果药液外溢可致严重软组织坏死。如发生药液外渗，应立即停止注射，以 0.9% 氯化钠注射液冲洗，或以 1% 普鲁卡因注射液局部封闭治疗，同时做湿、热敷或冷敷。

【用药宣教】

1. 告知患者本品毒性很强（如腐蚀性、致畸性、致突变性和致癌性）。本品对软组织腐蚀性极强，静脉给药时如果外渗，会严重损伤软组织。建议患者使用深静脉。

2. 告知患者用药期间应避免吸入含本品的粉尘或蒸汽，并避免本品与皮肤或黏膜接触（特别是眼部）。

3. 告知孕妇使用本品可能导致胎儿损伤，应避免使用。

4. 告知哺乳期妇女应慎用本品。

6. 告知患者用药前后及用药时应当定期检查血常规及肝、肾功能。

7. 告知骨髓功能低下者、有痛风或尿酸盐性肾结石病史者、肝功能不全者、近期有感染者、近期接受过放射或抗癌药治疗者应与医生沟通，慎用本品。

# 平阳霉素

## Pingyangmycin

【药物特点】

1. 本品的作用机制是通过裂解单链和双链 DNA 而抑制肿瘤细胞 DNA 的合成。

2. 本品注射剂为白色疏松块状物或无定形固体。

【用法用量】

1. 静脉注射：用 0.9% 氯化钠注射液或葡萄糖注射液 5 ~ 20ml 溶解本品至 4 ~ 15mg/ml 的浓度注射。

2. 肌内注射：用 0.9% 氯化钠注射液 5ml 以下溶解本品 4 ~ 15mg（效价）/ml 的浓度注射。

3. 动脉注射：用 3 ~ 25ml 添加抗凝血剂（如肝素）的 0.9% 氯化钠注射液溶解本品 4 ~ 8mg，作一次性动脉内注射或持续动脉内注射。

4. 成人每次剂量为 8mg，通常每周给药 2～3 次。根据患者情况可增加或减少至每日 1 次到每周 1 次。显示疗效的剂量一般为 80～160mg。一个疗程的总剂量为 240mg。

5. 肿瘤消失后，应适当增加给药，如每周 1 次，每次 8mg，静脉注射 10 次左右。

6. 治疗淋巴管瘤：瘤体内注射治疗淋巴管瘤，每次 4～8mg，溶入注射用水 2～4ml，有囊者尽可能抽尽囊内液后注药，间歇期至少 1 个月，5 次为 1 个疗程。3 个月以下新生儿暂不使用或减量使用。

7. 治疗血管瘤：每次注射平阳霉素 4～8mg，用 0.9% 氯化钠注射液或利多可因注射液 3～5ml 稀释。注入瘤体内，注射 1 次未愈者，间歇7～10 天重复注射，药物总量一般不超过 70mg（效价）。

8. 治疗鼻息肉：取 8mg 用 0.9% 氯化钠注射液 4ml 溶解，用细长针头行息肉内注射，每次息肉注射 2～4ml，即一次注射 1～2 个息肉。观察 15～30 分钟有无过敏反应，每周 1 次，5 次为 1 个疗程，一般 1～2 个疗程。

【操作要点】

1. 为防止高热反应，初用时可从小剂量开始（如 1～4mg），逐渐增至常规剂量；也可于用药前 1 小时口服氯苯那敏、吲哚美辛或地塞米松，以预防及减轻发热反应。

2. 用药期间应注意检查肺部，如出现肺炎样变，应停药。

【不良反应】

1. 发热：较常见，通常数小时后可消退。

2. 呼吸系统：咳嗽、咳痰、呼吸困难，胸部 X 线可有肺炎样变或肺纤维化表现；但与博来霉素比，本品较少引起非特异性肺炎或肺纤维化。

3. 胃肠道：食欲缺乏、恶心、呕吐、腹泻、口腔炎。

4. 皮肤反应：色素沉着、角化增厚、皮炎、皮疹等；脱发。

5. 其他：少数患者有肢端麻木、疼痛等。

【应急措施】

1. 本品注射时勿漏于血管外。一旦药液漏出血管外，应立即局部皮下注射 0.25% 硫代硫酸钠或 0.9% 氯化钠注射液，并冷敷 6~12 小时。

2. 本品使用一旦发生过敏性休克，应立即停药，并采取急救措施，使用肾上腺素、糖皮质激素、升血压药及吸氧等。用药期间出现肺炎样病变应停药，必要时使用泼尼松、抗菌药物治疗。

3. 本品用药出现高热、寒战时，需考虑停药。在以后的治疗中应减少剂量，缩短给药时间，并在给药后给予解热药或抗过敏药。

4. 偶尔出现血压下降、发冷、发热、喘鸣及意识模糊等，应立即停止给药，对症处理。

5. 如出现咳嗽、咳痰、呼吸困难等肺炎症状，同时肺 X 线片出现异常，应停止给药，并给予皮质激素和适当的抗菌药物。

【用药宣教】

1. 告知患者用药期间应避免与某些乳胶产品接触，如阴道避孕隔膜或避孕套。

2. 嘱咐患者给药后如出现发热现象，需立即告诉医护人员，并应多饮水。

3. 告知患者用药期间出现皮疹等过敏症状时应停止给药，停药后症状可自然消失。

4. 告知患者用药期间如出现咳嗽、咳痰、呼吸困难等肺炎样症状，同时胸部 X 线光片出现异常，应停止给药。

5. 告知患者用药期间如出现休克样症状（血压低下，发冷发热、喘鸣、意识模糊等），应立即停止给药并通知医生。

# 米托蒽醌

## Mitoxantrone

【药物特点】

1. 本品为细胞周期非特异性抗肿瘤药，属含氨基的蒽环类。其结构与多柔比星类似。

2. 本品注射液为深蓝色的澄明液体；注射用粉针为蓝黑色疏松块状物或无定型固体。

【用法用量】 本品供静脉滴注。

**1. 成人**

（1）单药治疗：一次 $12\sim14mg/m^2$，溶于 0.9% 氯化钠注射液或 5% 葡萄糖注射液中（至少 50ml）静脉滴注，时间不少于 30 分钟，每 $3\sim4$ 周 1 次；或每次 $4\sim8mg/m^2$，1 日 1 次，连用 $3\sim5$ 天，间隔 $2\sim3$ 周重复。

（2）联合用药：本品一次 $5\sim10mg/m^2$。

**2. 儿童**

单次剂量最高可达 $24mg/m^2$。

【操作要点】

1. 本品应缓慢静脉滴注。本品不可通过动脉注射、皮下注射、肌内注射或鞘内注射给药。鞘内给药可致永久性后遗症（可能会引起截瘫）。给药时药液外渗可导致严重局部组织坏死。

2. 本品用药时可大量饮水、碱化尿液，以预防高尿酸血症及尿酸盐沉积。

3. 本品不宜与其他药物混合注射。本品低温时可能析出结晶，可将安瓿置温热水中加温，溶解后再使用。

4. 给药时避免溶液与皮肤、黏膜或眼接触。

【不良反应】

1. 血液：骨髓抑制为本品剂量限制性毒性。白细胞减少常见，血小板减少较轻，一般用药后 $8\sim15$ 天白细胞和血小板下降至最低值，停药后 22 天左右可恢复。多个疗程后可导致轻度贫血；有癌症患者用药后发生继发性急性非淋巴细胞白血病的报道。

2. 胃肠道：可有恶心、呕吐、食欲减退、腹泻等，常见，但多不严重。

3. 心血管系统：本品不易形成氧自由基及脂质体超氧化，心脏毒性低于多柔比星，主要表现为心肌肥大和纤维化；也可有心悸、期外收缩及心电图异常；心力衰竭罕见，主要发生于既往用过多柔比星的患者。既往用过蒽环类药物或累积剂量超过 $140\sim160mg/m^2$ 者中约 10% 可有明显心脏毒性。如既往患者应用多柔比星的剂量超过 $350mg/m^2$ 者，必须心功能正常才可给予本品。

4. 泌尿生殖系统：可引起闭经、精子缺乏及肾功能异常；偶有尿道感染等。

5. 局部：偶见注射局部红斑和轻度肿胀。静脉注射药液外漏时，会发生严重的局部反应。

6. 其他：可有脱发，本品脱发远轻于多柔比星；另外，可有皮疹、口腔炎、肝功能异常；偶有发热、呼吸困难等。

【应急措施】

1. 当患者的白细胞计数低于 $1.5 \times 10^9$/L 时，应停用本品。

2. 静脉注射时应避免药液漏出血管外，若有外漏应立即停止注射，并以 1% 普鲁卡因注射液局部封闭。

3. 如果患者出现呼吸困难等心功能异常，立即通知医生，给予氧气吸入和建立静脉通路，配合医生抢救。

【用药宣教】

1. 告知患者用药时可大量饮水、碱化尿液，以预防高尿酸血症及尿酸盐沉淀。

2. 告知患者使用本品后，患者的尿液及巩膜可呈蓝色。

# 第四节　铂类药物

## 顺铂

### Cisplatin

【药物特点】

1. 本品为目前常用的金属铂类络合物，为细胞周期非特异性抗肿瘤药。

2. 本品注射用粉针剂为亮黄色或橙黄色的结晶性粉末，或微黄色至黄色疏松块状物或粉末；注射液为无色或淡黄色澄明液体。

【用法用量】

1. 静脉注射或静脉滴注：每次 20～30mg，或 $20mg/m^2$，溶于 0.9% 氯化钠注射液 20～30ml 中静脉注射，或溶于 5% 葡萄糖注射液 250～500ml 中静脉滴注，连用 5 天为 1 个周期，一般 3～

4 周重复，可间断用药 3~4 个周期。大剂量 80~120mg/m²，每 3 周 1 次，同时注意水化，使患者尿量保持在 2000~3000ml，也可加用甘露醇利尿。

2. 当剂量超过 100mg 时，可用 0.9% 氯化钠注射液 250ml 溶化药物后，于 30 分钟输完。不过，接受此给药方法的患者要有良好的肾功能，并在用药前 6 小时补充 0.9% 氯化钠注射液或葡萄糖氯化钠注射液1000~2000ml。

3. 为了促进利尿，可将甘露醇 37.5g 加入输液中，替代方法是，在输入本品之前，立即输入 10% 甘露醇。

【操作要点】

1. 治疗前及 24 小时内，患者应充分水化。必须达到 2 小时内静脉输入 0.9% 氯化钠注射液或葡萄糖氯化钠注射液 2000ml。在用药前水化的最后 30 分钟或水化之后，通过侧臂滴入 375ml 的 10% 甘露醇注射液。

2. 静脉滴注输液瓶应遮光。肾功能正常的老年患者，本品用量为全量的70%~90%。剂量超过 120mg/m² 体表面积，对肾及骨髓毒性增加。

3. 本品可能使血尿酸水平升高，必要时应调整秋水仙碱、丙磺舒或磺砒酮等药物剂量，以控制高尿酸血症及痛风。

4. 应避免与铝化合物接触。含铝的针头或注射用器具与本品接触会产生沉淀，应避免。不得与其他药物混合静脉滴注。

5. 记录每日液体出入量。

6. 本品有强刺激作用，输注时应防止药液外溢，可仿效柔红霉素的注射方法。

7. 本品只能经静脉、动脉或腔内注射给药。

【不良反应】

1. 心血管系统：少见心律失常、心电图改变、心动过缓或过速、心功能不全等；少见血管性病变，如脑缺血、冠状动脉缺血、外周血管病变（类似雷诺综合征）。

2. 中枢神经系统：神经毒性多见于总剂量超过 300mg/m² 的患者。多见周围神经损伤，表现为上下肢麻木、运动失调、肌痛等。

3. 代谢/内分泌系统：可出现血电解质紊乱，如低镁血症、低钙血症等；可出现高尿酸血症，表现为关节肿胀、疼痛。

4. 泌尿生殖系统：本品肾毒性与给药剂量有关。单次中、大剂量用药后，偶会出现轻微可逆的肾功能损害，但也偶有小剂量导致严重肾损害的报道；多次高剂量和短期内重复用药，会出现严重不可逆的肾功能损害，甚至可因药物蓄积中毒而产生肾衰竭，导致死亡；原有肾功能不全者及曾使用过具有肾毒性的药物者，其对肾功能的损害更为严重（主要损害肾小管）。有可能出现精子、卵子形成障碍、男子乳房女性化等。

5. 肝脏：可有低蛋白血症；偶见氨基转移酶升高，停药后可恢复。

6. 胃肠道：可见恶心、呕吐、食欲减退和腹泻等，通常在给药后1~6小时出现，最长不超过24~48小时。尚可见牙龈铂金属沉积。

7. 血液：表现为白细胞和（或）血小板减少，一般与给药剂量有关（剂量低于2.5mg/kg时，发生率为10%~20%；高于3mg/kg时，发生率约为40%）。骨髓抑制一般在3周左右达高峰，4~6周恢复。继发性非淋巴细胞白血病与本品有关。

8. 皮肤：可能出现脱发。

9. 耳：本品对耳蜗管及前庭有毒性作用，可导致眩晕、耳鸣、听力减退（尤其是高频听力）甚至听力丧失等，多为可逆性，不必特殊处理。耳毒性在儿童中更为显著。

10. 过敏反应：较少见，通常在给药后数分钟内发生，表现为心率加快、血压降低、呼吸困难、面部水肿、发热等；有本品化疗致过敏性休克的个案报道。

11. 其他：少见胰腺损害而诱发糖尿病；罕见视物不清、色觉改变、自发性眼球震颤或体位性震颤；可出现免疫抑制反应；动脉或静脉注射时，可出现局部肿胀、疼痛、红斑及皮肤溃疡、局部静脉炎等，但均少见。

【应急措施】

1. 本品注射时勿漏于血管外。一旦药液漏出血管外应立即局部皮下注射0.9%氯化钠注射液，并冷敷6~12小时。有过敏样反应在用药几分钟内可能出现面部水肿、支气管收缩、心动过速和低血压，须立即停止用药，配合医生抢救。

2. 本品对皮肤或黏膜均有刺激作用，如不慎接触，应立即用肥皂、清水冲洗。

3. 为减轻不良反应，用药期间应多饮水；用药前宜选用各类止吐药，同时备用肾上腺素、糖皮质激素抗组胺药以便急救使用。

4. 为预防肾毒性，可在用药前后大量补液（给药前2～16小时和给药后至少6小时内，必须进行充分的水化治疗），以降低本品的血药浓度，增加其肾脏清除率；并可加用甘露醇以加速肾脏的排泄，减少药物在肾小管中的聚积，但禁止使用呋塞米而增加尿量。大量补液时需监测心脏功能，以防止肺水肿及左心衰竭的发生。

5. 本品可使血尿酸水平升高。必要时，应用秋水仙碱、别嘌醇等药物，以控制高尿酸血症及痛风。

【用药宣教】

1. 告知患者在用本品前，尤其是高剂量给药前，应先检查肾脏功能及听力，并注意多饮水或输液强迫利尿，保证尿量每天在2000～3000ml。

2. 告知患者在用药时如出现面部水肿、支气管收缩、心动过速等立即通知医护人员。

3. 告知患者如对其他铂制剂过敏，也可能对本品过敏。

4. 告知患者孕妇用药后可导致胎儿损害，孕妇禁用。

5. 告知患者在人乳汁中可检测到本品，哺乳期妇女使用时应暂停哺乳。

6. 告知患者在治疗前后、治疗期间和每一疗程之前，应做如下检查或监测：肝功能（氨基转移酶、胆红素）及转肽酶、肾功能（血尿素氮、肌酐清除率、血清肌酐）及尿酸、血常规及血小板计数（治疗期间应每周检查全血细胞计数）、血钙，以及听神经功能、神经系统功能等。

# 卡铂
## Carboplatin

【药物特点】

1. 本品为细胞周期非特异性抗肿瘤药，属第二代铂类，作用机制与顺铂相同。本品的肾毒性、消化道反应及耳毒性低于顺铂，尤其是胃肠道反应。

2. 本品注射剂为白色疏松块状物或粉末。

【用法用量】

1. 静脉滴注或静脉注射：每次给药法：每次 300～400mg/$m^2$，28 天重复；静脉滴注连续给药 5 天，每次 100mg，或每次 50～70mg/$m^2$。用 0.9% 氯化钠注射液或 5% 葡萄糖注射液稀释。以 2～4 次为 1 疗程。

2. Ccr＜60ml/min 会使正在接受本品治疗的患者骨髓抑制的危险性增高，严重的白细胞减少、中性粒细胞减少和血小板减少的发生率达到 25%。应予调整剂量：①Ccr＝41～59ml/min，给予 250mg/$m^2$；②Ccr＝16～40ml/min，给予 200mg/$m^2$。

3. 针对卵巢癌患者（已治或未治），以首次单剂量或上次单剂量为基数（100%），按患者现有的血常规情况调整剂量。

**根据血常规调整卡铂剂量表**

| 血小板数 | 中性粒细胞数 | 调整剂量 |
| --- | --- | --- |
| ＞10000 | ＞2000 | 125% |
| 5000～10000 | 500～2000 | 原剂量不变 |
| ＜5000 | ＜500 | 75% |

【操作要点】

1. 本品注射剂配方中含有甘露醇或右旋糖酐，故对甘露醇或右旋糖酐过敏者禁用本品。

2. 铝与本品会发生反应，产生黑色沉淀及气体，故药物不能接触含铝器具。本品也不宜与其他药物混合滴注。

3. 使用前用 0.9% 氯化钠注射液或 5% 葡萄糖注射液 10ml 溶

解，然后用5%葡萄糖注射液250ml稀释，静脉滴注0.5小时或1小时。使用时，虽不必水化，但应鼓励患者多饮水，排尿量保持在每日2000ml左右。

4. 本品溶解后，应在8小时内用完，并遮光。

5. 本品只作静脉给药。应避免药液漏于血管外。

【不良反应】

1. 骨髓抑制：为剂量限制性毒性。长期大剂量给药时，可使血小板、血红蛋白、白细胞减少，一般发生在用药后的14～21天，停药后3～4周恢复。

2. 胃肠道反应：食欲减退、恶心、呕吐，但较顺铂轻微。

3. 其他：神经毒性、耳毒性、脱发及头晕等不良反应低于顺铂；偶见变态反应。

【应急措施】

1. 本品注射时勿漏于血管外，一旦漏出血管外应立即局部皮下注射0.25%硫代硫酸钠或0.9%氯化钠注射液，并冷敷6～12小时。

2. 过敏反应（如皮疹或瘙痒，偶见喘咳）可发生于用药后几分钟之内，立即停止用药，给予肾上腺素、皮质激素和抗组胺类药物可减轻其症状。

【用药宣教】

1. 告知患者骨髓抑制（可能为严重）与本品呈剂量相关，且会导致感染和（或）出血。用药期间注意保暖。

2. 告知患者药物对妊娠的影响，孕妇禁用本品。

3. 告知患者药物对哺乳的影响，哺乳期妇女用药时应停止哺乳，或哺乳时中断治疗。

4. 告知患者用药前后及用药时应当检查或监测：

（1）用药期间应随访检查听力、神经功能，对血尿素氮、肌酐清除率与血清肌酐、血细胞比容、血红蛋白、白细胞分类与血小板计数、电解质（钙、镁、钾、钠）进行测定；

（2）65岁以上最好定期作神经系统检查。

5. 告知患者预防性使用止吐药可以减轻恶心、呕吐发生的频度和严重程度。

## 奥沙利铂
### Oxaliplatin

【药物特点】

1. 本品为铂络合物类抗癌药，是第三代铂类衍生物。

2. 本品注射剂为白色或类白色冻干疏松块状物或粉末。

【用法用量】

1. 仅供静脉滴注；限成年人使用；应按照患者的耐受程度进行剂量调整。

2. 每次单药剂量为 $130mg/m^2$，联合给药剂量为 $130mg/m^2$ 或 $100mg/m^2$，加入 5% 葡萄糖注射液 $250 \sim 500ml$ 中，静脉滴注 $2 \sim 6$ 小时，21 天后重复 1 次。

3. 疼痛性感觉异常和（或）功能障碍开始出现时，给药量应减少 25%（或 $100mg/m^2$ 体表面积）；如果在调整剂量之后症状仍持续存在或加重，应停止治疗。

【操作要点】

1. 不可用 0.9% 氯化钠注射液溶解稀释本品。

2. 不能与氯化物（包括各种浓度的氯化物溶液）或其他药物配伍。

3. 本品每 50mg 加入注射用水或 5% 葡萄糖注射液 $10 \sim 20ml$。将配制好的溶液置于原包装瓶中，在 $2 \sim 8℃$ 下可保存 $4 \sim 48$ 小时。

4. 本品不可静脉注射。

5. 本品不可与碱性药物同时使用（特别是氟尿嘧啶、氨丁三醇的碱性溶液），以免导致本品降解。

6. 本品与铝接触后会降解，故本品不能接触含铝器具。

7. 给予止吐药可预防或治疗本品的胃肠道反应。

8. 使用本品期间，因低温可致喉痉挛，故不得进食冰冷食物或用冰水漱口。

9. 当白细胞计数低于 $2 \times 10^9/L$ 或血小板低于 $50 \times 10^9/L$ 时，应推迟下一周期用药。

10. 应以神经系统不良反应的持续时间和严重程度为依据调

整给药剂量。当开始出现疼痛和（或）功能障碍时，应减少本品剂量25%；如减量后没有改善，应停止治疗；当症状完全或部分消失后，仍可全量或减量给药。

11. 与具有潜在性神经毒性的药物合用时，应严密监测其神经学安全性。

12. 本品尚无特效解毒剂。用药过量时，不良反应加剧，此时应进行血液学监测，给予对症治疗。

13. 肾上腺素、糖皮质激素、抗组胺药可缓解过敏反应症状。亦有报道认为，逐渐增加输液浓度和流速可使患者脱敏，且此方法更有利于监测患者的早期过敏症状。

【不良反应】

1. 胃肠道：可引起恶心、呕吐、腹泻（与氟脲嘧啶联用时更明显）。

2. 血液系统：可引起贫血、白细胞减少、血小板减少（有时可达3～4级）。当与氟脲嘧啶联用时，中性粒细胞减少及血小板减少等反应更明显。

3. 神经系统：以末梢神经炎为主要表现，有时可有口腔周围、上呼吸道和上消化道的痉挛及感觉障碍。一般可自行恢复，常因感冒而激发或加重，感觉异常可在治疗休息期减轻。当累积剂量大于$800mg/m^2$（6个周期）时，有可能导致永久性感觉异常和功能障碍。

4. 过敏反应：有患者用药后出现咽喉发痒、咳嗽、胸闷、气短、全身皮肤潮红，甚至休克。

5. 其他：少数患者可有注射后不适、发热和皮疹。另外，本品可引起轻度肝功能改变，对心肾功能无影响。尚未见脱发及耳毒性。

【应急措施】本品注射勿漏于血管外，一旦漏出血管外应立即局部皮下注射0.9%氯化钠注射液，并冷敷6～12小时。

【用药宣教】

1. 告知患者尚无充足的资料证明孕妇用药的安全性。与其他细胞毒性药物类似，本品对胎儿可能有毒性。孕妇禁用本品。

2. 告知患者尚不明确本品是否分泌入乳汁，哺乳期妇女使用

时应暂停哺乳

3. 告知患者用药前后及用药时应当进行血液学检查或监测。在每一疗程治疗之前应检查血常规；治疗前及治疗期间应检查神经系统。

4. 告知患者本品常见的胃肠道不良反应有腹泻、恶心、呕吐等，需要给予有效的止吐药进行预防和（或）治疗，出现胃肠道不良反应时应及时与医师、护士沟通。

5. 告知患者注意有无自发性出血现象（如鼻出血、血尿、血便等）。本品有血液系统毒性，包括可致贫血、中性粒细胞、血小板、白细胞、淋巴细胞减少等，应定期检查血常规等。

6. 告知患者治疗期间要注意保暖，不要进食冰冷食物或用冰水漱口。

# 第五节　植物来源的抗肿瘤药

## 长春碱

### Vinblastine

【药物特点】

1. 本品由夹竹桃科植物长春花中提取出的一种生物碱。

2. 本品注射用粉针剂为白色或类白色的疏松状或无定形固体，有引湿性，遇光或热易变黄。

【用法用量】

1. 成人：静脉注射每次 10mg（或 6mg/m$^2$），用 0.9% 氯化钠注射液或 5% 葡萄糖注射液 20～30ml 稀释后静脉冲入，每周 1 次，一个疗程总量 60～80mg。

2. 儿童：静脉注射每次 100～150μg/kg，每周 1 次。

【操作要点】

**1. 静脉注射**

（1）成人：本品开始静脉注射 100μg/kg 或 3.7mg/m$^2$，每周 1 次，每周加 50μg/kg 或 1.8～1.9mg/m$^2$，最多可加至每周 500μg/kg 或 18.5mg/m$^2$，或者加至白细胞数降至 $3\times10^9$/L。大

多数患者对每周给予 $150 \sim 200 \mu g/kg$ 或 $5.5 \sim 7.4 mg/m^2$ 即可见到效应。如需要维持给药，其维持量在原来最高剂量的基础上，每次稍增高一点，每 $7 \sim 14$ 天 1 次，其原则是患者可以耐受，且不会造成白细胞严重下降。替代的维持方案是，每月给药 $1 \sim 2$ 次，每次给予 10mg。治疗睾丸癌，也可给予 $300 \sim 400 \mu g/kg$，分 $1 \sim 2$ 天使用，每 3 周 1 次。

（2）儿童：开始静脉注射 $2.5 mg/m^2$，每周加量给药 $1.25 mg/m^2$，直至最大量达到 $7.5 mg/m^2$。有资料称，儿童最高剂量已用到 $12.5 mg/(m^2 \cdot 周)$。

（3）浆膜腔内灌注：每周 1 次，每次 $10 \sim 30mg$。

（4）本品不能肌内、皮下和鞘内注射。

【不良反应】

1. 骨髓抑制（特别是白细胞减少）是最常见的不良反应，并可能迫使降低剂量。最重的骨髓抑制发生在用药后 $4 \sim 10$ 天，以后 $1 \sim 3$ 周始可恢复。相对说，血小板减少和贫血较少见。

2. 可能产生中枢和周围（包括自主的）神经毒性，表现为不适、头晕、乏力、头痛、抑郁、精神病、感觉异常、麻木、深腱反射消失、共济失调、周围神经病、便秘和动力缺乏性肠梗阻、颌痛和惊厥。

3. 超量可引起中枢神经系统的持久损害，不恰当的鞘内注射致死已有报道。

4. 还可引起皮肤反应、脱发、心肌缺血、高血压、呼吸困难、支气管痉挛、骨和肿瘤痛；高剂量可引起抗利尿激素分泌失常综合征，必要时，可适量使用利尿剂并限制饮水量。

5. 本品对皮肤和黏膜均有刺激，应避免接触。静脉注射时药液外溢可致局部组织坏死、溃疡、蜂窝织炎并形成腐肉。可进行热敷，局部注射玻璃酸酶以减轻外溢的不良反应。

【应急措施】

1. 一旦发生严重不良反应，应立即停药，报告医生及时救治。

2. 用药过程中一旦药液漏至血管外，应立即停止注射，以 0.9%氯化钠注射液稀释局部或以 1%普鲁卡因注射液局部封闭，温湿敷或冷敷，发生皮肤破溃后按溃疡处理。

3. 肝功能不全时，若合用由胆汁排泄的抗癌药物（多柔比星）应减量。用药过程中出现白细胞过低、肝功能损害，应停药或减量，并采取治疗措施。

4. 本品可升高血尿酸水平，必要时应加用抗尿酸药（如别嘌醇、秋水仙碱或丙磺舒）或调整抗尿酸药的剂量。

【用药宣教】

1. 告知患者用药期间需定期检查血常规及肝、肾功能。

2. 告知患者使用高剂量时，应服用少量缓泻剂，防止便秘和肠梗阻。

3. 患有广泛皮肤溃疡或恶病质的患者使用本品可能使白细胞数减少更甚。

## 长春新碱
### Vincristine

【药物特点】

1. 长春新碱为夹竹桃科植物长春花中提取的有效成分。在化学结构上是长春碱的 $CH_3$ 为 $CHO$ 所取代。

2. 本品注射用粉针剂为白色或类白色的疏松块状物或无定形固体，有引湿性，遇光或热易变黄。

【用法用量】

1. 诱导急性淋巴细胞白血病缓解：可使用本品加泼尼松，再加一种蒽环类药和（或）门冬酰胺酶。

2. 治疗霍奇金病：可合用本品、氮芥、丙卡巴嗪和泼尼松（MOPP）。类似的方案也适用于其他淋巴瘤。

3. 本品静脉注射给药。可参照柔红霉素的静脉注射方法，以避免药液外溢。

4. 治疗急性白血病：可每周给药以诱导缓解。儿童可给 $2mg/m^2$ 或 $50\mu g/kg$，每周加量 $25\mu g/kg$，使最高剂量达到 $150\mu g/kg$；成人每周可给 $1.4mg/m^2$ 或 $25\sim75\mu g/kg$，每周加量，使最高剂量达到 $2mg/kg$。

5. 治疗其他恶性肿瘤：可用 $25\mu g/kg$，每周 1 次，维持用药可给5～10μg/kg。

6. 浆膜腔内注射：可给予每次1～3mg。

【操作要点】

1. 细胞色素P450酶系中的CYP3A为本品的代谢酶。因此，凡具有酶抑制作用的药物均可使本品的血药浓度升高，毒性加重；反之，凡具有酶诱导作用的药物则可降低本品的血药浓度，使治疗受到影响。

2. 本品如合用门冬酰胺酶，应先使用本品，12～24小时后再使用该酶；如同时用药或先用该酶后用本品，则会使本品的清除减少，毒性加重。

3. 本品可阻止甲氨蝶呤从细胞内渗出，提高后者的细胞内浓度，故常先注射本品，再用甲氨蝶呤。

4. 与门冬酰胺酶、异烟肼、脊髓放疗合用可加重神经系统毒性。

5. 本品注入静脉时要避免日光直接照射。

【不良反应】

1. 骨髓抑制虽也发生，但较硫酸长春碱轻。

2. 本品所引起的神经系统和神经肌肉的副作用比硫酸长春碱严重，常须限制剂量。

3. 神经系统的副作用（如步态不稳）在停药后几个月还难以逆转。

4. 可发生惊厥，常伴高血压。

5. 常见便秘，并伴有腹痛。

6. 可能出现泌尿系统障碍。

7. 常见脱发。

【应急措施】

1. 本品仅用于静脉注射，漏于皮下可导致组织坏死、蜂窝织炎。一旦漏出或可疑外漏，应立即停止注射，以0.9%氯化钠注射液冲洗局部，温湿敷或冷敷，或局部注射透明质酸酶；如皮肤发生破溃则按溃疡常规方法处理。有条件者应采用深静脉置管给药。

2. 防止药液溅入眼内。一旦发生，应立即用大量0.9%氯化钠注射液冲洗，然后应用地塞米松眼膏保护。

3. 本品在肝功能不全或胆道梗阻时毒性增加，肝功能不全时减量使用。

4. 对严重呕吐患者，床旁备吸引器，如突发窒息应立即将呕吐物吸出，保持患者呼吸道通畅。

5. 用药期间出现严重四肢麻木、膝反射消失、麻痹性肠梗阻、腹部绞痛、心动过速、脑神经麻痹、白细胞过低、肝损害时，应停药或减量，并及时给予相应处理，如禁食和胃肠减压等。

【用药宣教】

1. 告知患者本品剂量限制性毒性是神经系统毒性，主要引起外周神经症状，如手指、神经毒性等，与累积量有关。足趾麻木、腱反射迟钝或消失，外周神经炎。腹痛、便秘、麻痹性肠梗阻偶见。运动神经、感觉神经和脑神经也可受到破坏，并产生相应症状。

2. 告知患者本品的神经毒性常发生于 40 岁以上者，儿童的耐受性好于成人，恶性淋巴瘤患者出现神经毒性的倾向高于其他肿瘤患者。

3. 告知患者本品有局部组织刺激作用，若药液外漏，可引起局部坏死。

4. 告知患者可见脱发，偶见血压的改变。

## 长春地辛
### Vindesine

【药物特点】

1. 本品为半合成的长春碱衍生物，作用机制与长春碱相似，抗瘤谱较长春碱及长春新碱广，作用也强，且与二药无交叉耐药。

2. 本品为白色疏松状固体或无定形固体，有引湿性。

【用法用量】

1. 静脉注射或连续 24 小时静脉滴注。连续滴注的方法为：将药物溶于 0.9% 氯化钠注射液 200ml 中缓慢滴注，避免药液外溢。成人一般起始剂量为 $3mg/m^2$，每周给药 1 次，每次用量一般为 $3 \sim 4mg/m^2$，每周可加量 $500\mu g/m^2$。应使白细胞数不下降到 $2 \times 10^9/L$ 以下，血小板数不下降到 $75 \times 10^9/L$ 以下，而且不出现腹痛，连用 $3 \sim 4$ 周为 1 疗程。儿童起始可给 $4mg/m^2$，每周用量为 $4 \sim 5mg/m^2$。

2. 主要剂量限制性毒性是粒细胞减少伴白细胞计数降低，一般在给药后 $3 \sim 5$ 天发生，再过 $4 \sim 5$ 天可望恢复。

【操作要点】

1. CYP3A 为本品的代谢酶，因此，凡具有酶抑制作用的药物均可使本品的血药浓度升高，毒性加重；反之，凡具有酶诱导作用的药物则可降低本品的血药浓度，使治疗受到影响。

2. 本品如合用门冬酰胺酶，应先使用本品，$12 \sim 24$ 小时后再使用该酶；如同时用药或先用该酶后用本品，则会使本品的清除减少，毒性加重。

3. 静脉滴注时应小心，防止外漏，以免漏出血管外造成疼痛、皮肤坏死、溃疡；一旦出现，应立刻冷敷，并用 0.5% 普鲁卡因注射液封闭。药物溶解后应在 6 小时内使用。

【不良反应】

1. 本品的毒性介于长春碱与长春新碱之间。神经毒性只有长春碱的 1/2；骨髓抑制较长春碱轻，但较长春新碱强。神经毒性主要表现为感觉异常、深腱反射消失或降低、肌肉疼痛和肌无力。神经毒性与剂量有关，停药后可逐渐恢复。

2. 本品常引起白细胞或血小板减少，也可能影响到红细胞；但严重的白细胞减少并不多见。

3. 心血管系统：常引发静脉炎；还可能引起心肌缺血。

4. 泌尿生殖系统：可见血和尿中的尿酸值升高；长期用药可抑制睾丸或卵巢的功能。

5. 注意急腹症的出现。本品可能导致麻痹性肠梗阻。

6. 药液外漏可引起局部疼痛、坏死，甚至产生溃疡。

7. 其他：常见轻度厌食、恶心、呕吐、腹胀及便秘、脱发、贫血、发热。

【应急措施】

1. 对严重呕吐患者，床旁备吸引器，如突发窒息应立即将呕吐物吸出，保持患者呼吸道通畅。

2. 注射部位出现的烧灼感及静脉炎时，对症处理。

3. 出现急腹症时，及时治疗与处理。

【用药宣教】治疗期间应嘱患者多饮水，以减少高尿酸血症的可能；告知痛风患者用药期间注意调整别嘌醇等抗痛风药的剂量。

## 长春瑞滨
### Vinorelbine

【药物特点】

1. 本品的主要作用是与微管蛋白结合，因而导致细胞在有丝分裂过程中微管形成障碍。

2. 本品注射液为无色至微黄色的澄明液体；注射用粉针为白色至微黄色疏松块状物或无定形固体。

【用法用量】

1. 一般起始剂量为 $25 \sim 30mg/m^2$，可在 $20 \sim 30$ 分钟内静脉滴注，将药物溶于 5% 葡萄糖注射液或 0.9% 氯化钠注射液 125ml 中，每周 1 次，连用 2 次为一疗程。

2. 如粒细胞数降至 $1 \times 10^9/L \sim 1.5 \times 10^9/L$，剂量应减半；如降至 $<1 \times 10^9/L$，则应中止用药；如粒细胞减少持续 2 周以上，则应停止治疗。

3. 肝功能不全者应减量（为常用量的 $1/3 \sim 1/2$）。

【操作要点】

1. 本品对静脉有刺激性，应避免漏于血管外。注药完毕后应再给 $100 \sim 250ml$ 0.9% 氯化钠注射液冲洗静脉。

2. 本品仅供静脉使用。勿用碱性溶液稀释，以免引起沉淀。

【不良反应】

1. 本品对骨髓的抑制较为明显，主要表现在白细胞减少，多在 7 天内恢复。也可出现血小板减少和贫血。

2. 神经毒性主要表现为腱反射减低及便秘，个别患者可有肠麻痹，多为卵巢病患者既往曾作过腹腔手术、肝功能不佳或

（且）与顺铂并用的患者。

3.2%～6%的患者有指（趾）麻木，但发生率远低于长春新碱和长春地辛。出现恶心、呕吐和脱发的也较少（＜10%）。

【应急措施】

1. 一旦发生严重不良反应，如呼吸困难和气管痉挛，应立即停药，报告医生及时救治。

2. 用药过程中一旦发生药液外渗，应立即停药，尽量吸取渗出的药液；渗出部位局部皮下注射1ml透明质酸酶（2500U/ml）；热敷有助于减轻刺激症状。剩余药液从另一静脉输入。有条件者，最好使用深静脉置管，以减少静脉炎及局部外渗造成的组织坏死。

3. 若药液溅入眼内，可产生严重的刺激性，甚至角膜溃疡。此时应立即用大量清水或等渗溶液冲洗。

4. 过量时可能诱发骨髓再生障碍，并可能伴有感染性综合征或麻痹性肠梗阻，并可致死。如果发生过量，给予一般支持治疗和适度输血、生长因子和抗菌药物。

【用药宣教】

1. 告知患者本品对静脉有刺激性，建议行深静脉置管术。

2. 告知患者用药过程中若出现发热、咳嗽等感染的症状或体征，应立即报告医生进行全面检查。

3. 告知患者本品的胃肠道反应较轻，若出现呕吐，可用甲氧氯普胺止吐。

4. 告知患者应用本品过程中，要严密检测肝、肾功能变化。

# 紫杉醇

## Paclitaxel

【药物特点】

1. 本品是从短叶紫杉树皮中提取的具有抗癌活性物质。

2. 本品注射液为无色或微黄色黏稠液体。

【用法用量】

1. 静脉滴注前，必须采用0.9%氯化钠注射液或5%葡萄糖注射液500～1000ml稀释药物，使其达0.3～1.2mg/ml，于1～3

小时输完。为避免药液外溢，可参照柔红霉素的注射方法。

2. 输注前和输注后每 15 分钟监测生命体征 1 次，注意观察过敏反应。

3. 联合方案用量为 135～175mg/m²，3 周后重用。在粒细胞（G-CSF）支持下，剂量可达 250mg/m²。

4. 患者用药后如出现白细胞数严重下降或周围神经病，除作对症处理外，3 周后重用本品时，剂量应减少 20%。

5. 蛋白结合紫杉醇：静脉滴注，每次 260mg/m²，输注 30 分钟，每 3 周 1 次。

6. 注射用胶束化紫杉醇：静脉滴注，每次 300mg/m²，输注 3 小时，每 3 周 1 次。

7. 注射用脂质体：静脉滴注，每次 135～175mg/m²，输注 3 小时，每 3 周 1 次。

【操作要点】

1. 为预防过敏反应，在给予本品前必须给预防用药。在给予本品前 12 小时和 6 小时分别口服地塞米松 10mg，在静脉滴注前 30 分钟口服或肌内注射苯海拉明 50mg，及静脉注射 $H_2$ 受体拮抗剂西咪替丁 300mg，或雷尼替丁 50mg。

2. 本品静脉滴注开始 15 分钟内应密切观察有无过敏反应，随后每 15 分钟应测血压、心率、呼吸 1 次。

3. 注射用脂质体使用前先向瓶内加入 5% 葡萄糖注射液 10ml，置专用振荡器（振荡频率 20HZ；振幅：X 轴方向 7cm、Y 轴方向 7cm、Z 轴方向 4cm）上振摇 5 分钟，待完全溶解后，注入 5% 葡萄糖注射液 250～500ml 中。

4. 本品药液不能接触聚氯乙烯塑料（PVC）的器械，必须使用一次性非聚氯乙烯材料的输液瓶和输液管，并通过所连接的过滤器过滤后静脉滴注。

5. 先给予顺铂，后使用本品，可降低本品的清除率，增加毒性。两药联用时，应先使用本品。

6. 如果患者先使用过任何肾毒性药物，再给予本品，也会产生降低本品清除率，增加毒性的相互作用。应根据联用药物各自的清除率和清除时间确定使用两药应相隔的时间。

【不良反应】

1. 主要有骨髓抑制，表现为中性粒细胞减少，与剂量有关，最低值多出现在用药的第 11 天；血小板也可见减少，最低值多出现在用药的第 8~9 天。

2. 用药 1 小时内常出现呼吸困难、低血压和胸痛，发生率为 2%；还可能发生面红、皮疹、荨麻疹等过敏反应。如反应轻微，可减慢静脉滴注速度；重者应停药给予对症处理；严重过敏者，除紧急处理外，不可再次给药。

3. 一过性心动过速和低血压较为常见，不必给予处理。但有可能发生心律失常（包括心动过缓），严重者甚至出现完全性房室传导阻滞，应考虑停药并及时对症处理。

4. 50% 左右的患者在用药后 2~3 天会发生肌肉和关节疼痛，一般可于几天内恢复。在同时给予粒细胞集落刺激因子时，肌肉痛常会加重。

5. 指（趾）麻木和指（趾）甲营养不良常有发生，还可出现严重的周围神经病或癫痫大发作，偶与剂量有关。

6. 恶心，呕吐，胃肠功能障碍，黏膜炎和脱发常有报道。

7. 鉴于胆汁中的紫杉醇浓度很高，应予高度关注。资料显示，8% 用药者胆红素升高，18% 转氨酶升高，23% 碱性磷酸酶升高，肝坏死已有报道。

【应急措施】

1. 本品注射时勿漏于血管外，一旦漏出血管外应立即局部皮下注射 0.25% 硫代硫酸钠或 0.9% 氯化钠注射液，并冷敷 6~12 小时。

2. 当血小板 $< 30 \times 10^9$/L 时应输入成分血；在白细胞总数 $< 1.5 \times 10^9$/L 时应辅助使用粒细胞集落刺激因子。经处理，不良反应不见减轻者应考虑停药。

3. 严重者出现完全性房室传导阻滞，应考虑停药并及时对症处理。

4. 用药过程中，如有药液接触皮肤，应立即用肥皂彻底清洗皮肤。

5. 用药期间严密观察患者生命体征。除了预处理外，如只有轻微症状如面潮红、皮肤反应、心率略快、血压稍降可不必停药，可将滴速减慢；但如果出现严重反应如血压低、血管神经性水肿、呼吸困难、全身荨麻疹，应停药并给以适当处理。有严重过敏的患者下次不宜再次应用本品治疗。

6. 血液学毒性为限制本品剂量提高的主要因素。一般在白细胞 $<1.5\times10^9/L$ 时应辅助应用 G-CSF，血小板 $<3.0\times10^9/L$ 时应输成分血。

【用药宣教】

1. 告知患者，为防止或减轻过敏反应，应在给药前 12 小时和 6 小时口服地塞米松 $2.5\sim6mg$，然后于治疗前 $30\sim60$ 分钟静脉注射苯海拉明 50mg 和西咪替丁 300mg（或雷尼替丁 50mg）。

2. 本品静脉滴注期间，一过性心动过速和低血压较常见，一般不必处理；但在静脉滴注的第 1 小时应特别注意，出现特殊不适时，应告知医护人员。

3. 告知患者，50% 的使用本品的患者在用药后 $2\sim3$ 天会感到关节和肌肉疼痛，与所用剂量相关。一般在数天内恢复。在给予 G-CSF 后肌肉痛会加重。

4. 告知患者，由于紫杉醇大部分由胆汁中排出，肝、胆疾病者应谨慎观察。

5. 告知患者，本品常见的神经系统不良反应为指（趾）麻木。有约 4% 的患者，特别是高剂量用药时可出现明显的感觉、运动障碍及腱反射减低。有静脉滴注时发生癫痫大发作的个例报道。

6. 告知患者，用药期间应定期每周检查血常规至少 2 次，并应进行严密的心功能和其他血液学监测。

## 多西他赛

### Docetaxel

【药物特点】

1. 本品药理作用类似紫杉醇。

2. 本品注射剂为微黄色至橙黄色澄明油状液体。

【用法用量】

1. 本品单药剂量为 100mg/m²，静脉滴注 1 小时，3 周重复。联合用药一般为 75mg/m²，国内用 60mg/m²，较易耐受。每周方案，可分次给药，每周 1 次。

2. 本品应以提供的溶剂配制成 10mg/ml 的溶液，然后按所需用量注入 0.9% 氯化钠注射液或 5% 葡萄糖注射液。一经配制，应立即使用。为避免药液外溢，可参照柔红霉素的注射方法。

3. 输注前 1 天服用地塞米松，每天 16mg，持续 4~5 天，可避免或减少体液潴留。

【操作要点】

1. 本品为细胞毒药物，药物配制药注意安全防护。配制本品时，粉针剂应先以指定溶剂溶解，再以 0.9% 氯化钠注射液或 5% 葡萄糖注射液稀释后使用（配制后浓度不超过 0.74mg/ml）。工作台表面应覆盖可丢弃的塑料薄膜，操作者应穿戴防护衣服及手套。若皮肤接触了药液，应立即用肥皂和水彻底清洗；如眼睛或黏膜接触了药液，立即用水彻底清洗。配制好的药液应立即使用。

2. 滴注本品的前 10 分钟的滴速宜在每分钟 20 滴以内。

3. 滴注本品时 10 分钟内应密切注意生命体征，测血压 4 次，此后也应注意过敏反应。

4. 本品中含有乙醇，可直接加入 250ml 5% 的葡萄糖溶液或 0.9% 氯化钠注射液。一经配制，应立即使用。

5. 本品治疗前均必须口服糖皮质激素类（地塞米松），以预防变态反应和体液潴留。在使用本品的同 1 天服用，每天 16mg，持续至少 3 天。

【不良反应】

1. 骨髓抑制：骨髓抑制为主要不良反应，表现为白细胞数、血小板数减少和贫血。

2. 变态反应：部分患者可发生严重的过敏反应，如面红、红斑、瘙痒、胸闷、背痛、呼吸困难、药物热和寒战。

3. 皮肤反应：红斑，手、足、臂、脸及胸区局部皮疹；可能发生指（趾）甲病变，有时伴有疼痛和指（趾）甲脱落。

4. 体液潴留：水肿、浆膜腔积液、毛细血管渗透性增加和体重增加也有发生。当总剂量达到 $400mg/m^2$ 后，下肢就可能出现水肿，并延及全身。适当使用皮质激素可预防水肿发生。

5. 胃肠道反应：恶心、呕吐或腹泻等。

6. 心血管反应：低血压、窦性心动过速、心悸、肺水肿及高血压等。

7. 肝脏：正常者在治疗期间有出现转氨酶升高、胆红素升高现象。

8. 其他：脱发、无力、黏膜炎、关节炎、肌肉痛、注射部位反应及神经毒性。

【应急措施】

1. 输注本品时，如发生严重过敏反应，如血压下降超过 20mmHg，支气管痉挛、呼吸困难和大面积皮疹出现，应立即停止给药，并进行对症治疗。对已发生严重过敏反应者不能再次使用。

2. 由于本品可能发生较严重的过敏反应，应配备相应的急救设施，给药期间建议密切监测主要功能指标。

3. 治疗期间可能发生外周神经毒性反应。如果反应严重，则建议在下一疗程中减低剂量。

4. ALT 和（或）AST 超过正常上限 1.5 倍，同时伴有碱性磷酸酶超过正常值上限 2.5 倍，应停药；并且在基线和每个化疗周期均要检测肝功能。

5. 用药过程中一旦发生药液外渗，应立即停药，更换注射部位；并立即局部皮下注射 0.25% 硫代硫酸钠或 0.9% 氯化钠注射液，并冷敷 6~12 小时。

【用药宣教】

1. 告知患者中性粒细胞减少是最常见的不良反应而且通常较严重（低于 $0.5 \times 10^9/L$）；可能出现中性粒细胞减少相关的发热及感染；贫血可见于多数病例，少数病例可发生重度血小板减少。

2. 告知患者本品可发生严重过敏反应。其特征为低血压与支气管痉挛，需要中断治疗。停止滴注并立即治疗后患者可恢复正常。本品使用过程中，如出现脸红、伴有或不伴有瘙痒的红斑、胸闷、背痛、呼吸困难、药物热或寒战，应及时告知医护人员。

3. 告知患者使用本品可能出现皮肤反应。皮疹通常可能在静脉滴注本品 1 周内发生，但可在下次滴注前恢复。可能会发生指（趾）甲病变，以色素沉着或变淡为特点，有时发生疼痛和指（趾）甲脱落。

4. 告知患者本品可导致体液潴留，包括水肿，还可发生胸腔积液、腹水、心包积液、毛细血管通透性增加以及体重增加。为了减少体液潴留，需预防性使用皮质激素。

5. 告知患者使用本品可能发生恶心、呕吐或腹泻等胃肠道反应。

6. 告知患者肝功能正常者在治疗期间也可出现转氨酶升高、胆红素升高。

7. 告知患者如正在服用酮康唑、红霉素、环孢素等应告知医生，因此类药可干扰本品代谢。

8. 告知患者本品有外周神经毒性，如反应严重，应减量或停药。

9. 告知患者已发生严重不良反应者不可重复此项治疗。

# 高三尖杉酯碱
## Homoharringtonine

【药物特点】
1. 本品为从三尖杉或其同属植物中得到的生物碱。
2. 本品注射剂为无色的澄明液体。

【用法用量】

**1. 成人**

（1）静脉滴注：每天 1~4mg，溶于 5% 葡萄糖注射液 250~500ml 中，缓慢滴注 3 小时以上，以 4~6 天为 1 个疗程，间歇 1~2 周再重复用药。

（2）肌内注射：每天 1~2mg，加于苯甲醇 2ml 中注射，4~6 个月为 1 个疗程，间歇 1~2 周后重复治疗。

**2. 小儿**

静脉滴注：0.05~0.1mg/（kg·d），以 4~6 天为 1 个疗程；

或采用间歇给药法：0.1~0.15mg/（kg·d），5~10 天为 1 个疗程，1~2 周再重复用药。

【操作要点】静脉滴注速度宜慢，应滴注 3 小时以上。

【不良反应】

1. 骨髓抑制：本品对骨髓各系列的造血细胞均有抑制作用。对粒细胞系列的抑制较重，红细胞系列次之，对巨核细胞系列的抑制较轻。

2. 心脏毒性：较常见窦性心动过速、房性期前收缩或室性期前收缩及心电图出现 S-T 段变化等心肌缺血表现；极少数患者可出现奔马律、房室传导阻滞、心房颤动等。

3. 低血压：当每次剂量 > 3.0mg/m² 时，部分患者于给药后 4 小时左右会出现血压降低的现象，也可能发生严重的低血压，尤其在静脉推注后。故常使剂量受限。

4. 消化系统：常见症状为厌食、恶心、呕吐；少数患者可产生肝功能损害。

5. 其他：个别患者可产生脱发、皮疹；偶见严重过敏性休克的个案报道。

【应急措施】用药过程中患者出现严重低血压及严重心律失常时，应立即停药对症处理。

【用药宣教】

1. 告知患者用药期间应定期检查血常规，心电图，肝、肾功能和血糖定量。

2. 告知患者使用本品可有白细胞下降，多数患者可以恢复。

3. 告知患者，本品有时会出现恶心、呕吐、厌食、口干等。

4. 告知患者，若疑为本品引起心房扑动，应立即停药。

## 拓扑替康

### Topotecan

【药物特点】

1. 本品为拓扑异构酶 I 抑制剂，主要作用于 S 期细胞，具有广谱抗肿瘤作用。

2. 本品注射剂为黄色至淡黄绿色粉末。

【用法用量】

1. 常用剂量：$1.2 \sim 1.5mg/m^2$，先以注射用水溶解为浓度1mg/1ml，再用0.9%氯化钠注射液或5%葡萄糖注射液150～200ml稀释，静脉滴注30分钟，每天1次，连用5天，每3周为1个周期。

2. 肾功能不全：轻度肾功能不全不必调整剂量；中度肾功能不全（Ccr为20～39ml/min），推荐剂量调整为$0.75mg/m^2$；重度肾功能不全者，尚无推荐剂量。

3. 肝功能不全：血胆红素在25.7～171μmol/L（1.5～10mg/dl）范围内的肝功能不全者，不必调整剂量。

【操作要点】

1. 本品的配制方法：先用注射用水4ml溶解本品4mg，然后用0.9%氯化钠注射液或5%葡萄糖注射液稀释，配制好的溶液应立即使用。

2. 用药期间应严密观察患者有无感染和出血倾向，必要时应减量或停药。

3. 如进行下一疗程的化疗，患者必须符合以下条件：中性粒细胞至少恢复到$1.5 \times 10^9/L$，血小板至少恢复到$100 \times 10^9/L$，血红蛋白水平达到90g/L（必要时可为输血后指标）。

4. 若需使用粒细胞集落刺激因子，应在完成本品治疗后24小时给予。

【不良反应】

1. 骨髓抑制：表现为中性粒细胞下降、血小板减少、贫血等，为主要的剂量限制性毒性。

2. 胃肠道反应：有恶心、呕吐、腹泻、便秘、肠梗阻、腹痛、口腔炎、厌食等。

3. 皮肤：有脱发；偶见严重的皮炎及瘙痒。

4. 神经与肌肉：头痛、关节痛、肌肉痛、全身痛、感觉异常。

5. 呼吸系统：可致呼吸困难。虽然尚不能肯定是否会因此而造成死亡，但应引起重视。

6. 肝脏：有时出现肝功能异常（转氨酶升高）。

7. 全身反应：乏力、不适、发热等。

8. 局部刺激：静脉注射时，若药液漏出血管外可产生局部刺激与红肿。

9. 其他：罕见过敏反应及血管神经性水肿。另外，尚有致血尿、心电图异常的报道。

【应急措施】治疗期间应检测外周血常规。在治疗中，中性粒细胞 $> 1.5 \times 10^9/L$，血小板恢复至 $100 \times 10^9/L$，血红蛋白恢复至 90g/L 时方可继续使用，并密切观察有无感染和出血倾向。如有异常可减量或停药。

【用药宣教】

1. 告知患者用药期间应持续监测血常规。

2. 告知患者用药期间定期检测骨髓抑制和肝、肾功能情况。

3. 告知哺乳期妇女使用本品时应暂停哺乳。

## 伊立替康
### Irinotecan

【药物特点】

1. 本品为喜树碱的半合成衍生物，是一种作用于 S 期的周期特异性抗癌药。

2. 本品注射液为淡黄色澄明液体，粉针剂为淡黄色或黄色的疏松块状物或粉末。

【用法用量】

1. 单药治疗：应根据中性粒细胞计数调整剂量。推荐剂量为一次 $350mg/m^2$，每 3 周 1 次，持续使用直至病情加重或出现无法耐受的毒性。对于无症状的严重中性粒细胞减少（$< 0.5 \times 10^9/L$）、中性粒细胞减少伴发热或感染（体温超过 38℃、中性粒细胞计数 $< 1 \times 10^9/L$）或严重腹泻（需静脉输液治疗）的患者，下个周期的治疗剂量应减至 $300mg/m^2$，如仍出现以上不良反应，下个周期剂量可进一步减至 $250mg/m^2$。

2. 联合治疗（对既往未接受过治疗的患者）：推荐剂量为每次 $180mg/m^2$，每 2 周 1 次，滴注完后给予亚叶酸钙和氟尿嘧啶。

【操作要点】

1. 本品配伍禁忌尚不明确，建议不要与其他药物混合。

2. 本品应静脉滴注给药，不得静脉注射。滴注时间一般为30~90分钟。

3. 可用昂丹司琼和苯海拉明预防本品所致的胃肠道反应。为预防或减轻早期腹泻和胆碱能症状，可在用药前静脉或皮下注射阿托品0.25~1mg。

【不良反应】

1. 心血管系统：罕见低血压、血容量下降。

2. 呼吸系统：可见呼吸困难。

3. 肌肉骨骼系统：可见肌痉挛。

4. 泌尿生殖系统：可见短暂的轻至中度血清肌酐升高，罕见肾功能不全。

5. 神经系统：可见感觉异常、严重乏力。

6. 肝脏：可见短暂的轻至中度氨基转移酶、碱性磷酸酶、胆红素升高。

7. 胃肠道：腹泻为本品剂量限制性毒性。还可见恶心、呕吐、畏食、腹痛、便秘、肠梗阻、黏膜炎，个别患者出现假膜性结肠炎。

8. 血液：可见中性粒细胞减少及由此引发的发热及感染，还可见贫血、血小板减少。

9. 皮肤：可见可逆性脱发、注射部位皮肤过敏。

10. 其他：①可见短暂严重的急性胆碱能综合征，主要表现为早发性腹泻以及其他征象，如腹痛、结膜炎、鼻炎、低血压、血管舒张、出汗、寒战、全身不适、头晕、视力障碍、瞳孔缩小、流泪、流涎增多，以上症状多于用药后24小时内发生；②可见非感染性或非粒细胞减少性发热。

【应急措施】

1. 延迟性腹泻可给予洛哌丁胺治疗，在首次出现稀便或肠蠕动较正常频繁时给药：首次给予4mg，以后每2小时给予2mg，直至腹泻停止后至少12小时；夜间可每4小时给予4mg。不应预防性使用洛哌丁胺（即使上一周期已出现过延迟性腹泻）。当出现以下情况时，应住院治疗：（1）腹泻同时伴有发热；（2）严重腹泻；（3）已用大剂量洛哌丁胺治疗，但48小时后仍有腹泻。出院后若再发生腹泻应及时使用止泻药。

2. 应密切监护出现腹泻的患者，出现脱水的予以流质饮食并补充电解质；出现肠梗阻、发热、严重中性粒细胞减少的予以抗菌药物治疗；若出现严重中性粒细胞减少或严重胃肠道不良反应应停药，直至这些症状（尤其是腹泻）完全消失，且中性粒细胞计数高于$1.5 \times 10^9$/L时，方可恢复本品治疗，且下一周期治疗应减量。

【用药宣教】

1. 告知患者用药期间可出现严重的早期和晚期腹泻，应避免进食易引起腹泻的食物。如出现腹泻立即通知医生。

2. 告知患者用药期间可能发生严重骨髓抑制。应注意保暖，避免到人员聚集的地方，避免感染。

3. 告知患者本品有胚胎毒性、致畸性，故孕妇禁用；育龄妇女用药时应避孕（直至治疗结束后3个月）。

4. 告知患者本品可经动物乳汁分泌，但尚不明确是否经人乳分泌，哺乳期妇女使用时应暂停哺乳。

5. 告知患者在每个治疗周期前均应检查肝功能，治疗期间应每周检查全血细胞计数。

6. 告知患者本品代谢物在尿中易形成结晶引起肾脏损害，用药期间应多饮水并碱化尿液。

7. 告知患者使用本品后24小时内有可能出现头晕及视力障碍。出现以上症状时不得驾驶或操作机械。

## 羟喜树碱

### Hydroxycamptothecin

【药物特点】

1. 本品为喜树碱的10位羟基衍生物，药理作用与喜树碱相似，但抗瘤谱较广，毒性较小。

2. 本品注射液为黄色澄明液体，注射用粉针剂为黄色疏松块状物或粉末。

【用法用量】

1. 静脉注射：治疗原发性肝癌、胃癌、头颈部上皮癌：每天 4～6mg，稀释于 0.9% 氯化钠注射液 20ml 中，缓缓注射。

2. 静脉滴注：治疗白血病，每天 6～8mg/$m^2$，稀释后静脉滴注，连续给药 30 天为一疗程。

3. 动脉灌注：治疗原发性肝癌，每次 4mg，稀释于 0.9% 氯化钠注射液 10ml 中灌注，每天 1 次，15～30 天为一疗程。

4. 动脉滴注：治疗直肠癌，每次 6～8mg，稀释于 0.9% 氯化钠注射液 500ml 中，经肠系膜下动脉插管动脉滴注，每天 1 次，15～20 天为一疗程。

5. 膀胱灌注：治疗膀胱癌，每次 10～20mg，每周 2 次，15～20 次为一疗程。膀胱灌注后加高频透热 100 分钟。

【操作要点】

1. 本品一般经静脉注射给药，也可动脉注射及腔内注射。静脉给药时，药液切勿外溢，否则会引起局部疼痛及炎症。

2. 本品只能用 0.9% 氯化钠注射液稀释，不能用葡萄糖注射液或其他酸性溶液稀释，否则会出现沉淀。

3. 在用药期间同服碳酸氢钠及甘草绿豆汤（绿豆 100g、甘草 10g），可减轻对肾脏的损伤。

4. 可使用中草药以提高血常规指标，如鸡血藤、虎杖、黄精等。

5. 本品呈碱性，应尽量避免与其他药物混合使用。

【不良反应】

1. 血液系统：较常见骨髓抑制，表现为白细胞下降，但对红细胞及血小板无明显影响。

2. 胃肠道：可有食欲减退、恶心、呕吐及腹泻。

3. 泌尿系统：偶见尿道刺激症状（如尿频、尿急）、血尿、轻度蛋白尿等，停药一周后消失。

4. 其他：少数患者有脱发、心电图改变。

【应急措施】本品注射时一旦漏出血管外应立即局部皮下注射 0.25% 硫代硫酸钠或 0.9% 氯化钠注射液，并冷敷 6～12 小时。

【用药宣教】

1. 告知患者用药期间应监测血、尿常规和肝、肾功能。

2. 为避免膀胱刺激及血尿发生，用药期间应鼓励患者多饮水。

## 依托泊苷

### Etoposide

【药物特点】

1. 本品为鬼臼脂的半合成衍生物，为细胞周期特异性抗肿瘤药。

2. 本品胶囊剂为软胶囊；注射液为无色到淡黄色澄明液体。

【用法用量】

1. 口服给药：每天 $70 \sim 100 mg/m^2$，连用 5 天；或每天 $30 mg/m^2$，连用 10 天。每 $3 \sim 4$ 周为一疗程。

2. 静脉滴注：

（1）睾丸癌：与其他药物联用，每天 $50 \sim 100 mg/m^2$，连用 $3 \sim 5$ 天，每 $3 \sim 4$ 周为一疗程。

（2）支气管肺癌：同睾丸癌。

（3）白血病：每天 $60 \sim 100 mg/m^2$，连续 5 天，根据血常规情况间隔一定时间重复给药。

3. 儿童：静脉滴注每天 $100 \sim 150 mg/m^2$，连用 $3 \sim 4$ 天。

【操作要点】

1. 本品磷酸盐与磷酸化酶抑制药（如盐酸左旋咪唑）合用时要谨慎。

2. 本品疗效高低受给药方案影响。本品不宜静脉推注，也不宜腔内给药（胸腔、腹腔或鞘内给药）。

3. 本品在 5% 葡萄糖注射液中不稳定，可形成微细沉淀，故不能与葡萄糖注射液混合使用。

4. 本品应使用 0.9% 氯化钠注射液、无菌注射用水溶解稀释后立即使用；稀释后本品浓度不超过 0.25mg/ml（溶液浓度越低，稳定性越好）。

5. 本品磷酸盐溶解后，在玻璃或塑料容器内、$20 \sim 25℃$ 的室温下或 $2 \sim 8℃$ 的冷藏条件下均可保存 24 小时。本品溶液冷藏后取至室温下应立即使用。

6. 静脉滴注给药时注意不要漏出血管外；静脉滴注时速度不能过快，滴注时间不宜少于 30 分钟，否则容易引起低血压和喉痉挛等过敏反应。

7. 血清蛋白低下的患者，使用本品时更易发生毒性反应。

8. 当血小板计数低于 $50 \times 10^9/L$，或中性粒细胞绝对计数低于 $0.5 \times 10^9/L$ 时，必须停用本品。

9. 对过敏反应主要采取对症治疗：立即停止输注，必要时给予升压药、糖皮质激素、抗组胺药或血容量扩充剂。

【不良反应】

1. 过敏反应：静脉滴注速度过快（给药时间低于 30 分钟）可出现皮疹、寒战、发热、支气管痉挛、呼吸困难等过敏反应。

2. 血液系统：本品骨髓抑制反应较明显，包括贫血、白细胞及血小板减少，可引发感染或出血。多发生于用药后 7～14 天，停药 20 天左右可恢复正常。严重的中性粒细胞减少是本品剂量限制性毒性。

3. 消化系统：可有食欲减退、恶心、呕吐、口炎、腹泻、腹痛、便秘等。肝毒性罕见，可有 AST、ALT、ALP、LDH、胆红素等升高。

4. 泌尿生殖系统：有时出现血尿素氮升高。

5. 神经系统：偶有四肢麻木、头痛等。

6. 心血管系统：可出现心悸、心电图改变、低血压等。

7. 呼吸系统：可出现间质性肺炎。

8. 皮肤：常见脱发。

9. 其他：可出现头晕、倦怠、疲劳。

【应急措施】本品注射时一旦漏出血管外应立即局部皮下注射 0.9% 氯化钠注射液，并冷敷 6～12 小时。

【用药宣教】

1. 告知患者用药期间避免阳光暴晒。

2. 告知患者用药期间可能发生严重骨髓抑制，进而引发感染或出血。应注意保暖，避免到人员聚集的地方，避免感染。

3. 告知孕妇动物实验表明本品有致畸性，对人类胚胎很可能也有致畸性，孕妇禁用。

4. 告知患者本品可经乳汁排泄，哺乳期妇女使用时应暂停哺乳。

5. 告知患者用药期间应定期检查血常规及肝、肾功能。

# 替尼泊苷
## Teniposide

【药物特点】

1. 本品为鬼臼脂的半合成衍生物，是细胞周期特异性抗癌药。

2. 本品注射剂为淡黄色至黄色澄清溶液。

【用法用量】

**1. 成人**

静脉滴注给药。每次 50 ~ 100mg，溶于 0.9% 氯化钠注射液中（浓度为 0.5 ~ 1mg/ml）静脉滴注 30 ~ 60 分钟，每天 1 次，连用 3 ~ 5 天，3 ~ 4 周重复。

**2. 儿童**

静脉滴注给药。

（1）急性淋巴细胞白血病：①对含有阿糖胞苷的诱导方案治疗失败者的推荐方案为：本品一次 165mg/m$^2$，阿糖胞苷一次 300mg/m$^2$，均每周 2 次，共使用 8 ~ 9 次；②对长春新碱和泼尼松初始诱导治疗失败者的推荐方案为：本品每次 250mg/m$^2$，长春新碱每次 1.5mg/m$^2$，均每周 1 次，共用 4 ~ 8 次；口服泼尼松每天 40mg/m$^2$，连服 28 天。

（2）非霍奇金淋巴瘤：联合使用其他抗肿瘤药进行诱导治疗，在每个疗程的第 4、5 天给予本品 100mg/m$^2$。

【操作要点】

1. 注射液的配制：应以 0.9% 氯化钠注射液稀释本品（注意：不可用 5% 葡萄糖注射液稀释本品，否则易产生沉淀）。溶液配制后应立即给药，避免振荡，以免产生沉淀（注意：有沉淀时禁止使用）。

2. 配伍禁忌：本品与肝素呈配伍禁忌。

3. 用药期间应常规监测血压；不可静脉注射或滴注过快，以免发生低血压。

4. 发生严重过敏反应时应立即停止用药，并同时给予升压药、皮质激素、抗组胺药、吸氧等治疗。

5. 用药过量及之前用过止吐药的患者可出现急性中枢神经系统抑制和低血压。

6. 育龄期的妇女在使用本品时应避孕。

7. 肝功能不全者应用本品时剂量应酌减。

8. 应注意保证本品输注入静脉，以免输注于静脉血管外造成组织坏死和血栓性静脉炎。

【不良反应】

1. 同依托泊苷。

2. 药液溢漏于静脉血管外可致局部组织坏死。

3. 本品的致癌、致突变作用较依托泊苷更强。

【应急措施】

1. 发生严重过敏反应时应立即停止用药，并同时给予升压药、皮质激素、抗组胺药、吸氧等治疗。

2. 药物过量出现合并症常继发于骨髓抑制，治疗措施包括输注血液制品和应用抗菌药物的支持治疗。

3. 本品使用期间，如果白细胞低于 $3.5 \times 10^9/L$ 或血小板低于 $75 \times 10^9/L$ 应推迟使用，直到骨髓功能恢复正常。

【用药宣教】

1. 告知患者用药期间应定期检查血常规及肝、肾功能，注意监测血压波动。

2. 告知患者用药期间如有短暂性皮质性盲、呼吸暂停、发热、皮疹、色素沉着、瘙痒和吞咽困难等过敏反应或过敏样反应，立即告知医护人员，嘱患者家属用药期间加强陪护。

3. 孕妇用药后可对胎儿造成损害，应禁用。

4. 告知患者尚不清楚本品能否分泌入乳汁，哺乳期妇女用药时应权衡利弊。

# 第六节　激素类抗肿瘤药

## 戈舍瑞林
## Goserelin

【药物特点】

1. 本品是一种合成的十肽促性腺素释放激素（Gn-RH）强效类似物。

2. 本品为无菌、白色或乳白色柱形聚合物，含醋酸戈舍瑞林（相当于3.6mg戈舍瑞林），置于一具防护套管的注射器中，单剂量给药。

【用法用量】

1. 前列腺癌：3.6mg腹壁皮下注射，每4周1次；或10.8mg植入剂，每12周1次。

2. 乳腺癌：3.6mg腹壁皮下注射，每4周1次。

3. 其他疾病：同乳腺癌用法。

【操作要点】

1. 将患者置于舒适的位置，上身略微抬起，选择注射部位（脐下腹前壁处的皮下组织）及消毒注射部位。

2. 打开包装取出注射器，将注射器斜对光线略成角度观察，应能看见至少一部分的植入剂。

3. 捏住塑料安全夹向外拉出，丢弃。除去针套。与液体注射剂不同的是，无须赶走气泡，因这样做可能会将植入剂压出。

4. 在防护套管处握紧注射器，捏起患者皮肤，以小角度（30°~45°）进针，进针时注射针头斜面向上，将注射针刺入脐下腹前壁处的皮下组织，直到防护套管触及患者皮肤。

5. 不得刺入肌肉或腹膜。

6. 将针筒的活塞完全推入，以便注入植入剂并启动防护套管。能听到"咔嗒"一声，并感到防护套管自动滑出以覆盖针头。如未全部推入针筒活塞，则不会启动防护套管。

7. 握紧注射器，抽出注射针，使防护套管滑下以覆盖整个针头。将注射器弃至许可的锐器收集装置。

【不良反应】

1. 内分泌系统：发热、热感，有时出现颜面潮红、发汗、性欲减退、阳痿、女性化乳房、睾丸萎缩、会阴部不适感。

2. 肝脏毒性：乳酸脱氢酶升高，有时 AST、ALT、γ-GGT、ALP 上升（用药期间需密切观察）。

3. 肌肉骨骼系统：有时出现骨疼痛，肩、腰、四肢疼痛，步行困难等。

4. 泌尿系统：尿潴留、尿频、血尿。

5. 循环系统：心电图异常、心胸比例增大等。

6. 消化道反应：恶心、呕吐、食欲不振等。

7. 过敏反应：皮疹、瘙痒等。

8. 局部刺激：注射局部可出现硬结、疼痛、发红。

9. 其他：有时出现浮肿、胸部压迫感、发冷、疲倦、耳鸣、听力减退、头部多毛，以及甘油三酯上升、尿酸升高、BUN 升高等。动物实验发现，长期注射本品可致大白鼠垂体良性腺肿。

【应急措施】

1. 注射局部出现硬结、疼痛、发红时，可使用 33% 硫酸镁湿敷。

2. 用药过程中，注意观察患者全身反应及血压变化，发现不适及时对症处理。

【用药宣教】

1. 告知患者有发展为尿道阻塞或脊髓压迫危险的男性患者应慎用本品；如果尿道梗阻引起脊髓压迫或肾脏损伤并恶化，应告知医生适当治疗。

2. 告知女性患者使用 LHRH 激动剂可能引起骨密度降低。对已有骨代谢异常的妇女使用本品时应注意。

3. 告知对于可能妊娠的妇女在使用本品前应先仔细检验以排除妊娠可能，且于月经周期的 1～5 天开始给药；在治疗中应使用非激素的避孕方法，直到治疗后月经恢复。

4. 告知患者哺乳期间不推荐使用本品。

# 亮丙瑞林

## Leuprorelin

【药物特点】本品是下丘脑产生的促性腺激素释放激素激动剂（GnRH-a），是由 9 个氨基酸构成的肽类，能与垂体内的特异性受体结合，降低垂体反应性，从而抑制性腺系统。

【用法用量】

1. 治疗晚期前列腺癌：每天 1 次皮下注射 1mg；也可皮下注射缓释微球制剂。在英国，每月皮下或肌内注射 1 次 3.75mg，或每 3 个月皮下注射 1 次 11.25mg。在美国，肌内注射此种缓释微球制剂，每月给予 7.5mg，或每 3 个月 22.5mg，每 4 个月 30mg。先给予几天的抗雄激素（如环丙孕酮），然后开始使用本品至少连用 3 周，以避免疾病突发的危险。

2. 治疗子宫内膜异位症和子宫平滑肌瘤：每月可皮下或肌内注射 1 次储存库制剂 3.75mg，或每 3 个月肌内注射 1 次 11.25mg。治疗应在月经周期头 5 天内开始，针对子宫内膜异位症可持续用药 6 个月；用于子宫手术，可于手术前 5~6 周 1 次肌内注射缓释微球制剂 3.75mg。

3. 治疗中枢性性早熟，每 4 周根据体重肌内注射 1 次缓释微球制剂 0.3mg/kg，然后根据效应调整。

【操作要点】

1. 皮下注射部位选上臂部、腹部、臀部；注射后不得揉搓注射部位。

2. 宫内膜异位症患者由于子宫平滑肌瘤持续伴有贫血，应同时补铁 3 个月。

3. 本品只作为皮下注射给药。静脉注射可能会引起血栓形成。

【不良反应】

1. 内分泌系统：发热、热感；有时出现颜面潮红、发汗、性欲减退、阳痿、女性化乳房、睾丸萎缩、会阴部不适感。

2. 肝脏毒性：乳酸脱氢酶升高，有时 AST、ALT、$\gamma$-GT、ALP 上升（用药期间需密切观察）。

3. 肌肉骨骼系统：有时出现骨疼痛，肩、腰、四肢疼痛，步行困难等。

4. 泌尿系统：尿潴留、尿频、血尿。

5. 循环系统：心电图异常、心胸比例增大等。

6. 消化道反应：恶心、呕吐、食欲缺乏等。

7. 过敏反应：皮疹、瘙痒等。

8. 局部刺激：注射局部可出现硬结、疼痛、发红。

9. 其他：有时出现水肿、胸部压迫感、发冷、疲倦、耳鸣、听力减退、头部多毛，以及甘油三酯升高、尿酸升高、尿素氮升高等。

【应急措施】

1. 注射局部出现硬结、疼痛、发红时，可使用33%硫酸镁湿敷。

2. 注射本品3周后，血中睾酮可降低至睾丸切除的水平（1.0ng/ml以下）。用药初期，由于高对垂体-性腺系统的刺激作用，使血中睾酮水平一过性增高，可致前列腺癌患者骨转移灶疼痛加剧，排尿困难或有脊髓压迫。故开始用药时应密切观察，出现症状时采取适当措施。

3. 给药过程中如肿瘤增大且临床症状未见改善时应中止给药。

【用药宣教】

1. 告知伴有或可能发展为脊髓压迫、输尿管梗阻的前列腺癌者、充血性心力衰竭或有心血管病史者、需要限制钠盐摄入者、有血栓栓塞者、有骨质疏松史者、高龄患者，应慎用本品。

2. 告知患者本品用药初期可使前列腺癌患者骨转移灶疼痛加剧、排尿困难或有脊髓压迫。

3. 告知患者给药的第1周，应当住院并少活动。

4. 告知患者可能出现反应能力改变，用药患者应避免独自上街或操作机械。

5. 告知患者治疗时一定要确认未怀孕，且于月经周期的1~5天开始给药，在治疗期内应采用非激素性方法避孕。

# 氟他胺
## Flutamide

【药物特点】

1. 本品为非甾体类雄性激素拮抗剂。

2. 本品为淡黄色片或内容物为淡黄色颗粒的胶囊。

【用法用量】饭后服用。口服常用量为每次250mg，每天3次，每次间隔8小时。一般应与黄体生成素释放激素激动剂联合应用，放疗期间可不停药。

【风险评估】

1. 对本品有过敏史、哺乳期妇女、有贫血和溶血性疾病的患者禁用；有心血管疾病、肝功能不全者慎用。

2. 本品与促性腺激素释放激素类似物如醋酸亮丙瑞林等可抑制睾酮的分泌，注意评估二者合用时增强的疗效。

3. 评估本品与华法林合用时增加出血的风险。可调整华法林的剂量。

【不良反应】

1. 最常见的有男子乳腺发育或乳房触痛，有时伴有溢乳。

2. 可能发生恶心、呕吐、腹泻、贪食和失眠。

3. 皮肤反应表现为表皮坏死松解。

4. 还可能发生贫血、溶血、头痛、头晕、乏力、视物模糊、共济失调、抑郁、性欲减退和高血压。有时发生肝损伤，甚至致死。

【应急措施】

1. 监测患者肝、肾功能及血常规，发现异常立即停药对症处理。

2. 对需长期服用本品的男性患者，应定期检查精子计数，如发现异常应减量或立即停药，一般可恢复正常。

【用药宣教】

1. 告知患者用药期间，应定期检查血常规、肝功能、血压、精子计数、视力和PSA水平。

2. 告知患者如出现严重的心血管、肝功能和血液方面的不良反应，应停药。

3. 告知患者治疗期间应注意避孕。

# 他莫昔芬

## Tamoxifen

【药物特点】

1. 本品为合成的抗雌激素药物，有抗雌激素的作用，主要用于乳腺癌。

2. 本品为白色片剂。

【用法用量】口服，每次 10～20mg，每天 2 次。

【不良反应】

1. 治疗初期，骨和肿瘤疼痛可一过性加重，继续治疗可逐渐减轻。

2. 胃肠道反应：食欲不振、恶心、呕吐、腹泻。

3. 继发性抗雌激素作用：面部潮红、外阴瘙痒、月经失调、闭经、白带增多、阴道出血、子宫内膜增生、内膜息肉和内膜癌。

4. 神经精神症状：头痛、眩晕、抑郁等。

5. 眼睛：大剂量长期应用可导致视力障碍（如白内障）；长时间（17 个月以上）大剂量（每天 240～320mg）使用可出现视网膜病或角膜浑浊。

6. 骨髓抑制：偶见白细胞和血小板减少。

7. 其他：皮疹、脱发、体重增加、肝功能异常等。

8. 罕见的需引起注意的不良反应：精神错乱、肺栓塞（表现为气短）、血栓形成、无力、嗜睡。

【用药宣教】

1. 告知患者有肝功能异常时应慎用；如有骨转移者，在治疗初期需定期查血钙。

2. 告知患者本品的常规日剂量为 20mg。有时有必要使用较高剂量，但每日最大剂量不应超过 40mg。

3. 告知患者如果本品与抗酸药、西咪替丁、雷尼替丁等合用，应间隔 1～2 小时。

4. 告知患者使用本品有增加子宫内膜癌发生的危险，故应进行详细的妇科检查。

5. 告知患者用药期间应定期进行眼科、骨髓抑制和肝、肾功能情况检查。

6. 如阴道出血严重，应立即停药。

# 托瑞米芬

## Toremifene

【药物特点】

1. 本品是一种非类固醇类三苯乙烯衍生物，与同类其他药物如他莫昔芬和氯米芬相比，本品与雌激素受体结合，可产生雌激素样或抗雌激素作用，或同时产生两种作用。

2. 本品为白色或灰白色片剂。

【用法用量】推荐剂量为每天 1 次，每次 1 片（60mg）。肾功能不全患者不必调整剂量。

【不良反应】

1. 常见的不良反应为面部潮红、多汗、子宫出血、白带增多、疲劳、恶心、皮疹、瘙痒、头晕及抑郁（注：这些不良反应一般都为轻微，主要因为本品的激素样作用）。

2. 血栓栓塞事件：包括深静脉血栓及肺栓塞。

3. 有肝酶水平改变（转氨酶升高）及在非常罕有情形下出现较严重肝功能异常（黄疸）的报道。

3. 有报告在骨转移患者使用本品治疗时出现高血钙症。

4. 由于本品的类雌激素作用，可能在治疗期间发生子宫内膜改变，包括增生、息肉及肿瘤的风险增加。

【应急措施】

1. 对非代偿性心功能不全及严重心绞痛患者要密切观察。

2. 骨转移患者在治疗刚开始时可能出现高钙血症，故对这类患者要观察、监测。

3. 用药期间发现异常要立即停药并对症处理。

【用药宣教】

1. 告知患者治疗前进行妇科检查，严格检查是否已患有子宫内膜异常。之后最少每一年进行一次妇科检查。子宫内膜癌风险高的患者，例如高血压或糖尿病患者，或肥胖高体重指数（＞30）患者，或有用雌激素替代治疗史的患者，应严密监测。

2. 告知患者用药期间需定期检测骨髓抑制和肝、肾功能情况，定期检测血钙。

3. 告知患者本品对驾驶及操作机械能力的影响。

## 来曲唑

### Letrozole

【药物特点】

1. 本品为新一代芳香化酶抑制剂，是人工合成的苄三唑类衍生物。

2. 本品为白色片剂。

【用法用量】成人口服每次 2.5mg，每天 1 次；老年患者及轻、中度肝功能损害、肌酐清除率≥10ml/min 的患者不必调整剂量；肝硬化及重度肝功能不全者应降低剂量 50%。

【操作要点】本品与他莫昔芬或其他芳香化酶抑制剂联合用药，疗效并无提高。

【不良反应】

1. 本品的不良反应多属轻、中度。常见恶心、头痛、骨痛、潮热和体重增加。

2. 少见腹痛、腹泻、便秘、瘙痒、皮疹、关节痛、疲倦、失眠、头晕、水肿、高血压、心律失常、血栓形成、阴道出血、胸痛、呼吸困难和咳嗽。

【用药宣教】

1. 告知患者药物对临床检验值或诊断的影响，如少数患者出现肝脏生化指标异常，而与肝转移无关。

2. 告知患者服用本品期间驾驶车辆或操作机器所需的体力和（或）注意力有可能下降。

## 阿那曲唑

### Anastrozole

【药物特点】

1. 本品为一种强效、选择性非甾体类芳香化酶抑制剂。

2. 本品为薄膜衣片剂，除包衣后显白色或类白色。

【用法用量】成人（包括老年人）口服每次 1mg，每天 1 次。

【操作要点】含有雌激素的疗法可降低本品疗效，故不宜合用。

【不良反应】

1. 主要包括皮肤潮红、阴道干涩，头发油脂过度分泌，胃肠功能紊乱（厌食、恶心、呕吐和腹泻），乏力，忧郁，头痛或皮疹等。通常为轻度或中度，容易为患者所耐受。

2. 子宫出血现象偶有报告，主要出现在患者从现有的激素疗法改为本品疗法的前几周，如有持续出血现象，需进行进一步评价。

3. 在应用本品的晚期乳腺癌患者中有肝功能改变的报道，但这些患者中多数都已经有肝脏或骨转移。临床观察表明本品可以轻微提高血浆总胆固醇水平。

【应急措施】本品意外药物过量的经验有限。动物实验证明，本品的急性毒性很低。临床研究中，健康男性志愿者中最大单一剂量达 60mg，绝经后晚期乳腺癌妇女每日达 10mg 时耐受性良好。未得到产生危及生命症状的单一剂量。本品药物过量无特殊解救药，对症处理。在处理药物过量时应考虑到同时应用了多种药物的可能性。对清醒患者可行催吐。因本品蛋白结合率较低，故透析有效。对患者行一般的支持性监护，包括密切观察并监测其生命体征。

【用药宣教】

1. 告知患者治疗期间应该定期监测血常规、血生化、肝功能和血脂水平。

2. 告知患者使用本品如伴有骨质疏松或潜在的骨质疏松风险，应当在治疗开始以及其后定期进行正规的骨密度检查（如

DEXA 扫描）；应当在适当的时间开始骨质疏松的治疗或预防。

3. 告知患者服用本品有乏力、嗜睡的报道。在上述症状持续出现于驾车和操作机械时，应特别注意。

## 依西美坦

### Exemestane

【药物特点】

1. 本品为一种不可逆性甾体芳香酶灭活剂。本品对芳香化酶的抑制作用是氨鲁米特的 40 倍，与福美坦相当。

2. 本品片剂为白色糖衣片，除去糖衣后显白色；胶囊剂为硬胶囊，内容物为白色或类白色颗粒状粉末。

【用法用量】口服。开始剂量 25mg，每天 1 次，饭后服用，一般服药到病变进展。根据患者的反应可适当增加剂量，但一般不宜超过每天 200mg。

【不良反应】

1. 内分泌失调：多汗、潮热、肌肉疼痛、下肢水肿。长期大剂量服药可出现轻度男性化。

2. 神经精神症状：精神抑郁、厌食、失眠等。

3. 消化道症状：恶心、呕吐、腹痛、便秘等。

4. 其他：极少数可出现高血压、感冒综合征、咳嗽、气促等症。

【应急措施】在健康女性志愿者中进行了高达 800mg 单剂量的临床试验；在绝经后晚期乳腺癌妇女中进行了剂量高至每天 600mg，共 12 周的临床试验。上述剂量下受试者耐受性良好。药物过量时无特殊解毒剂，应当进行一般的支持护理，如经常检查生命体征以及密切观察患者等。

【用药宣教】

1. 告知患者给药前检查促黄体生成素、促卵泡素和雌二醇的水平。

2. 告知患者用药前应进行肿瘤病灶的影像学检查、血常规、血生化及血脂检查。

3. 告知患者不可合用雌激素，因可抵消本品的作用。

4. 用药期间定期检测骨髓抑制和肝、肾功能情况。

5. 告知患者如尚未绝经，一般不宜应用本品。

6. 告知患者超量服用本品可使非致命性不良反应增加。

## 氟维司群

### Fulvestrant

【药物特点】

1. 本品是一种新型雌激素受体（ER）拮抗剂。本品作用机制类似他莫昔芬。

2. 本品注射剂为无色或黄色的澄明黏稠液体。

【用法用量】

1. 成年女性，包括老年妇女，推荐于臀部肌内注射本品250mg，每月 1 次。

2. 轻度或中度肾功能不全的患者（Ccr > 30mg/min），不必调整剂量。

3. 重度肾功能不全的患者安全性和有效性数据有限，建议慎用本品。

4. 轻度或中度肝功能不全的患者不必调整剂量。但由于在此类患者中本品的暴露可能增加，亦应慎用。

【操作要点】本品 250mg 于臀部两侧各肌内注射 125mg，必须缓慢注射。

【不良反应】

1. 可见哮喘、头痛、头晕、腰痛、腹痛、注射部位疼痛、骨盆痛、胸痛、流感样综合征、发热和血管扩张。

2. 可发生恶心、呕吐、畏食、便秘或腹泻、代谢和营养失调、周围水肿。

3. 骨痛、关节痛、失眠、感觉异常、抑郁、焦虑、呼吸困难、咽炎和咳嗽加重。

4. 还见到皮疹、出汗和尿路感染。

5. 极少发生肌痛、血栓栓塞和阴道出血。

【用药宣教】

1. 告知患者本品具有生殖毒性（包括胎儿致畸率和死亡率

升高)。使用本品前，必须排除怀孕的可能。

2. 告知患者，在治疗的前6周内，从激素治疗转为本品治疗者可能出现阴道出血。

3. 告知患者本品可分泌入乳汁，哺乳期妇女使用时应暂停哺乳。

# 氨鲁米特

# Aminoglutethimide

【药物特点】本品为镇静催眠药格鲁米特（导眠能）的衍生物，间接地起到抗雌激素的作用。

【用法用量】

1. 乳腺癌：开始每次250mg，口服，每天2次，1~2周后无明显不良反应可增加剂量至250mg，每天3~4次，但每日剂量不可超过1000mg。口服8周后改为维持量，每次250mg，每天2次。使用本品期间应同时口服氢化可的松，开始每次20mg，每天4次，1~2周后减量为每次20mg，每天2次。

2. 库欣综合征：开始每次250mg，口服，每天4次，如无明显不良反应，每1~2周可增加剂量250mg，但每日剂量不超过2000mg。

【操作要点】本品治疗乳腺癌和库欣综合征剂量和用法不同，应注意。

【不良反应】

1. 嗜睡，昏睡，共济失调，发热，皮疹，胃肠障碍；但治疗6周后，由于增强了药物的代谢，大多数不良反应可见减轻。

2. 可见骨髓抑制，其表现为白细胞减少、血小板减少和粒细胞减少；有时，严重的全血各类细胞减少也会发生。

3. 可发生肾上腺功能不全，有时会出现其他内分泌失调，包括甲状腺功能减退、女性男性化，还会发生直立性低血压。

4. 超量用药会导致中枢抑制、意识减退、电解质失衡和呼吸抑制。

【应急措施】

1. 发生感染者，应使用抗菌药物控制感染。

2. 出现电解质紊乱者，应尽快纠正电解质失衡。

【用药宣教】

1. 告知患者库欣综合征属于肾上腺皮质功能亢进的疾病，故不能补充皮质激素类药。

2. 告知患者用药期间应定期检查血常规。

3. 告知患者用药期间应检查血清电解质。

4. 告知患者本品为芳香化酶抑制剂，用于绝经后晚期乳腺癌，不适用于绝经前妇女；不宜与他莫昔芬合用。

## 比卡鲁胺

### Bicalutamide

【药物特点】

1. 本品属于非甾体类抗雄激素药物，没有其他激素的作用，与雄激素受体结合而使其无有效的基因表达，从而抑制了雄激素的刺激，导致前列腺肿瘤的萎缩。

2. 本品为白色薄膜衣片剂，除去包衣后显白色。

【用法用量】

1. 成人男性包括老年人：每次 50mg，每天 1 次，本品治疗应与 LHRH 类似物或外科睾丸切除术治疗同时开始；用于治疗局部晚期、无远处转移的前列腺癌，每次 50mg，每天 1 次。

2. 肾功能不全、轻度肝功能不全的患者不必调整剂量；中、重度肝功能不全的患者可能发生药物蓄积。

【操作要点】

1. 本品可与双香豆素类抗凝剂，如华法林竞争其血浆蛋白结合位点。因此建议在已经接受双香豆素类抗凝剂治疗的患者，如果开始服用本品，应密切监测凝血酶原时间。

2. 禁忌联合使用特非那定、阿司咪唑或西沙比利，且当本品与环孢素和钙通道阻滞剂联合应用时应谨慎。尤其当出现增加药效或药物不良反应迹象时，可能需要降低这些药物的剂量。

3. 合用环孢素时，推荐在本品治疗开始或结束后密切监测血药浓度和临床状况。

4. 当本品与抑制药物氧化的其他药物（如西咪替丁和酮康

唑）同时使用时应谨慎。

【不良反应】

1. 心血管系统：心力衰竭。

2. 消化系统：厌食，口干，消化不良，便秘，腹痛，胃肠胀气。

3. 中枢神经系统：头晕、失眠、嗜睡、性欲减低。

4. 呼吸系统：呼吸困难。

5. 泌尿生殖系统：阳痿、夜尿增多。

6. 血液系统：贫血。

7. 皮肤：脱发、皮疹、出汗、多毛。

8. 代谢及营养：糖尿病、高血糖、周围性水肿、体重增加或减轻。

9. 其他：胸痛、头痛、骨盆痛、寒战。

【应急措施】

1. 一旦发生严重不良反应，应立即停药，报告医生及时救治。

2. 出现严重肝功能改变时，应立即停止本品治疗。

【用药宣教】

1. 告知患者本品禁用于儿童、女性。

2. 告知患者本品不可与特非那定、阿司咪唑或西沙比利联合使用。

3. 告知患者用药期间如果出现过敏反应，应立即停止用药。

# 第七节　　单克隆抗体

## 尼妥珠单抗

### Nimotuzumab

【药物特点】

1. 本品为重组的人源化抗人 EGFR（表皮生长因子受体）单克隆抗体。

2. 本品注射剂为无色澄明液体。

【用法用量】将两瓶（100mg）注射液稀释到 250ml 0.9% 氯化钠注射液中，静脉滴注给药，给药过程应持续 60 分钟以上。在给药过程中及给药结束后 1 小时内，需密切监测患者的状况。首次给药应在放射治疗的第 1 天，并在放射治疗开始前完成。之后每周给药 1 次，共 8 周，患者同时接受标准的放射治疗。

【操作要点】

1. 冻融后抗体的大部分活性丧失，故本品在储存和运输过程中严禁冷冻。本品稀释于 0.9% 氯化钠注射液后，在 2℃~8℃ 可保持稳定 12 小时，在室温下可保持稳定 8 小时。如稀释后储存超过上述时间，不宜使用。

2. 应由熟练掌握 EGFR 检测技术的专职人员进行 EGFR 表达水平的检验。检验中若出现组织样本质量较差、操作不规范、对照使用不当等情况，均可导致结果偏差。

【不良反应】

1. 主要表现为发热，少见痤疮样皮疹、腹泻、结膜炎等。

2. 在中国进行的 II 期临床试验中，试验组 70 例晚期鼻咽癌患者用药后发热发生率为 4.28%，最高体温 39℃，对症处理后缓解，不影响治疗；血压下降、头晕发生率为 2.86%，最低血压 80/50mmHg，休息后缓解，不影响治疗；恶心发生率为 1.43%，轻度，可自行缓解，不影响治疗；皮疹发生率 1.43%，轻度，可自行缓解，不影响治疗。

【应急措施】

1. 对严重呕吐患者，床旁备吸引器，如突发窒息应立即将呕吐物吸出，保持患者呼吸道通畅。

2. 用药后发热，给予对症处理。

【用药宣教】告知患者哺乳期妇女在本品治疗期间以及在最后一次给药后 60 天内停止哺乳。

## 曲妥珠单抗
### Trastuzumab

【药物特点】

1. 本品为重组 DNA 衍生的人源化单克隆抗体，选择性地作用于人表皮生长因子受体-2 的细胞外部位。

2. 本品为白色至淡黄色冻干粉剂。

【用法用量】

1. 初次负荷剂量：建议初次负荷剂量为 4mg/kg，90 分钟内静脉输入。此时患者如出现发热、寒战或其他与输液相关症状时应先停止输液，症状消失后继续。

2. 维持剂量：建议每周用量为 2mg/kg。如初次负荷量可耐受，则此剂量可于 30 分钟内输完。本品可持续使用直至病情恶化。

【操作要点】

1. 输液准备：应采用正确的无菌操作。每瓶注射剂应由附带的 20ml 灭菌注射用水稀释，曲妥珠单抗的浓度为 21mg/ml，pH 值约 6.0。配好的溶液可多次使用。

2. 所需的溶液量从小瓶中吸出后加入 250ml 0.9% 氯化钠注射液输液袋中，输液袋轻轻翻转混匀，防止气泡产生。一旦输注液配好即马上使用。如果在无菌条件下稀释的，可在 2~8℃ 冰箱中保存 24 小时。

3. 本品不能用葡萄糖溶液稀释，因其可使蛋白凝固。

4. 本品不可与其他药混合或稀释；不可静脉推注或静脉冲入。

5. 用药中出现左心功能不全时，应停用本品。国外资料：可用血管紧张素转换酶抑制剂、利尿剂等治疗本品引起的心肌毒性。

6. 为防止发生输液反应，建议可预先使用苯海拉明、对乙酰氨基酚。

【不良反应】

1. 最常见的不良反应包括发热、恶心、呕吐、输液反应、腹泻、感染、咳嗽加重、头痛、乏力、呼吸困难、皮疹、中性粒细胞减少、贫血和肌痛。

2. 需要中断或停止本品治疗的不良反应包括充血性心衰、左心室功能明显下降、严重的输液反应和肺毒性。

【应急措施】

1. 患者出现临床显著的左室功能减退时，应考虑停用本品。

2. 有心功能减退的患者可给予利尿药、强心苷类药和（或）血管紧张素转换酶抑制剂类药对症治疗。

3. 如患者出现发热、寒战或其他输液反应相关症状，应停止输注药物，待症状消失后可继续输注。

4. 发生严重过敏反应，应停用本品，给予肾上腺素、皮质激素、苯海拉明、支气管扩张剂和吸氧等治疗，同时密切监测患者生命体征。

【用药宣教】

1. 告知患者使用本品治疗必须在治疗癌症方面有经验的内科医生的监测下开始进行。

2. 告知患者本品用于妊娠妇女可能会对胎儿造成损害。

3. 告知患者本品用药前须检查血常规及血液生化、心电图检查，并对患者心功能作全面评估。

4. 用药时和用药后应监测毒性反应的表现、心功能不全的表现，并常做胸部 X 线片、超声心动图、心电图、血常规、血液生化检查。

5. 本品用药前应作组织的 HER-2 表达水平检测，筛查是否适于本品治疗。

# 利妥昔单抗
## Rituximab

【药物特点】

1. 本品为一种抗人 $CD_{20}$ 的单克隆抗体。

2. 本品注射剂为澄清至微乳光、无色或淡黄色液体。

【用法用量】

1. 作为成年患者的单一治疗药，推荐剂量为 $375mg/m^2$，静脉滴注前 1 小时先给予止痛药（对乙酰氨基酚）和抗过敏药（苯海拉明）。首剂输注速度为 50mg/h，以后每 30 分钟增加 50mg/h，最高可达 400mg/h。每周 1 次，连用 4 次。

2. 如患者耐受，可将输入速度提高为 100mg/h，以后每 30 分钟增加 100mg/h，最高可达 400mg/h。

【操作要点】

1. 本品未稀释的瓶装制剂应遮光保存。配制好的本品注射液在室温下保持稳定 12 小时。如配制好的溶液不能立即应用，在未受室温影响的条件下，在冰箱中（2～8℃）可保存 24 小时。

2. 由于本品不含抗微生物防腐剂，因此配制溶液保持无菌非常重要。超过药品包装盒上的有效期后不得再继续使用。

3. 本品静脉滴注的速度不可过快；也不可进行静脉注射。

4. 考虑本品可能引起低血压，因此在开始使用本品时，应暂停使用抗高血压药或减量。

5. 对曾患心脏疾病的患者在输注本品时和用药后都需严密监测病情变化。

6. 循环中恶性肿瘤细胞数目较多（>2.5X10$^7$/L）或肿瘤负荷较重的患者，发生严重的细胞因子释放综合征的危险性较大，须在无其他治疗手段时慎用本品。非霍奇金淋巴瘤患者可出现肿瘤溶解综合征。

7. 用药前 30～60 分钟酌情给予对乙酰氨基酚、苯海拉明、肾上腺激素以预防过敏反应。

【不良反应】

1. 与输注直接相关的不良反应有发热、寒战，主要发生在第 1 次输注中，通常在给药后 2 小时内发生。继而发生荨麻疹、皮疹、疲劳、头痛、瘙痒、支气管痉挛、呼吸困难、舌或喉头水肿（血管神经性水肿）、鼻炎、呕吐、一时性低血压、潮红、心律失常和肿瘤部位疼痛。

2. 原有心脏病的发作（如心绞痛和充血性心衰加重），不良反应有可能随继续用药而减轻。

3. 少数患者有出血倾向，常较轻且可逆。严重的血小板减少和中性粒细胞减少的发生率为 1.8%；严重贫血的发生率为 1.4%。

4. 全身不良反应还有腹胀、腹痛、背痛、胸痛、颈痛、盗汗、汗多、皮肤干燥和输注部位疼痛。

5. 心血管系统的不良反应有高血压、体位性低血压、心动过缓、心动过速、血管扩张。

6. 胃肠道可见腹泻、厌食和消化不良。

7. 白细胞减少、淋巴结病、高血糖、周围水肿、LDH 增高、体重减轻、低血钙和血尿酸升高。

8. 关节痛、肌痛、骨痛、张力过高。

9. 神经系统的不良反应可见眩晕、焦虑、抑郁、感觉异常、躁动、失眠、精神紧张、嗜睡和神经炎。

10. 泪腺分泌紊乱、耳痛、味觉障碍、排尿困难和血尿可能发生。

【应急措施】

1. 一旦患者出现过量用药，必须立即停药或减少剂量，并且对其进行密切监测。

2. 用药期间如发生过敏反应或其他严重反应，应考虑减量或停药。

3. 应准备好抢救过敏性休克的措施。本品可致严重的包括致命性的输液反应，静脉滴注 24 小时内可发生死亡，80% 的致命性输液反应发生于首次输液过程中。应密切监测患者，严重反应者应停药，3～4 级输液反应者应给予适当治疗。

4. 血细胞和血小板计数明显下降时，应停药。

5. 本品可导致严重的包括致命性的黏膜皮肤反应，使用过程中应密切观察。

6. 某些病例可致乙型肝炎病毒复活，导致暴发性肝炎、肝功能衰竭及死亡。开始本品治疗前应排除乙型肝炎病毒感染者，本品治疗中及治疗后应密切监测患者，一旦发生乙型肝炎病毒复活，停用本品及共用药物，并开始抗乙型肝炎治疗。

7. 本品可致进行性包括致命性的多灶性白质脑病。监测患者的临床症状，一旦出现多灶性白质脑病的症状，应停药。

【用药宣教】

1. 告知患者用药期间，应定期检查血常规和血小板计数。如果出现血细胞减少，则应增加复查次数。

2. 告知患者育龄妇女在使用本品的过程中及治疗后的 12 个月，应采取有效的避孕措施。

3. 哺乳期妇女用药期间应暂停哺乳。

4. 如患者出现腹痛或频繁呕吐等肠梗阻的症状，应及时告知医生处理。

5. 本品治疗后接种活疫苗的安全性尚未确定，最好在治疗前进行免疫接种。

# 西妥昔单抗

## Cetuximab

【药物特点】

1. 本品是针对 EGFR 的 IgG1 单克隆抗体。

2. 本品注射剂为无色溶液，可能含有与产品相关的白色可见的无定形颗粒。

【用法用量】

1. 推荐起始剂量为 $400mg/m^2$，静脉滴注时间 120 分钟，滴速应控制在 5ml/min 以内（可用输液泵或注射器泵）。

2. 维持剂量为每周 $250mg/m^2$，静脉滴注时间不少于 60 分钟。

3. 本品用药前建议给予 $H_1$ 受体拮抗剂，用药后至少观察 1 小时。输液管需用低蛋白结合滤器（$0.22\mu m$）。

4. 出现轻至中度皮肤毒性不必调整剂量，但出现严重皮肤毒性时需延迟用药 1~2 周。若症状改善可继续原剂量用药，若不能改善则需停止用药；若严重皮肤毒性反复出现，每次延迟 1~2 周可改善，则下次用药需按每次 $50mg/m^2$ 递减，第 4 次出现（用量为 $150mg/m^2$）严重皮肤毒性时，应永久停用。

【操作要点】

1. 本品静脉滴注前，应预先接受抗组胺药物治疗，并配备复苏设备和治疗过敏反应所需的药物，且输液结束后应监测至少 1 小时。使用前勿振荡、稀释。

2. 使用本品前应进行过敏试验，静脉注射本品 20mg，并观察 10 分钟以上，结果呈阳性的患者慎用；但阴性结果并不能完全排除严重过敏反应的发生。

3. 本品常可引起不同程度的皮肤毒性反应，此类患者用药期间应注意遮光。轻至中度皮肤毒性反应不必调整剂量，发生重度皮肤毒性反应者，应酌情减量。

4. 本品可通过输液泵、重力滴注或注射器泵给药，必须使用单独的输液管。静脉滴注结束时必须使用 0.9% 氯化钠注射液冲洗输液管。

5. 本品为无色溶液，可能含有与产品有关的白色可见的无定形颗粒，这些颗粒不会影响产品的质量。但是，本品在给药期间必须使用 0.2μm 或 0.22μm 微孔径过滤器进行过滤。

6. 本品可与以下物品配伍：聚乙烯、乙烯基乙酸乙酯或聚氯乙烯塑料袋；聚乙烯、乙烯基乙酸乙酯、聚氯乙烯、聚丁二烯或聚氨基甲酸酯输注装置；聚醚砜、聚酰氨或聚砜串联过滤器。

7. 准备输液过程中必须确保无菌操作。

8. 必须按照以下要求准备本品：与输液泵或重力滴注串联过滤，取一支适当的无菌注射器（最小 50ml）并装上匹配的针头。从药瓶中抽取所需体积的西妥昔单抗，转入真空容器或塑料袋中，并重复该操作直至达到所需体积。输液管上串联一上述过滤器，并在滴注前向过滤器中注入本品，然后开始给药。滴注速率的设定和控制如前所述。与注射器泵串联过滤，取一支适当的无菌注射器（最小 50ml）并装上匹配的针头，从药瓶中抽取所需体积的本品注射剂，除去针头后将注射器放入注射器泵，注射器泵上再串联一上述过滤器，并在滴注前向过滤器中注入本品，然后开始给药。滴注速率的设定和控制如前所述。重复该操作直至达到所需体积。

【不良反应】

1. 最常见的是痤疮样皮疹、疲劳、腹泻、恶心、呕吐、腹痛、发热和便秘等。

2. 其他不良反应还有白细胞计数下降、呼吸困难等。

3. 皮肤毒性反应（痤疮样皮疹、皮肤干燥、裂伤和感染等）多数可自然消失。

4. 少数患者可能发生严重过敏反应、输液反应、败血症、肺间质疾病、肾衰、肺栓塞和脱水等。

【应急措施】

1. 一旦出现过敏反应，应立即给予对症处理。轻中度反应包括发热、寒战、恶心、皮疹和呼吸困难等症状。严重反应多发生于初次静脉滴注过程中或初次静脉滴注结束 1 小时内，症状包括急性气道阻塞、风疹或低血压。

2. 发生轻至中度输液反应时，可减慢输液速度或服用抗组胺药物。

3. 发生严重的输液反应需立即停止输液，静脉注射肾上腺素、糖皮质激素、抗组胺药物，并给予支气管扩张剂及输氧等治疗。

4. 发生急性发作的肺部症状，应立即停用，查明原因。若确系肺间质疾病，应停用并进行相应的治疗。

5. 在静脉滴注过程中，过滤器可能会偶尔发生堵塞。如发生堵塞，必须更换过滤器。

6. 本品用药可出现轻度至中度皮肤毒性反应，不必调整剂量；重度者应酌情减量。

【用药宣教】

1. 建议哺乳期妇女在使用本品治疗期间和最后 1 次用药后 1 个月内不要哺乳。

2. 告知患者用药期间应注意避免日晒。

3. 告知患者本品可发生输液反应：多数为轻度或中度，调慢输液速度可缓解。大约 3% 患者可发生严重的输液反应，其中 90% 发生于第一次用药时。如有不适，应立即告诉医护人员。

4. 告知患者本品用药可出现皮肤毒性反应，主要症状为粉刺样（痤疮样）皮疹，其次为指甲病。放疗和日晒可加重皮肤反应。

5. 告知患者治疗期间如注意力和反应能力受到影响时，建议在症状消退前避免驾驶车辆或操作机器。

6. 本品治疗期间与治疗完成后至少 8 周内应定期检测电解质，以排除低镁血症、低钙血症和低钾血症。

7. 告知患者治疗期间应定期检查肝功能和全血细胞计数。

# 贝伐单抗

## Bevacizumab

【药物特点】

1. 本品为重组的人类单克隆 IgG1 抗体，通过抑制人类血管内皮生长因子的生物学活性而起作用。

2. 本品为静脉注射用无菌溶液，pH 5.9 ~ 6.3，无色至略带棕色的乳光至澄清液体。

【用法用量】推荐剂量为 5mg/kg，每 2 周静脉注射 1 次直至疾病进展。

【操作要点】

1. 在手术后 28 天内不应开始本品的治疗。开始治疗前，手术切口应完全愈合。

2. 本品应由专业卫生人员采用无菌技术稀释后才输注。按 5mg/kg 的剂量抽取所需的本品，稀释到总体积为 100ml 的 0.9% 氯化钠注射液中。由于产品未含防腐剂，应抛弃小瓶中的剩余部分。作为注射用药物，在使用前，应肉眼观察有无颗粒物质和变色。

3. 稀释后的溶液在 2 ~ 8℃环境中最长保存 8 小时。

4. 本品不应使用含糖溶液配制或与含糖溶液混合。

5. 首次应用本品应在化疗后静脉滴注 90 分钟以上。如果第一次输注耐受良好，第二次输注可为 60 分钟以上。如果 60 分钟也耐受良好，以后的输注可控制在 30 分钟以上。

6. 本品不可与其他药物混用，也不可静脉注射。

【不良反应】

1. 最常见不良反应包括无力、疼痛、腹痛、头痛、高血压、腹泻、恶心、呕吐、食欲下降、口腔炎、便秘、上呼吸道感染、鼻衄、呼吸困难、剥脱性皮炎、蛋白尿。

2. 最严重的不良反应包括胃肠穿孔，伤口愈合并发症，出血，高血压危象，肾病综合征，充血性心力衰竭。

【应急措施】

1. 如果出现消化道穿孔、需要处理的伤口开裂、严重出血、肾病综合征或高血压危象，应永久停用本品。

2. 患者如果出现需进一步检测才决定的中度到重度蛋白尿和尚未控制的严重高血压，则推荐暂时推迟使用本品。

3. 在治疗过程中发生 3 级或 4 级出血的患者，应该永久性地停用本品。

【用药宣教】

1. 建议患者在最后一次治疗后的至少 6 个月内都要采取避孕措施，并停止母乳喂养。

2. 告知患者本品可能损害女性生育能力。

3. 告知患者为预防高血压，高血压患者可以在使用本品前 12 小时适当调整抗高血压药物。

# 第八节　受体酪氨酸激酶抑制剂

## 舒尼替尼
### Sunitinib

【药物特点】

1. 本品是一种口服的多种酪氨酸激酶（RTKs）的抑制剂。

2. 本品为胶囊剂，内容物为黄色至橙色的颗粒。

【用法用量】

1. 治疗胃肠间质瘤（GIST）和晚期肾细胞癌（RCC），本品推荐剂量是 50mg，口服，每天 1 次，服药 4 周，停药 2 周（4/2 给药方案）。

2. 对于胰腺神经内分泌瘤（pNET），本品推荐剂量为 37.5mg，口服，每天 1 次，连续服药，无停药期。

【操作要点】

1. 建议根据药物在个体中的安全性和耐受性情况，以 12.5mg 为梯度单位增加或减少剂量。

2. CYP3A4 强抑制剂，如酮康唑、伊曲康唑、克拉霉素、阿扎那韦、印地那韦、萘法唑酮、那非那韦、利托那韦、沙奎那韦、泰利霉素、伏立康唑，可升高本品的血药浓度。建议选择对此类酶没有或抑制作用最小的合并用药。如必须合并使用时，应考虑降低本品的剂量，最小可至每天 37.5mg（RCC 和 GIST）或 25mg（pNET）。葡萄柚也可升高本品的血药浓度。

3. CYP3A4 诱导剂，如利福平、地塞米松、苯妥英钠、卡马西平、利福平、利福布汀、利福喷汀、苯巴比妥、贯叶连翘，可降低本品的血药浓度。如果必须与 CYP3A4 诱导剂同时应用时，需要考虑增加本品剂量，最大可至每天 87.5mg（RCC 和 GIST）或 65mg（pNET）。

【不良反应】最常见的不良反应是疲劳、乏力、发热、腹泻、恶心、黏膜炎、口腔炎、呕吐、消化不良、腹痛、便秘、高血压、外周水肿、皮疹、手足综合征、皮肤褪色、皮肤干燥、毛发颜色改变、味觉改变、头痛、背痛、关节疼痛、肢端疼痛、咳嗽、呼吸困难、厌食和出血。

【应急措施】

1. 若出现充血性心力衰竭的临床表现，建议停止使用本品。

2. 若无充血性心力衰竭的临床证据，但射血分数 <50% 及射血分数低于基线 20% 的患者也应停药和（或）减量。

3. 用药期间如果发生严重高血压，应暂停使用，直至高血压得到控制。

4. 当患者在肝功能化验中显示肝功能指标严重下降或出现其他的肝功能衰竭症状时，不可重新开始给药治疗。

5. 肠道不良反应的支持性护理可包括止吐或止泻药。

6. 如果出现胰腺炎症状，患者应停用本品，并接受适当的支持性护理。

7. 本品药物过量时，应采用催吐或洗胃清除未吸收的药物。

【用药宣教】

1. 告知患者在使用本品治疗期间可能会头晕。

2. 告知患者药物对胎儿有潜在危害，育龄妇女接受本品治疗时应避孕。

3. 告知患者本品具有肝毒性，可能导致肝脏功能衰竭或死亡。每个治疗周期以及临床需要时应监测肝功能。

# 索拉非尼
## Sorafenib

【药物特点】

1. 本品是一种新型多靶向性的治疗肿瘤的口服药物，作用靶点包括 RAF、VEGFR、PDGFR-β、FLt-3 和 c-Kit。

2. 本品为红色圆形片。

【用法用量】 每次 0.4g，每天 2 次，空腹或伴低脂、中脂饮食服用。口服，以一杯温开水吞服。

【操作要点】

1. 利福平与本品持续联合应用可导致本品的 AUC 平均降低 37%。其他 CYP3A4 诱导剂如贯叶连翘、苯妥英钠、卡马西平、苯巴比妥和地塞米松等可能加快本品的代谢，因而降低本品的血药浓度。

2. 本品是 CYP2C9 的竞争性抑制剂。本品与其他治疗范围较窄的 CYP2C9 底物，如塞来昔布、双氯芬酸、屈大麻酚、苯妥英钠、吡罗昔康、舍曲林、甲苯磺丁脲、托吡酯和华法林等合用时，应注意观察，以防出现严重不良反应。

【不良反应】 最常见的与治疗有关的不良反应包括手足综合征、腹泻、皮疹、疲劳、脱发、恶心、呕吐、瘙痒、高血压和食欲减退。

【应急措施】

1. 患者发生手掌或足底部发红不良反应时可将硫酸镁溶于温水中，浸泡皮肤患处；使用含尿素软膏或乳液抹在脚上，每天 2 次或涂上厚厚一层，穿棉袜保持整晚；如果需要可以在患处使用祛斑喷剂；使用芦荟汁涂抹患处。

2. 本品治疗时间应持续至患者不能临床受益或出现不可耐受的毒性反应。剂量调整及特殊使用说明：对疑似不良反应的处理包括暂停或减少本品的用量。如必需，本品的用量减为每天 1 次，每次 0.4g。

3. 本品服药期间可根据皮肤毒性做相应的剂量调整：

（1）1 级皮肤不良反应（麻痹、感觉迟钝、麻木感、无痛肿胀，手、足红斑或不影响日常活动等）在任何时间出现，则建议剂量调整为继续使用本品，同时给予局部治疗以消除症状。

（2）2 级皮肤不良反应：伴疼痛的手、足红斑和肿胀和（或）影响日常生活的手、足不适。首次出现时，则剂量调整为继续使用本品，同时给予局部治疗以消除症状；7 天之内如果症状无改善或第 2 次、第 3 次出现时，中断本品治疗直到毒性缓解至 0～1 级；当重新开始本品治疗时，应降低剂量（每天 0.4g 或隔日 0.4g）；当第 4 次出现，则应终止本品治疗。

（3）3 级皮肤不良反应：润性脱屑，溃疡，手、足起疱，疼痛或导致患者不能工作和正常生活的严重的手、足不适。当第 1 次或第 2 次出现时，应中断本品治疗直到毒性缓解至 0～1 级；当重新开始本品治疗时，应降低剂量（每天 0.4g 或隔日 0.4g）；当第 3 次出现时，则应终止本品治疗。

【用药宣教】

1. 告知患者在服药期间必须采取有效避孕措施，以及在停药至少 2 周之后方可尝试怀孕；用药期间最好不要进行哺乳。

2. 告知患者最好空腹服药。若患者忘记服药，下一次服药时也不必加大剂量。

3. 告知患者当服药期间出现手、足部皮疹，应及时联络医生进行相应处理。

4. 告知患者服药期间不宜进行肌内注射，因为本品可能诱发血小板减少，易出现出血、碰伤或血肿等情况。

5. 告知患者在治疗头 6 周内每周检测 1 次血压。

6. 由于本品可增加患者出血风险，因此，合用华法林治疗时应定期行相关检查。

7. 告知患者出现活动性感染（包括真菌或病毒感染）时，应先进行相关治疗。

## 埃克替尼
### Icotinib

【药物特点】

1. 本品为选择性表皮生长因子受体（EGFR）酪氨酸激酶抑

制剂。

2. 本品为棕红色薄膜衣片，去除包衣后显类白色。

【用法用量】 本品的推荐剂量为每次 125mg（1 片），每天 3 次。口服，空腹或与食物同服。高热量食物可能明显增加药物的吸收。

【操作要点】 本品在与下列药物合用时应注意潜在的药物相互作用：CYP2C19 诱导剂（如氨鲁米特）和 CYP3A4 诱导剂（如奈韦拉平、苯巴比妥和利福平）；CYP2C9 底物（如华法林）和 CYP3A4 底物（如苯二氮卓类、钙通道阻滞剂、那格列奈、麦角碱衍生物等）。

【不良反应】 最常见不良反应为皮疹(39.5%)、腹泻（18.5%）和氨基转移酶升高（8.0%）。

【应急措施】

1. 患者出现不能耐受的皮疹、腹泻等不良反应时，可暂停 1～2 周用药直至症状缓解或消失。

2. 对氨基转移酶升高比较明显（ALT 及 AST > 100IU/L）的患者，可暂停给药并密切监测氨基转移酶。当氨基转移酶恢复（ALT 及 AST 均 < 100IU/L，或正常）后可恢复给药。

3. 如果患者出现新的急性发作或进行性加重的呼吸困难、咳嗽，应中断本品的治疗，立即进行相关检查。

4. 当证实有间质性肺病时，应停止用药，并对患者进行相应的治疗。

5. 氨基转移酶中度升高或以上的患者需暂停用药，监测氨基转移酶直至恢复至正常水平，可恢复用药。

【用药宣教】

1. 告知患者在本品治疗期间可出现乏力的症状。出现这些症状的患者在驾驶或操纵机器时应提高警惕。

2. 告知患者在接受本品治疗期间避免妊娠，哺乳期妇女在接受本品治疗期间宜停止母乳喂养。

3. 告知患者定期检查肝功能，特别是在用药的第 1 个月内。

# 伊马替尼
## Imatinib

【药物特点】

1. 本品在体内外均可在细胞水平上抑制 Bcr-Abl 酪氨酸激酶，能选择性抑制 Bcr-Abl 阳性细胞系细胞、Ph 染色体阳性的慢性粒细胞白血病和急性淋巴细胞白血病患者的新鲜细胞的增殖和诱导其凋亡。此外，还可抑制血小板衍化生长因子受体、干细胞因子、c-Kit 受体的酪氨酸激酶，从而抑制由 PDGF 和干细胞因子介导的细胞行为。

2. 本品片剂为深黄色至棕黄色双凸的薄膜衣片；胶囊内容物为白色至类白色粉末。

【用法用量】

1. 开始剂量：对慢性粒细胞白血病急变期和加速期患者，本品的推荐剂量为每天 600mg；对干扰素治疗失败的慢性期患者，以及不能手术切除或发生转移的恶性胃肠道间质肿瘤患者，推荐剂量为每天 400mg。均为每天 1 次口服，宜在进餐时服药，并饮一大杯水。只要有效，就应持续服用。

2. 如果血常规许可，没有严重药物不良反应，在下列情况下剂量可考虑从每天 400mg 增加到每天 600mg，或从每天 600mg 增加到每天 800mg（每次 400mg，分 2 次服用）。

【操作要点】

1. 健康受试者同时服用单剂酮康唑（CYP3A4 抑制剂）后，本品的药物暴露量显著增加。尚无与其他 CYP3A4 抑制剂（如伊曲康唑、红霉素和克拉霉素）同时服用的经验。

2. 同时服用 CYP3A4 诱导剂可显著降低本品的总暴露量，故避免本品与 CYP3A4 诱导剂合用。

3. 本品可使辛伐他丁（CYP3A4 底物）的平均 $C_{max}$ 和 AUC 分别增加 2 倍和 3.5 倍。应谨记本品可增加经 CYP3A4 代谢的其他药物（如苯二氮卓类、钙通道阻滞剂和其他 HMG-CoA 还原酶抑制剂等）的血药浓度。因此，当同时服用本品和治疗窗狭窄的 CYP3A4 底物（如环孢素、匹莫齐特）时应谨慎。

4. 本品还可在体外抑制 CYP2D6 的活性，因此在与本品同时服用时，有可能增加 CYP2D6 底物系的全身暴露量。因为尚未做专门研究，故建议慎用。

5. 本品在体外还可抑制 CYP2C9 和 CYP2C19 的活性，同时服用华法林后可见到凝血酶原时间延长。因此在本品治疗的始末或更改剂量时，若同时在用双香豆素，应短期监测凝血酶原时间。

6. 本品可抑制对乙酰氨基酚的 O-葡糖醛酸化。应警告患者避免使用含有对乙酰氨基酚的非处方药和处方药。

7. 约有 2.5% 新诊断 CML 患者服用本品时发生严重水潴留。因此，建议定期监测体重变化。

8. GIST 患者肿瘤内出血也可能表现为胃肠道出血。因此，在治疗开始阶段监测患者的胃肠道症状。

9. 本品治疗期间应行血常规检查，特别注意中性粒细胞减少和血小板减少等。治疗第 1 个月宜每周查 1 次血常规，第 2 个月每 2 周查 1 次，以后则根据需要而定（如每 2~3 个月查 1 次）。若发生严重中性粒细胞或血小板减少，应调整剂量。

10. 本品治疗期间，对甲状腺切除患者用左甲状腺素治疗时，应监测其 TSH 水平。

【不良反应】

1. 全身性异常：常见水潴留、外周水肿、疲劳。

2. 血液与淋巴系统：常见中性粒细胞减少、血小板减少和贫血。

3. 代谢和营养：常见食欲不振。

4. 精神：常见失眠。

5. 神经系统：常见头痛。

6. 眼部：常见眼睑水肿、结膜炎、流泪增多、视物模糊、结膜下出血、眼干。

7. 血管：常见潮红、出血。

8. 呼吸道、胸和纵隔：常见鼻衄、呼吸困难、咳嗽。

9. 肝胆系统异常：常见肝酶升高。

10. 皮肤和皮下组织：常见全身水肿、皮炎、湿疹、皮疹、颜面浮肿、眶周浮肿、瘙痒、红皮症、皮肤干燥、脱发、毛发稀少、盗汗、光过敏反应。

11. 骨骼肌、结缔组织和骨：常见肌痉挛、疼痛性肌痉挛、肌痛、关节痛、骨痛、关节肿胀。

【应急措施】

1. 如治疗过程中出现严重非血液学不良反应（如严重水潴留），宜停药，直到不良反应消失。

2. 如胆红素升高超过正常上限 3 倍或转氨酶升高超过正常上限 5 倍，宜停药，直到上述指标分别降到正常上限的 1.5 或 2.5 倍以下。

3. 如果出现严重中性粒细胞和血小板减少（中性粒细胞 $<0.5 \times 10^9/L$ 和/或血小板 $<10 \times 10^9/L$），建议剂量减少到每天 400mg；如果血细胞持续减少 2 周，则进一步减少剂量到每天 300mg；如血细胞持续减少 4 周，宜停药，直到中性粒细胞 $\geq 1.0 \times 10^9/L$ 和血小板 $\geq 20 \times 10^9/L$。再用时剂量为每天 300mg。

【用药宣教】

1. 告知患者本品不良反应可能有头晕或视物模糊的症状。因此，当患者开车或操纵机器时应注意。

2. 告知患者本品对胎儿可能的危害。育龄期妇女在服用本品期间，应采取有效的避孕措施。

3. 告知患者服用本品时应同时进餐并饮一大杯水，以最大限度地降低消化道反应。

## 厄洛替尼
### Erlotinib

【药物特点】

1. 本品受体酪氨酸激酶抑制剂。

2. 本品为圆形、双凸、白色包衣片。

【用法用量】推荐剂量为每天 150mg，至少在进食前 1 小时或进食后 2 小时服用。

【操作要点】

1. 不推荐用于一线治疗局部晚期或转移性非小细胞肺癌患

者。在铂类基础的化疗（卡铂＋紫杉醇；或吉西他滨＋顺铂）同时服用本品。

2. CYP3A4 强效抑制剂可以降低本品的代谢，使其血药浓度升高。合用时应注意，一旦发现毒性，应当降低本品的剂量。

3. CYP3A4 强效诱导剂可加速本品的代谢，显著降低本品的血药浓度。本品应避免与 CYP3A4 强效诱导剂合用。

4. 同时使用本品和华法林可能使某些患者的 INR 升高并出血。合用时应进行常规监测。

5. 本品与他汀类药物合用可能增加他汀类药物引起的肌病（包括罕见的横纹肌溶解症）的发生率。

【不良反应】

1. 胃肠道：消化器官溃疡出血（胃炎、胃与十二指肠溃疡）、咯血、便血、腹泻、黑粪症以及结肠炎出血。

2. 肾功能：肾衰竭或肾功能不全，包括死亡，伴或不伴有低血钾症。

3. 眼疾：角膜炎和结膜炎。

4. 皮肤和皮下组织：一般表现为轻度到中度的红斑和脓疱性丘疹，多发生或加重于身体暴露部位。

【应急措施】

1. 一旦出现新的急性发作或进行性的不能解释的肺部症状，如呼吸困难、咳嗽和发热时，在诊断评价时要暂时停止本品的治疗。

2. 一旦确诊是间质性肺病，如果必要则停止本品的治疗，并给予适当的治疗。

3. 对发生严重性腹泻或持续性腹泻甚至脱水的患者，特别是存在高危险因素的患者群（例如接受同步化疗，有其他症状或疾病，有包括年龄偏大等其他基础因素的患者群），应中断本品的治疗，并采取适当措施对患者进行静脉补液。对脱水患者应在补液的同时进行肾功能及血电解质包括血钾的监测。建议定期监测有脱水风险患者的肾功能和血清电解质。

4. 在检查发现肝功能异常持续加重时，应考虑中断和（或）降低剂量，同时增加肝功能检查监测频率。

5. 接受本品治疗的患者出现胃肠道穿孔的风险增加，但不常见（部分病例可发生致命的后果）。同时合并使用抗血管生成药、皮质激素类药物、NSAIDs 和（或）紫杉类药物为基础的化疗，或者既往有消化性溃疡或憩室疾病病史的患者风险更高。出现胃肠道穿孔的患者应永久停药。

6. 如患者出现严重的大疱性、水疱性和剥脱性皮炎的症状，应暂停或停用本品。

7. 使用本品治疗有非常罕见的角膜穿孔或角膜溃疡的报道。还观察到的其他眼部异常包括异常睫毛生长、干燥性角膜结膜炎或疱疹性角膜炎，这些也是发生角膜穿孔/溃疡的危险因子。如患者出现急性眼科异常或加重（例如眼睛疼痛），应暂停或停用本品。

8. 在接受本品治疗的患者中有报道表明，与香豆素类抗凝药包括华法林的相互作用导致国际标准化比值（INR）升高和出血事件增加，部分病例产生致命后果。应对使用香豆素类抗凝药的患者的凝血时间和 INR 变化进行定期监测。

【用药宣教】

1. 告知患者当出现以下症状或体征时应就医：严重或持续腹泻、恶心、呕吐、食欲差；出现难以解释的气促或咳嗽；或以上表现进行性加重；眼部刺激症状。

2. 告知患者本品对胎儿的潜在危害。如果妊娠期间使用可能导致流产。

3. 告知患者在接受本品治疗期间宜停止哺乳。

4. 告知患者吸烟会导致本品清除增加，降低疗效。

# 吉非替尼
## Gefitinib

【药物特点】

1. 本品是一种选择性表皮生长因子受体酪氨酸激酶抑制剂。

2. 本品为褐色、圆形、双凸面薄膜衣片，一面印有"IRES-SA250"，另一面光滑。

【用法用量】 推荐剂量为 250mg，每天 1 次，空腹或与食物同服。

【操作要点】

1. 本品不适于非小细胞肺癌的一线治疗。

2. 现有资料表明，本品与化疗药物合用并不能增加疗效，故不应与其他化疗药物同时应用。

3. 用药期间注意观察呼吸系统症状，如出现气短、咳嗽和发热等呼吸道症状加重，应停止治疗，及时查明原因，重新评估治疗方案。出现间质性肺病患者，不再使用本品治疗。

4. 本品使用期间，建议定期检查肝功能。慎用于肝氨基转氨酶升高的患者。如果出现严重肝功能不全，应考虑停药。

5. 当患者出现不能耐受的腹泻或皮肤不良反应时，可通过短期暂停治疗（最多 14 天）解决，随后恢复每天 250mg 的剂量。

【不良反应】主要为皮疹和腹泻，但均较轻微、可逆；偶尔可发生急性间质性肺病，部分患者可因此死亡。伴发先天性肺纤维化、间质性肺炎、肺尘病、放射性肺炎、药物诱发性肺炎的患者出现这种情况时死亡率增加。

【应急措施】

1. 患者出现严重肝功能不全时，应考虑停药。

2. 患者出现间质性肺病时，应停止使用本品，并对患者进行相应的治疗。

3. 对严重呕吐患者，床旁备吸引器，如突发窒息应立即将呕吐物吸出，保持患者呼吸道通畅。

【用药宣教】

1. 告知患者在接受治疗期间应避免妊娠，并建议哺乳期妇女停止哺乳。

2. 告知患者本品与华法林合用，出血风险增加，应监测凝血酶原时间和国际标准化比值。

3. 告知患者本品治疗期间可出现乏力症状，提醒患者避免驾驶或操纵机器。

# 第九节 其他抗肿瘤药物

## 门冬酰胺酶
### Asparaginase

【药物特点】

1. 本品优点是对于常用药物治疗后复发的病例也有效；缺点是单独应用不但缓解期短，而且很易产生耐受性，故目前大多与其他药物联合使用。

2. 本品注射剂为白色冻干块状物或粉末。

【用法用量】本品可用于静脉注射、静脉滴注、肌内注射和鞘内注射。一般剂量：10000 ~ 15000 单位/m²，每周 3 ~ 7 次，亦可每周用 1 次。一般 3 ~ 4 周为 1 个疗程。总剂量根据所用药物的纯度和毒性而定。根据不同病种，不同的治疗方案，用量有较大差异。如急性淋巴细胞性白血病的诱导缓解方案：日剂量 500U/m²，或 1000U/m²，最高可达 2000U/m²；以 10 ~ 20 天为 1 个疗程。

【操作要点】

1. 本品可引起过敏反应，故用药前必须先做皮试。一般用 10 ~ 50 单位/0.1ml 作皮内注射。有过敏史的患者应十分小心或不用。

2. 本品配制的稀释液一定要澄明才能使用，且要在稀释后 8 小时内应用。

3. 静脉注射：静脉注射前必须用灭菌注射用水或 0.9% 氯化钠注射液加以稀释，每 10000 单位的小瓶稀释液量为 5ml。给药时，应经正在输注的 0.9% 氯化钠注射液或葡萄糖注射液的侧管注入，注射时间不得短于 30 分钟。

4. 静脉滴注：先用 0.9% 氯化钠注射液或 5% 葡萄糖注射液稀释，然后加入 0.9% 氯化钠或 5% 葡萄糖注射液中滴注。

5. 肌内注射：在含本品 10000 单位的小瓶内加入 2ml 的 0.9% 氯化钠注射液加以稀释，每个注射部位注射量不应超过每次 2ml。

6. 皮试药液的制备：加 5ml 的灭菌注射用水或 0.9% 氯化钠注射液于小瓶内，摇动，使瓶内 10000 单位的本品溶解。抽取 0.1ml（含 2000 单位/ml），注入另一个含 9.9ml 稀释液的小瓶内，制成浓度约为20U/ml的皮试药液。用 0.1ml 皮试液（约 2.0 单位）做皮试，观察至少 1 小时，如有红斑或风团即为皮试阳性反应。

7. 本品不同生产厂家、不同批号的产品，其纯度和过敏反应均有差异，使用时必须慎重。日本协和发酵制药厂生产的门冬酰胺酶的适应证、用法用量、不良反应与常州千红生化生产的有所不同。

8. 本品溶解后，不宜长时间放置，以免丧失活力。

9. 每次注射前须备有抗过敏反应的药物及抢救器械。

10. 本品与甲氨蝶呤合用时，可通过抑制细胞复制的作用而阻断甲氨蝶呤的抗肿瘤作用。有研究表明，如本品在给甲氨蝶呤 9～10 天前应用或在给甲氨蝶呤后 24 小时内应用，可以避免抑制甲氨蝶呤的抗肿瘤作用，并可减少甲氨蝶呤对胃肠道和血液系统的不良反应。

【不良反应】

1. 较常见过敏反应，主要表现为突然发作的呼吸困难、关节肿痛、皮疹、皮肤瘙痒、面部水肿，严重者可发生呼吸窘迫、休克甚至致死。在用肌内注射给药的晚期儿童白血病患者，虽其轻度过敏反应的发生率较高，但有报道称肌内注射严重过敏反应的发生率较静脉注射给药低。一般多次反复注射者易发生过敏反应，但曾有在皮内敏感试验（皮试）阴性的患者中发生过敏反应的报道。

2. 肝损害、胰腺炎、食欲减退，凝血因子 Ⅰ、Ⅱ、Ⅲ、Ⅳ 及纤维蛋白原减少等较常见。肝损害常在开始治疗的 2 周内发生，可能出现多项肝功能异常。

3. 可见脂肪肝、血氨升高、纤维蛋白原和凝血因子下降、血小板减少、贫血和出血。

4. 可见蛋白尿、氮质血症、水肿。

5. 严重急性胰腺炎、糖尿病也可能发生。

6. 也可能发生广泛脑器质性障碍，甚至导致死亡。

7. 以上不良反应均可达到停药的指征，切不可疏忽。

8. 还可发生厌食、恶心、呕吐和腹泻、乏力、头痛，偶可出现嗜睡、昏睡、不安、意识和定向障碍等。

【应急措施】一旦发生过敏性休克，必须就地抢救，予以保持气道畅通、吸氧及用肾上腺素、糖皮质激素等治疗措施。

【用药宣教】

1. 告知患者为防止严重的过敏事件发生，合用本品前应先做皮试。

2. 由于本品能进一步抑制患者的免疫机制，并增加所接种病毒的增殖能力、毒性及不良反应。故应告知患者在接受本品治疗的 3 个月内不宜接种活病毒疫苗。另外与患者密切接触者口服脊髓灰质炎疫苗的时间也应推迟。

3. 告知患者本品治疗期间应静脉大量补充液体、碱化尿液、口服别嘌醇，以预防白血病或淋巴瘤患者发生的高尿酸血症和尿酸性肾病。

4. 告知患者妊娠 3 个月内的孕妇避免使用本品。在哺乳期间接受本品治疗的乳母应停止哺乳。

# 三氧化二砷

## Arsenic Trioxide

【药物特点】

1. 本品治疗急性早幼粒细胞白血病（APL）的机制尚不明确。

2. 本品为白色疏松块状物或粉末。

【用法用量】

**1. 成人静脉滴注**

（1）APL：一次 5 ~ 10mg 或 7mg/m$^2$，每天 1 次，用 5% 葡萄糖注射液或 0.9% 氯化钠注射液 500ml 稀释后滴注 3 ~ 4 小时。4 周为一疗程，间歇 1 ~ 2 周，也可连续用药。

（2）原发性肝癌晚期：每次 $7 \sim 8mg/m^2$，每天 1 次，用 5% 葡萄糖注射液或 0.9% 氯化钠注射液 500ml 稀释后滴注 $3 \sim 4$ 小时。2 周为一疗程，间歇 $1 \sim 2$ 周后可进行下一疗程。

2. 儿童静脉滴注：治疗 APL，一次 0.16mg/kg，用法同成人。

【操作要点】

1. 本品为医疗用毒性药品，必须在专科医生指导下使用。

2. 勿将本品与其他药物混合使用。注射后勿存留残余本品以后继续使用。

【不良反应】本品的不良反应与患者个体对砷化物的解毒和排泄功能，以及对砷的敏感性有关。

1. 心血管系统：可见心悸、胸闷、心电图改变（包括窦性心动过速、ST 段下移、T 波倒置或低平、PR 间期延长、完全性房室传导阻滞，多为可逆性；尚有 QT 间期延长及在此基础上的室性心律失常）。

2. 代谢/内分泌系统：可见体重增加、胸膜渗出、心包渗出、颜面水肿。

3. 肌肉骨骼系统：可见关节或肌肉酸痛。

4. 泌尿生殖系统：可见血尿素氮升高，少见急性肾衰竭，一般停药后可恢复。

5. 神经系统：在用药后 $10 \sim 20$ 天可出现多发性神经炎和多发性神经根炎，尚可见一过性脑血管痉挛性头痛。

6. 肝脏：可见 AST、ALT 升高、$\gamma$-GGT 升高、血清胆红素升高、黄疸，停药后肝功能可恢复正常。

7. 胃肠道：可见恶心、呕吐、食欲缺乏、腹胀、腹痛、腹泻等，停药后可消失。

8. 血液：可见外周白细胞增多（为异常中幼粒细胞），此时可出现类似维甲酸综合征的表现。白细胞过多可引起弥散性血管内凝血（DIC）或加重 DIC、纤溶亢进、脑血管栓塞引起脑出血、肺血管栓塞导致呼吸窘迫综合征、浸润症状加重（如视力下降、骨关节疼痛及尿酸性肾病）。

9. 皮肤：可见皮肤干燥、红斑、色素沉着、丘疹。

【应急措施】

1. 本品使用过程中如出现肝、肾功能异常，应及时对症治疗，密切观察病情，必要时停药。

2. 如出现其他不良反应时，可对症治疗，严重时需停药观察。

3. 遇未按规定用法用量用药而发生急性中毒者，可用二巯基丙醇等药物解救。

【用药宣教】

1. 告知患者用药期间应避免使用含硒药品及食用含硒食品。

2. 告知孕妇禁用本品。

3. 告知哺乳期妇女用药时应停止哺乳。

# 重组人血管内皮抑素

## Rh-endostatin

【药物特点】

1. 本品为血管抑制类新生物制品，其作用机理是通过抑制形成血管的内皮细胞迁移来达到抑制肿瘤新生血管的生成，从而阻断了肿瘤的营养供给，以抑制肿瘤增殖或转移。

2. 本品注射剂为无色澄明液体，pH $5.5 \pm 0.5$。

【用法用量】本品在治疗周期的第 1～14 天，每天 1 次，每次 $7.5 \text{ mg/m}^2$，连续给药 14 天，休息 1 周，再继续下一周期治疗。通常可进行 2～4 个周期的治疗。

【操作要点】

1. 本品为静脉给药，临用时将本品加入 250～500ml 0.9% 氯化钠注射液中，匀速静脉点滴，滴注时间 3～4 小时。

2. 勿与可能影响本品酸碱度的其他药物或溶液混合使用。

【不良反应】

1. 心脏反应：用药初期少数患者可出现轻度疲乏、胸闷、心慌，绝大多数不良反应经对症处理后可以好转，不影响继续用药。

2. 消化系统反应：偶见腹泻，肝功能异常（主要包括无症状性轻度或中度转氨酶升高；黄疸主要为轻度及中度，罕见重度）。

3. 皮肤：过敏反应表现为全身斑丘疹，伴瘙痒。

【应急措施】

1. 出现过敏反应症状时，应立即停药并做适当的处理。

2. 本品临床使用过程中应定期进行心电图监测，出现心脏不良反应者应进行心电监护。

3. 本品的消化系统不良反应均为可逆，轻度患者无须对症处理；中、重度者经减缓滴注速度，或暂停药物使用后适当对症处理可缓解；仅有少数病例需对症治疗，但通常不影响药物的继续使用。

4. 本品的皮肤及附件不良反应为可逆性，暂停使用药物后可缓解。

【用药宣教】告知患者用药过程中应定期进行心电图检查。

# 硼替佐米

## Bortezomib

【药物特点】

1. 本品为第一代蛋白酶体抑制剂。

2. 本品为白色或类白色块状物或粉末。

【用法用量】

1. 成人每次 $1.3mg/m^2$，2 次/周，连用两周，并停药 1 周，为一个疗程（即第 1、4、8 和 11 天给药，第 12～21 天停药）。本品可皮下注射或静脉注射。

2. 肝功能不全患者的 $Cl$ 可能降低，需调整剂量。

3. 发生 3 级非血液学的或任何 4 级血液学的毒性（不包括下面讨论的神经病变）时，应暂停本品治疗。一旦毒性症状得到缓解，可以重新开始本品的治疗，剂量减少 25%（例如：$1.3mg/m^2$ 降低到 $1.0mg/m^2$；$1.0mg/m^2$ 降低到 $0.7mg/m^2$）。

4. 如果患者发生与本品治疗有关的神经痛或周围感觉神经病变，应按下表推荐的调整剂量进行治疗。如果患者本身患有严重的神经病变，应权衡利弊后方可使用本品。

## 发生与本品治疗有关的神经痛或者周围感觉神经病变时的剂量调整方案

| 外周神经病变症状和体征的严重程度 | 用法用量调整 |
| --- | --- |
| 1 级（感觉异常或者反射丧失），不伴有疼痛或者功能丧失 | 维持原剂量 |
| 1 级，伴有疼痛；或者 2 级（功能障碍，但不影响日常生活） | 剂量降至 1.0mg/㎡ |
| 2 级，伴有疼痛；或者 3 级（影响日常生活） | 暂停本品的治疗直至毒性缓解后恢复本品的治疗，剂量降至 0.7mg/㎡，并且改为每周注射一次 |
| 4 级（永久的感觉丧失，功能障碍） | 停止本品的治疗 |

【操作要点】

1. 必须注意本品皮下注射时，用 0.9% 氯化钠注射液稀释至 2.5mg/ml，静脉滴注时须稀释至 1mg/ml。

2. 皮下注射可选择腹部或大腿部，不能注射于有挫伤、感染、红肿的部位，注射部位至少距上次注射部位 1 英尺。

3. 静脉注射应在 3~5 秒内快速注射。

【不良反应】

1. 可引起水肿、低血压、头痛、眩晕、嗜睡、失眠和焦虑。

2. 可发生不适、虚弱、乏力和周围神经病变。

3. 血液系统恶性肿瘤患者可能出现低钠血症和低钾血症以及脱水。

4. 可见咳嗽、上呼吸道感染、肺炎和呼吸困难。

5. 可见关节痛、背痛、骨痛、肌肉痉挛和肌肉疼痛。

6. 胃肠道反应常见恶心、呕吐、便秘、腹泻、畏食、腹痛、消化不良和味觉异常。

7. 常见血小板减少；少见白细胞减少和贫血。

8. 可发生视物模糊、发热、皮疹和瘙痒。

【应急措施】

1. 对出现周围神经病变的患者，本品的剂量和治疗方案必须进行调整。

2. 已见患者发生病因不明的急性弥漫性浸润性肺部疾病的报告，例如肺炎、间质性肺炎、肺浸润性和急性呼吸窘迫综合征（ARDS），严重者可致死。对于新出现的肺部疾病症状或症状恶化的患者，应迅速诊断并及时救治。

3. 本品可导致血小板减少，通常在每个疗程的第 11 天血小板可降至最低值，而在下一个疗程中得到恢复。平均来说，血小板计数降低和恢复可贯穿 8 个疗程，并且未观察到累积血小板减少的现象。平均血小板计数最低值约为基线的 40%。在每次给药前应对血小板计数进行监测。当血小板计数 $< 25 \times 10^9$/L，应停止治疗。剂量降低后可重新开始。已有因本品引起的血小板降低造成胃肠或大脑内出血的报道，此类患者应考虑输血。

【用药宣教】

1. 出现过敏反应症状时，应立即停药并告知医生进行适当的处理。

2. 治疗期间如出现灼烧感、感觉过敏、感觉减退、感觉异常、不适感或神经痛，应及时告知医护人员，以便调整剂量。

3. 告知患者如正在服用能导致低血压的药物或者出现脱水，在使用本品时易导致低血压，并可出现晕厥。

4. 告知患者报告新出现的肺部疾病症状或症状恶化，因本品可导致急性弥漫性浸润性肺部疾病，严重者致死。

5. 本品可能引起恶心、腹泻、便秘和呕吐，有时须使用止吐药和止泻药治疗。如果患者脱水，应补充体液和电解质。因为患者接受本品治疗可能引起呕吐和腹泻，告知患者应采取适当的措施以避免脱水，如果出现眩晕、头晕或虚脱应咨询医生。

6. 本品会引起疲劳、头晕、眩晕或视物模糊，故治疗期间，患者应避免驾驶及操作机械。

# 榄香烯

## Elemene

【药物特点】

1. 本品为姜科植物温郁金中提取的抗癌有效成分。

2. 本品为乳白色的均匀乳状液体。

【用法用量】

1. 胸腔注射：抽尽胸水，先注入利多卡因注射液 5～10ml 和地塞米松 5～10mg。每次使用本品乳剂 400～600mg 与等量 0.9% 氯化钠注射液混合后注入，1～3 次为一疗程。注入后应更换体位，使药物广泛接触胸膜内壁。

2. 腹腔注射：如上准备方法。取本品 500～800mg 与 0.9% 氯化钠注射液 1500～2000ml 混合后注入，1～3 次为一疗程。

3. 局部注射：先用利多卡因多点瘤体局麻，3～5 分钟后再将药液注入瘤体中，每次 50～70mg。

4. 静脉滴注：每次 400～700mg，每天 1 次。选较粗静脉，采用丫形输液管，先以 0.9% 氯化钠注射液开通静脉，再快速输入药液。用药前半小时先给予口服泼尼松一次，静脉滴注中可加入地塞米松 5～10mg，以防发生过敏。

【操作要点】

1. 部分患者初次用药后，可有轻微发热，多在 38℃ 以下。于用药之前 30 分钟给予口服强松或解热镇痛药，可预防或减轻发热。

2. 本品腹腔内注射时，少数患者可出现疼痛。腹腔注射前应根据患者的具体情况使用局部麻醉药，以减轻或缓解疼痛，患者能够耐受。

【不良反应】

1. 静脉炎：为主要不良反应，发生率约 100%。

2. 发热：发生率仅次于静脉炎，约 70%。部分患者初次用药后，会有轻微发热，多在 38℃ 以下，个别病例体温高于 39℃。发热常为一过性，基本不影响患者的生活质量和进一步治疗。

3. 疼痛：本品乳剂对胸膜、腹膜具有较强的刺激作用，可形成化学性胸膜炎、腹膜炎，使胸膜、腹膜粘连、肥厚，以减少或阻止血管内水分渗入腔隙内，高浓度的药物直接、持续地刺激壁层胸膜、腹膜上的神经末梢，引起疼痛。胸腔、腹腔内注药后出现的剧烈疼痛均在近期或首次给药后发生。

4. 诱发出血：因本品在低剂量（一次 2mg/kg）时有较强的活血化瘀作用，血小板减少症或有进行性出血倾向的患者应慎用本品。

5. 过敏反应：主要表现为胸闷、气短、大汗淋漓、烦躁不安、脉搏细弱、血压下降等休克或哮喘的过敏性症状，其发生率较低。

6. 其他：少见的不良反应有肝功能异常、溶血、过敏性哮喘、呼吸衰竭等，发生率较低。

【应急措施】

1. 使用本品过敏者，须立即停药。

2. 使用本品若发生过敏反应，症状轻者给予吸氧或抗过敏药物，如地塞米松静脉注射或静脉滴注即可缓解；重症者应依其病情变化采取抗休克和抗哮喘的抢救措施。

【用药宣教】

1. 告知患者注意有无出血倾向，有进行性出血者应及时告知医生。

2. 告知患者初次用药后可有轻微发热，多在 38℃ 以下，于用药之前 30 分钟口服强的松或解热镇痛药，可预防或减轻发热。

3. 告知患者本品腹腔内注射时，少数患者会出现疼痛，但经止痛治疗后，症状可减轻或缓解，一般能够耐受。

# 第十八章 抗肿瘤辅助用药

## 第一节 抗肿瘤药解毒药

### 亚叶酸钙
### Calcium Folinate

【药物特点】

1. 本品为四氢叶酸的甲酰衍生物，本品无抗肿瘤作用，主要用于高剂量甲氨蝶呤滴注时解救和与氟尿嘧啶同时应用加强后者的治疗作用。

2. 本品注射用粉针为类白色至黄色的疏松块状物或粉末；注射液为淡黄色至黄色的澄明液体。

【用法与用量】

**1. 成人**

(1) 口服给药：①MTX 的"解救"治疗：一般剂量一次 5~15mg，每 6~8 小时 1 次，连用 2 日，使 MTX 血药浓度在 $5 \times 10^{-8}$ mol/L 以下；②作为乙胺嘧啶或甲氧苄啶等的解毒药：一日 5~15mg，持续用药时间视中毒情况而定；③叶酸缺乏所致的巨幼细胞贫血：一日 15mg；④与 5-Fu 联用，治疗晚期结肠及直肠癌：本品 20~30mg/m²，于 5-Fu 用药前半小时服用。

(2) 肌内注射：①MTX 的"解救"治疗：一般于静脉注射 MTX 24 小时后用药，一般剂量一次 9~15mg/m²，每 6~8 小时 1 次，连用 2 日，使 MTX 的血药浓度在 $5 \times 10^{-8}$ mol/L 以下。本品使用指导剂量，同"口服给药"。②MTX 过量的补救：如不慎超剂量使用 MTX 时，应尽早使用本品进行急救。如排泄延迟时，也应在 MTX 使用 24 小时内给予本品。本品 10mg，每 6 小时肌内注射或静脉注射一次，直到血中 MTX 水平低于 $10^{-8}$ mol/L（0.01μmol）。治疗前后应连续 24 小时监测血清肌酐和 MTX 水平。如用药后 24 小时血肌酐水平较治疗前升高 50%，或 MTX 量大于治疗前 5μmol，或用药后 48 小时 MTX 量大于治疗前 0.9μmol，应将本品增加到 $100mg/m^2$，每 3 小时一次，静脉注射，直到 MTX 水平低于 0.01μmol。③作为乙胺嘧啶或甲氧苄啶等的解毒药：一次 9~15mg，持续用药时间视中毒情况而定。④叶酸缺乏所致的巨幼细胞贫血：每天 1mg。目前尚未证明疗效随剂量增加而增强。⑤白细胞减少：一次 3~6mg，每天 1 次。

（3）静脉注射：①与氟尿嘧啶联用治疗晚期结肠及直肠癌：先用本品 $200mg/m^2$ 静脉注射（注射时间不少于 3 分钟），再使用氟尿嘧啶 $370mg/m^2$ 静脉注射；或先用本品 $20mg/m^2$，再使用氟尿嘧啶 $425mg/m^2$。每天 1 次，连用 5 天为一疗程，间隔 4 周，用第 2 疗程。根据毒性反应，每隔 4~5 周可重复 1 次，并根据患者的耐受情况调整氟尿嘧啶的剂量，以延长患者生存期。②MTX 的"解救"治疗使用指导剂量：参见"口服给药"项下 MTX 的"解救"治疗。③MTX 不慎超剂量使用或清除不畅时参见"肌内注射"项下内容。

**2. 儿童**

可酌情参见"成人用法用量"。

【操作要点】

1. 本品禁用于恶性贫血或维生素 $B_{12}$ 缺乏所引起的巨幼细胞贫血患者。

2. 本品禁止鞘内注射。

3. 本品静脉注射时每分钟不得超过 160mg。

4. 甲氨蝶呤用药后每 12~24 小时测定血浆或血清甲氨蝶呤浓度，以调整本品剂量。当甲氨蝶呤浓度低于 $5 \times 10^{-8}$ mol/L 时，可以停止监测。

5. 甲氨蝶呤用药前、用药后每 6 小时应检测尿液酸度，pH 应保持在 7 以上。必要时，可用碳酸氢钠碱化和水化治疗，每日补液量 300ml/m$^2$。

6. 本品不可与甲氨蝶呤同时应用，以免影响后者抗叶酸作用，一次大剂量甲氨蝶呤后 24～48 小时再启用本品，剂量大于或等于甲氨蝶呤剂量。

【不良反应】

1. 本品的不良反应包括恶心、呕吐、感觉神经毒性、腹泻、脱发、运动神经毒性、口腔黏膜炎、发热。上述不良反应以 1 级和 2 级为主。

2. 3 级不良反应包括恶心、呕吐、发热和感觉神经毒性反应。

3. 偶有皮疹、荨麻疹、哮喘等过敏反应。

【应急措施】

1. 本品过量使用可能抵消叶酸拮抗剂的化疗效果。使用本品过敏者，立即停止。

2. 甲氨蝶呤治疗前及治疗后每 24 小时测定血清肌酐值。用药后 24 小时肌酐大于治疗前 50%，提示有严重肾毒性，应慎重处理。

【用药宣教】

1. 告知患者本品不可在妊娠期使用，哺乳期妇女应慎用。

2. 告知患者，本品与氟尿嘧啶联合用药时老年患者和（或）身体虚弱者及其严重胃肠道毒性的危险性增大。

3. 告知患者本品应避免光线直接照射及与热源接触。

4. 告知患者本品口服吸收的饱和剂量为每天 25mg。如每天口服量在 25mg 以上，则宜改为肌内注射给药。

5. 告知患者对维生素 B$_{12}$ 缺乏所致的贫血不宜单用本品。

6. 告知患者本品较大剂量与巴比妥、扑米酮或苯妥英钠同用可影响抗癫痫作用。

# 美司钠
## Mesna

【药物特点】

1. 本品由于巯基（SH）可与丙烯醛结合形成无毒化合物，也可与 4-OH-环磷酰胺和 4-OH-异环磷酰胺结合，因而避免膀胱炎的发生。

2. 本品的注射液为无色澄明液体。

【用法与用量】

1. 如环磷酰胺等抗癌药采用静脉注射法时，每次本品的用量为抗癌药的 20%，共给药 3 次，在与化疗同时、化疗后 4 小时和化疗后 8 小时给予；也可在化疗后 4 小时和 6 小时口服化疗药的 40% 以替代后两次用药。

2. 如抗癌药持续 24 小时静脉滴注，本品首次静脉注射抗癌药用量 20%，继而在 24 小时中静脉滴注与抗癌药用量相等的本品，在以后的 12 小时中再静脉滴注 60% 的本品。

【操作要点】

1. 本品常用量为环磷酰胺、异环磷酰胺、氯磷酰胺剂量的 20%。

2. 在试管试验中，本品与顺铂和氮芥并不相容，故不得与顺铂、氮芥混合注射。

3. 本品不宜与红霉素、四环素和氨茶碱等配伍使用。

4. 本品偶有静脉刺激反应，可能与本品 pH 为 6 及高渗透性有关。将本品用灭菌注射用水稀释至 1∶3 浓度时，可避免出现静脉并发症。

5. 本品的注射剂可用 0.9% 氯化钠注射液、5% 葡萄糖注射液、乳酸钠林格注射液稀释。

【不良反应】

1. 常规剂量一般无不良反应。单剂量超过 60mg/kg 时，可能出现恶心、呕吐、腹痛和腹泻，且可加重异环磷酰胺的中枢神经系统不良反应。

2. 极少情形下可能会出现由急性过敏反应诱发的低血压、心率加快（>100 次/min）或短暂的肝转氨酶升高等现象。

3. 极少有静脉刺激症状或皮肤、黏膜过敏反应。

【应急措施】 静脉注射时应避免漏出血管外，若有外漏应立即停止注射，并连接注射器回抽漏于皮下的药液，抬高患肢防止受压。

【用药宣教】

1. 告知有消化道吸收障碍者，不宜采用口服给药。

2. 告知曾接受骨盆区放疗者、使用环磷酰胺治疗时出现过膀胱炎者、曾有泌尿道损伤者以及使用大剂量环磷酰胺（超过10mg/kg）的患者，在给予环磷酰胺时应合用本品。

3. 告知患儿家长，儿童用药时应酌情增加剂量，或缩短给药间隔时间，增加给药次数。

4. 本品的保护作用只限于泌尿系统，其他对使用环磷酰胺治疗时所采取的预防及治疗措施均不受本品影响。

5. 本品可引起尿酮试验假阳性。

6. 给予本品时，应嘱患者多饮水，以保持足够的尿量，如出现血尿，应及时告知医护人员。

# 右丙亚胺

## Dexrazoxane

【药物特点】

1. 本品与阿霉素联合应用时可减少后者的心脏毒性的发生率和严重程度。

2. 本品为粉红色的疏松块状物或粉末，专用溶剂为无色的澄明液体。

【用法用量】

1. 本品说明书推荐剂量比为 10:1（右丙亚胺 500mg/m²:阿霉素 50mg/m²）。

2. 我国 2013 年版《蒽环类药物心脏毒性防治指南》推荐：DZR 与蒽环类药物的剂量比 10～20:1（推荐 DZR:ADM = 20:1；DZR:DNR = 20:1；DZR:EPI = 10:1；DZR:MIT = 50:1。注：ADM-阿霉素；EPI-表阿霉素；THP-吡喃阿霉素；MIT-米托蒽醌；DNR-柔红霉素）。

【操作要点】

1. 第 1 次使用蒽环类药物前联合应用本品，可以预防蒽环类药物心脏毒性。先以浓度为 0.167mol 的乳酸钠注射液将本品配制成 10mg/ml 的溶液，然后用 0.9% 氯化钠注射液或 5% 葡萄糖注射液将本品稀释成 1.3～5mg/ml，快速静脉滴注，30 分钟内滴完。滴完后即可给予蒽环类药物，并且每次使用蒽环类药物时都重复使用本品。

2. 溶解后的药物应立即使用。如果暂不使用，在 2～8℃ 只能保存 6 小时。

3. 虽然本品对心脏有保护作用，但不能消除心脏毒性的风险。对多柔比星累积剂量达 300mg/m² 的患者，即使使用本品，亦应密切关注心脏毒性的发生。

【不良反应】

1. 骨髓抑制为本品最主要的毒性，表现为严重粒细胞减少和血小板减少，亦可见凝血障碍和贫血。

2. 肝、肾功能明显异常，胆红素异常，碱性磷酸酶、BUN 及肌酐异常。

3. 可引注射部位疼痛。

【应急措施】

1. 对怀疑本品过量的患者可采取支持疗法，以改善骨髓抑制和控制其他相关病情（应包括控制感染、体液调节及补充必需的营养）。

2. 本品的粉末或溶液接触到皮肤和黏膜，应立即用肥皂和水彻底清洗。

【用药宣教】

1. 告知患者孕妇使用本品应权衡利弊。

2. 告知患者治疗期间哺乳期妇女应停止哺乳为宜。

3. 告知患者不得在使用本品前应用阿霉素。

# 第二节　骨髓功能恢复药

## 重组人促血小板生成素
### Recombinant Human Thrombopoietin

【药物特点】

1. 本品是刺激巨核细胞生长及分化的内源性细胞因子，对巨核细胞生成的各阶段均有刺激作用，包括前体细胞的增殖和多倍体巨核细胞的发育及成熟，从而升高血小板数量。

2. 本品注射剂为无色澄明液体。

【用法用量】

1. 恶性实体肿瘤化疗时，预计药物剂量可能引起血小板减少及诱发出血且需要升高血小板时，可于给药结束后 6～24 小时皮下注射本品，剂量为 300U/kg，每 1 次，每天 1 次，连续应用 14 天；用药过程中待血小板计数恢复至 $100 \times 10^9$/L 以上，或血小板计数绝对值升高 $\geq 50 \times 10^9$/L 时，即应停用。

2. 糖皮质激素治疗无效时，可皮下注射本品，剂量为 300U/kg，每天 1 次，连续应用 14 天；若不足 14 天血小板计数已经升至 $\geq 100 \times 10^9$/L 时则停止使用本品。若出现口、鼻或内脏等部位出血时，可给予输注血小板、抗纤溶止血药等应急处理。

【操作要点】

1. 用本品过程中应定期检查血常规，一般应隔日一次，密切注意外周血小板计数的变化，血小板计数达到所需指标时，应及时停药。停药后定期监测外周血涂片至少两周。

2. 本品不用于治疗脊髓发育不良综合征或者其他原因引起的血小板减少症。

3. 血小板计数过度升高可能会导致并发血栓形成。过量或错误使用本品可能会使血小板计数升高到可导致并发血栓形成/血栓栓子的水平。为了使发生血栓形成的风险降到最低，在应用本品时不应试图使血小板计数达到正常值。

【不良反应】偶有发热、肌肉酸痛、头晕等，一般不必处理，多可自行恢复。

【应急措施】

1. 若出现口、鼻或内脏等部位出血时，可给予输注血小板、抗纤溶止血药等应急处理。

2. 如果患者出现骨髓网硬蛋白形成或骨髓纤维化风险，应终止本品治疗并考虑进行骨髓穿刺，包括纤维染色。

3. 过量使用本品可使血小板计数过度增加而导致血栓形成。此种情况下，停用本品并检测血小板计数。

【用药宣教】

1. 告知患者本品过量应用或常规应用于特异体质者可造成血

小板过度升高，必须在医院并在有经验的临床医师指导下使用。

2. 告知患者因实体肿瘤化疗后所致的血小板减少症应在化疗结束后 6~24 小时开始使用本品。

3. 建议停药后每周进行一次包括血小板计数在内的血常规检查至少两周。

# 重组人促红细胞生成素
## Recombinant Human Erythropoietin

【药物特点】

1. 本品是由肾脏分泌的一种活性糖蛋白，作用于骨髓中红系造血祖细胞，能促进其增殖、分化。

2. 本品注射液为无色澄明液体，pH 为 $6.9 \pm 0.5$。

【用法用量】

1. 治疗期：每周分次给药，开始推荐剂量为血液透析患者每周 100~150IU/kg，非透析患者每周 75~100IU/kg；每周单次给药，推荐剂量为成年血液透析或腹透患者每周 10000IU。

2. 维持期：每周分次给药后，如果红细胞压积达到 30%~33% 或血红蛋白达到 100~110g/L，则进入维持治疗阶段。推荐将剂量调整至治疗期剂量的 2/3，然后每 2~4 周检查红细胞压积以调整剂量，避免红细胞生成过速，维持红细胞压积和血红蛋白在适当水平。

【操作要点】

1. 叶酸或维生素 $B_{12}$ 不足会降低本品疗效。铝严重过多也会影响疗效。

2. 初次使用本品或重新使用本品时，建议先使用少量，确定无异常反应后，再注射全量；如发现异常，应立即停药并妥善处理。

3. 慢性肾功能不全铅中毒应增加本品的用量。

【不良反应】

1. 一般反应：少数患者用药初期可出现头痛、低热、乏力等，个别患者可出现肌痛、关节痛等。绝大多数不良反应经对症处理后可以好转，不影响继续用药。

2. 过敏反应：极少数患者用药后可能出现皮疹或荨麻疹等过敏反应，包括过敏性休克。

3. 心脑血管系统：血压升高、原有的高血压恶化和因高血压脑病而有头痛、意识障碍、痉挛发生，甚至可引起脑出血。

4. 血液系统：随着红细胞压积增高，血液黏度可明显增高，因此应注意防止血栓形成。

5. 肝脏：偶有 ALT 及 AST 的上升。

6. 胃肠：有时会有恶心、呕吐、食欲不振、腹泻的情况发生。

【应急措施】

1. 本品用药期间应定期检查红细胞压积（用药初期每周 1 次，维持期每 2 周 1 次），注意避免过度的红细胞生成；如发现过度的红细胞生长，应采取暂停用药等适当处理。

2. 应用本品有时会引起血清钾轻度升高，应适当调整饮食；若发生血钾升高，应遵医嘱调整剂量。

3. 治疗期间因出现有效造血，铁需求量增加，通常会出现血清铁浓度下降。如果患者血清铁蛋白低于 100mg/ml，或转铁蛋白饱合度低于 20%，应每天补充铁剂。

【用药宣教】

1. 告知患者在本品治疗期间应注意并定期观察血压变化，必要时应减量或停药，并调整降压药的剂量。

2. 告知患者高龄患者应用本品时，要注意监测红细胞压积，并适当调整用药剂量与次数。

3. 告知患者慢性肾功能不全、贫血使用本品矫正后，患者食欲及自觉症状改善，此时仍要严格饮食控制；否则常导致需要透析或透析次数增加。

## 重组人粒细胞集落刺激因子

Recombinant Human Granulocyte Colony-stimulating Factor

【药物特点】

1. 本品为一种结构与来源于人的粒细胞基本无差异的糖蛋白造血因子。

2. 本品注射剂为白色粉末或块状，装于无色透明小瓶中（冻干粉针剂）。pH 值为 6.0～7.5。本品附带溶解液，每安瓿中装有注射用水 1ml。

【用法用量】

1. 骨髓移植时促进中性粒细胞数的增加：成年患者及小儿患者通常在骨髓移植后次日至第 5 天后开始。静脉滴注 5μg/kg，每天 1 次。

2. 预防抗肿瘤化疗药物引起的中性粒细胞减少症及缩短中性粒细胞减少症的持续期间：实体瘤（成年患者及小儿患者）通常在抗肿瘤化疗药物给药结束后次日开始，皮下注射 2μg/kg，每天 1 次。由于潜血等原因导致皮下注射困难时，可静脉注射（含静脉滴注）5μg/kg，每天 1 次。急性淋巴细胞白血病（成年患者及小儿患者）通常在抗肿瘤化疗药物给药结束后次日开始，静脉注射（含静脉点滴）5μg/kg，每天 1 次。如没有潜血等问题，可皮下注射 2μg/kg，每天 1 次。

3. 骨髓增生异常综合征的中性粒细胞减少症：成年患者通常从中性粒细胞数低于 $1 \times 10^9$/L 时开始，静脉注射 5μg/kg，每天 1 次。

4. 再生障碍性贫血的中性粒细胞减少症：通常从中性粒细胞数低于 $1 \times 10^9$/L 时开始，静脉注射 5μg/kg，每天 1 次。

5. 先天性及原发性中性粒细胞减少症：成年患者及小儿患者通常从中性粒细胞数低于 $1 \times 10^9$/L 时开始，静脉或皮下注射 2μg/kg，每天 1 次。

6. 免疫抑制治疗（肾移植）继发的中性粒细胞减少症：通常从中性粒细胞数低于 $1.5 \times 10^9$/L 时开始，皮下注射 2μg/kg，每天 1 次。

【操作要点】

1. 本品的使用对象限于中性粒细胞减少症患者。

2. 本品若与化疗药同时应用，由于迅速分化的造血祖细胞对化疗药敏感从而影响本品的效果，故本品不应在化疗前后 24 小时或放疗前后 12 小时内使用。

3. 使用前应避免振荡，宜将起泡溶液静置数分钟后再抽取。

4. 本品供静脉注射：须用 5% 葡萄糖注射液稀释至 $\geq 15\mu g/ml$。若本品的终浓度在 $2\sim15\mu g/ml$，须在加本品前于 5% 葡萄糖注射液中先加入终浓度为 0.2% 的人血白蛋白，以避免输液系统对本品的吸附。

5. 使用本制剂时，将本制剂溶解于每瓶制剂所附带的溶解液（1ml 注射用水）后使用。

6. 静脉滴注时，与 5% 的葡萄糖注射液或 0.9% 氯化钠注射液等混合使用。

7. 本制剂不得和其他药剂混合注射；使用后瓶中残留的药剂应予废弃。

8. 本品静脉滴注速度不宜过快，每次至少持续 1 小时以上，并于 6 小时输完。

【不良反应】

1. 主要为发热、腰痛、头痛、骨痛、幼稚细胞增加、发疹、肝功能异常、血小板减少、倦怠感、胸痛等。

2. 严重不良反应为休克、间质性肺炎、幼稚细胞增加、成人呼吸窘迫综合征。

3. 其他不良反应为中性粒细胞浸润、瘙痒感、荨麻疹、恶心、呕吐、食欲不振、腹泻、腹痛、腰痛、肺水肿、呼吸困难、低氧血症、胸水。

【应急措施】

1. 本品用药时应注意过敏反应，一旦发生应立即终止给药并采取适当的处理措施。

2. 为预防过敏反应的发生，在使用本制剂前，应对患者进行充分的问诊，并事先做皮试。

3. 本品给药后可能会引起骨痛、腰痛等，此时可给予非麻醉性镇痛剂等适当处理。

4. 周围白细胞升至 $(2\sim5)\times10^9/L$ 时可停药；$\geq10\times10^9/L$ 或周围出现幼稚细胞时立即停药。

【用药宣教】

1. 告知患者使用本制剂期间，应定期检查血象，充分注意避免使中性粒细胞数（白细胞数）增加到必要值以上。

2. 告知患者本品应在化疗药物给药结束后 24 ~ 48 小时开始使用。

3. 告知患者本品使用过程中应每周检测 2 次血常规, 特别是中性粒细胞计数的变化情况。

# 第三节 处理胃肠道反应药物

## 乳果糖
### Lactulose

【药物特点】

1. 本品在结肠中被消化道菌丛转化成低分子量有机酸, 导致肠道内 pH 值下降, 并通过渗透作用增加结肠内容量。

2. 本品为无色至淡棕黄色澄明黏稠液体, 微显乳光。

【用法用量】

1. 便秘或临床需要保持软便的情况: 成人的起始剂量为每天 30ml, 维持剂量为每天 10 ~ 25ml; 7 ~ 14 岁儿童的起始剂量为每天 15ml, 维持剂量每天 10 ~ 15ml; 1 ~ 6 岁儿童的起始剂量每天 5 ~ 10ml, 维持剂量每天 5 ~ 10ml; 婴儿的起始剂量每天 5ml, 维持剂量每天 5ml。

2. 肝昏迷及昏迷前期起始剂量: 30 ~ 50ml, 每天 3 次; 维持剂量: 应调至使患者每天最多 2 ~ 3 次软便, 且大便 pH 为 5.0 ~ 5.5。

【操作要点】

1. 本品可导致结肠 pH 值下降, 故可能引致结肠 pH 值依赖性药物的失活; 故本品与此类药物存在配伍禁忌。

2. 本品如用于乳糖酶缺乏症患者, 需注意本品中乳糖的含量。

3. 本品疗效有个体差异性, 剂量应个体化。

4. 本品可随意加在水、果汁及患者喜爱的冷、热饮料中冲饮, 或混于食物中服用, 也可制成灌肠液使用。

5. 治疗期间不能与其他轻泻药合用, 尤其是在肝性脑病治疗的最初阶段。因为, 轻泻药可使大便变稀而造成本品用量已足够的假象。

【不良反应】本品不良反应少而轻微。

1. 治疗初始几天可能会有腹胀，通常继续治疗症状即可消失。

2. 当剂量高于推荐治疗剂量时，可能会出现腹痛和腹泻，此时应减少使用剂量。

3. 如果长期大剂量服用，患者可能会因腹泻出现电解质紊乱。哺乳期妇女用药后可能会通过乳汁传递给婴儿，造成婴儿腹泻。

【应急措施】

1. 出现过敏反应时，立即停药，并给予对症处理。

2. 如果初始剂量即造成腹泻，应立即减少剂量；如果腹泻持续，则应停药。

3. 若剂量过高，可能表现为腹痛或腹泻，此时应停药；但目前尚无过量的病例报道。

【用药宣教】

1. 告知患者如果在治疗 2~3 天后，便秘症状无改善或反复出现，请咨询医生。

2. 告知患者本品在治疗剂量下对驾驶和机械操作无影响。

3. 告知患者本品如用于乳糖酶缺乏症患者，需注意本品中乳糖的含量。

4. 告知患者请将本品置于儿童不能触及处。

## 洛哌丁胺

### Loperamide

【药物特点】

1. 本品作用于肠壁的阿片受体，阻止乙酰胆碱和前列腺素的释放，从而抑制肠蠕动，延长肠内容物的滞留时间。

2. 本品为胶囊剂，内含白色或黄白色粉末。

【用法用量】

1. 急性腹泻：起始剂量成人为 4mg，5 岁以上的儿童为 2mg；以后每次不成形便后 2mg。

2. 慢性腹泻：起始剂量成人为 4mg，5 岁以上的儿童为 2mg；以后可调节每天剂量至维持在每日 1~2 次正常大便。一般维持剂量为每日2~12mg。

【操作要点】

1. 腹泻患者，尤其是儿童，补充水和电解质是最重要的治疗措施。儿童应在医师指导下使用本品。

2. 本品不能作为伴发热和便血的细菌性痢疾的基本治疗药物；对急性腹泻，如服用本品48小时后临床症状无改善，应停用本品，改换其他治疗。

3. 一般情况下，由于抑制肠蠕动可能导致肠梗阻，巨结肠和中毒性巨结肠时，不应使用本品。

4. 本品为对症治疗药，用药期间仍需要对引起腹泻的病因进行治疗。

5. 对肝功能不全患者，应注意中枢神经系统中毒症状。

6. 由于本品的大部分代谢产物和原形药物可以经粪便排泄，故肾病患者不必调整剂量。

【不良反应】不良反应轻。可出现过敏（如皮疹等）、消化道症状（如口干，腹胀，食欲不振，胃肠痉挛，恶心，呕吐），以及头晕、头痛、乏力等。

【应急措施】

1. 如发生便秘、腹胀和肠梗阻，应立即停用本品。

2. 发生过敏反应，应立即停用本品，并给予对症处理。

3. 艾滋病患者使用本品治疗腹泻时，如出现腹胀的早期症状，应停止本品治疗。

4. 在本品过量时（包括由肝功能不全导致的相对过量），可能出现中枢神经系统抑制症状（如木僵、协调功能紊乱、嗜睡、缩瞳、肌张力过高、呼吸抑制等）、尿潴留及肠梗阻。儿童可能对本品引起的中枢神经系统反应较成人敏感。

5. 如出现上述药物过量症状，可用纳洛酮作为解毒剂。由于本品作用的持续时间长于纳洛酮（1~3小时），因此可重复使用纳洛酮，并且应至少监护患者48小时，以监测可能出现的中枢神经抑制症状。

【用药宣教】

1. 告知患者本品治疗腹泻时，可能出现乏力、头晕或困倦的症状。因此在驾驶和操作机器时，应予以注意。

2. 告知患者虽然本品无致畸作用和胚胎毒性，但孕妇，尤其是在妊娠的前三个月内的孕妇，仍应权衡利弊使用。

3. 告知患者本品可少量分泌于母乳中，因此哺乳期妇女不宜使用本品。

# 甲氧氯普胺

## Metoclopramide

【药物特点】

1. 本品为多巴胺受体阻断药。

2. 本品片剂为白色圆形片；本品注射液为无色的澄明液体。

【用法用量】

1. 口服：成人每次 5 ~ 10mg，每天 3 次。用于糖尿病性胃排空功能障碍患者，于症状出现前 30 分钟口服 10mg；或于餐前及睡前服 5 ~ 10mg，每天 4 次。成人总剂量不得超过 0.5mg/（kg·d）。小儿及 5 ~ 14 岁儿童每次用 2.5 ~ 5mg，每天 3 次，餐前 30 分钟口服，宜短时间服用(3 ~ 5天)。

2. 肌内注射：每次 10 ~ 20mg。每天剂量一般不宜超过 0.5mg/kg，否则易引起锥体外系反应。

3. 静脉滴注：每次 10 ~ 20mg，用于不能口服者或治疗急性呕吐。

4. 严重肾功能不全的成年患者剂量至少需减少 60%，因为容易出现椎体外系症状。

【操作要点】

1. 静脉注射时速度必须要慢，于 1 ~ 2 分钟注射完毕。

2. 本品见光变成黄色或黄棕色后，毒性可增高。

【不良反应】

1. 较常见昏睡、烦躁不安、倦怠无力。

2. 少见严重口渴、恶心、便秘、腹泻、睡眠障碍、眩晕、头痛、乳腺肿痛及皮疹等。

3. 用药期间可出现乳汁增多，这是由于催乳素的刺激所致。

4. 注射给药可引起直立性低血压。

5. 静脉快速给药可出现躁动不安，随即可进入昏睡状态。

6. 本品大剂量或长期应用可能因阻断多巴胺受体，使胆碱能受体相对亢进而导致锥体外系反应。

【应急措施】

1. 用药过量时，使用抗胆碱药物、治疗帕金森病药物或抗组胺药，可有助于锥体外系反应的治疗。

2. 发生过敏反应时，给予对症处理。

【用药宣教】

1. 告知患者本品可降低西咪替丁的口服生物利用度，若两药必须合用，间隔时间至少要 1 小时。

2. 告知患者本品有潜在致畸作用，孕妇不宜应用。

# 昂丹司琼

## Ondansetron

【药物特点】

1. 本品为选择性 5-羟色胺 3（5-HT$_3$）受体拮抗剂，是一种新型强效止吐药。

2. 本品注射用粉针剂为白色疏松块状物或粉末；注射液为无色透明液体。

【用法用量】

**1. 成人**

（1）口服给药：①由化疗和放疗引起的恶心、呕吐：对于化疗药引起的呕吐，每次 8mg，每 8～12 小时 1 次，连用 5 天；对于放疗引起的呕吐，每次 8mg，每 8 小时 1 次，首次需于放疗前 1～2 小时给药，疗程视放疗的程度而定；②预防手术后呕吐：每次 8mg，于麻醉前 1 小时及麻醉结束后 8 小时各服用 1 次。

（2）静脉注射：①对于高度催吐的化疗药引起的呕吐，在化疗前 15 分钟、化疗后 4 小时、8 小时各注射 8mg，停止化疗后改为口服给药；②对于催吐程度一般的化疗药引起的呕吐，化疗前 15 分钟注射 8mg，此后改为口服。

**2. 儿童**

（1）口服给药：用于化疗和放疗引起的恶心、呕吐。化疗前静脉注射，12 小时后再口服 4mg；化疗后口服，每次 4mg，每天 2 次，连服 5 天。

（2）静脉注射：用于化疗和放疗引起的恶心呕吐。化疗前静脉注射 5mg/m²。对于 3～12 岁儿童和体重超过 40kg 者，单次给予 4mg；低于 40kg 者，单次给予 0.1mg/kg。静脉注射时间不低于 2～5 分钟。

【操作要点】

1. 本品在 0.9% 氯化钠注射液、5% 葡萄糖注射液、复方氯化钠注射液和 10% 甘露醇注射液中是稳定的（在室温或冰箱条件下可保持稳定 1 周），但仍须临用前配制。

2. 本品注射剂不可与其他药物混于同一注射器中使用或同时输注。

3. 本品静脉注射速度宜缓慢。注射速度太快，可致短暂性视物模糊；减慢注射速度或暂停注射，上述症状可消失。

【不良反应】

1. 可有头痛、头部和上腹部温热感、口干、腹部不适、便秘、腹泻、皮疹、乏力、嗜睡等。

2. 可导致心动过速、心绞痛、胸痛或心律失常、心动过缓、心电图改变、心悸和晕厥等。

3. 偶有支气管哮喘或过敏反应、无症状的氨基转移酶短暂性升高以及运动失调、低血压、癫痫发作。

4. 罕见低钾血症及注射局部反应。

5. 有引起过敏性休克的个案报道；有本品与高乌甲素联用致唾液腺肿大的个案报道。

【应急措施】

1. 本品注射勿漏于血管外；一旦漏出血管外应立即局部皮下注射 0.25% 硫代硫酸钠或 0.9% 氯化钠注射液，并冷敷 6～12 小时。

2. 本品用药期间，如出现支气管痉挛、心动过速、低钾血症、心电图改变和癫痫大发作等症状，应立即停药，并报告医师，及时处置。

3. 本品用药过量可有幻视、血压升高等，可适时采取对症疗法和支持疗法；本品用药期间出现的头痛可自行缓解，也给予解热镇痛药（如对乙酰氨基酚）。

4. 本品可导致便秘，可通过增加食物纤维摄入、增加运动和多饮水来改善，必要时给予新斯的明治疗。

【用药宣教】

1. 告知哺乳期妇女慎用。如需服药，应停止哺乳。

2. 告知患者尽可能不要漏服任何一剂本品，因为一般认为本品的治疗效果与稳定的血药浓度相关。

3. 告知患者治疗期间出现的头痛可自行缓解。可给予解热镇痛药（如对乙酰氨基酚）对症处理。

4. 告知患者治疗引起的便秘，可通过增加食物纤维摄入、增加运动和多饮水来改善。

## 格拉司琼

### Granisetron

【药物特点】

1. 本品为高选择性的 $5\text{-HT}_3$ 受体拮抗剂，对因放疗、化疗及手术引起的恶心和呕吐具有良好的预防和治疗作用。

2. 本品注射用粉针剂为白色疏松块状物或粉末。

【用法用量】

1. 静脉给药：成人用量通常为 3mg，用 20~50ml 的 0.9% 氯化钠注射液或 5% 葡萄糖注射液稀释后，于治疗前 30 分钟静脉滴注，给药时间应超过 5 分钟；或将药物配成 15ml 药液，在不少于 30 秒的时间内进行静脉推注。大多数患者只需给药一次，对恶心和呕吐的预防作用便可超过 24 小时，必要时可增加给药次数 1~2 次，但每日最高剂量不应超过 9mg。

2. 口服：首剂于化疗开始前 1 小时给药，成人 2mg/次，12 小时后给予第 2 剂。

【操作要点】静脉滴注在化疗前于至少 5 分钟输完；或将药物配成 15ml 药液，在不少于 30 秒的时间内进行静脉推注。

【不良反应】常见的不良反应为头痛、倦怠、发热、便秘、偶有短暂性无症状肝转氨酶增加。上述反应轻微，无须特殊处理。

【应急措施】使用本品过敏者，立即停药。

【用药宣教】

1. 告知孕妇除非必需外，不宜使用本品。

2. 告知哺乳期妇女需慎用，若使用本品时应停止哺乳。

3. 告知患者需定期进行肝功能检查和常规血液生化检查。

4. 本品可减慢消化道运动，故消化道运动障碍患者使用本品时，应及时报告胃肠道梗阻的症状。

## 托烷司琼

### Tropisetron

【药物特点】

1. 本品为外周神经元和中枢神经系统 5-$HT_3$ 的高效、高选择性拮抗药。

2. 本品注射液为无色或几乎无色的澄明液体；注射用粉针为白色或类白色冻干块状物或粉末；片剂为白色片。

【用法用量】

1. 常规剂量：推荐剂量为每天 5mg。在一个治疗周期中，本品最多可连续应用 6 天。

2. 口服给药：疗程第 2~6 天，每天 1 次，每次 5mg，于进食前至少 1 小时服用。胶囊应于早上起床后立即用水送服。疗程一般为 2~6 天，轻症者可适当缩短疗程。亦可根据化疗方案调整用量。

3. 静脉注射：疗程第 1 天：在化疗前将本品 5mg 溶于 100ml 常用的输注溶液如 0.9% 氯化钠注射液、林格液或 5% 葡萄糖注射液中静脉滴注（不少于 15 分钟）或缓慢静脉推注（注射速度为 2mg/min）。有人建议在治疗的第 1~6 天均予静脉给药。

【操作要点】静脉滴注应在 15 分钟左右输完；静脉注射应于 3~5 分钟滴注完；口服应在早餐前至少 1 小时服用。

【不良反应】

1. 本品常规剂量下的不良反应多为一过性，最常见的不良反应为应用 2mg 时的头痛和应用 5mg 时的便秘，这些反应在

CYP2D6 缺乏代谢者中的发生率更高。

2. 其他常见的有头晕、疲劳和胃肠功能紊乱（如腹痛、腹泻）。

3. 个别报道可发生 I 型过敏反应，表现为面色潮红和（或）全身荨麻疹、胸部压迫感、呼吸困难、急性支气管痉挛和低血压等。

4. 与其他 5-HT$_3$ 受体拮抗药相似，个别病例可出现虚脱、晕厥、心血管意外，但未明确本品与这些不良反应的关系，有可能是由于细胞毒药物或原有疾病所引起。临床研究表明本品不引起锥体外系的不良反应。

【应急措施】

1. 本品多次、大剂量使用时可出现幻视，高血压患者的血压可升高，应对症治疗，并对常规重要生命体征进行持续监测。

2. 使用本品期间如发生过敏反应，立即停药。

【用药宣教】

1. 告知患者治疗期间要求家属伴守，防止一旦发生头晕、虚脱、晕厥、心血管意外患者跌倒坠床。

2. 告知患者本品可能引起疲劳和头晕，故用药期间避免驾车或操纵机器。

3. 告知患者高血压未控制时，使用本品可引起血压的进一步升高。

4. 告知患者本品经静脉给药应监测血压和脉搏。

5. 告知患者本品重复给药时应监测肝功能和血常规。

# 第四节　影响骨代谢药物

## 唑来膦酸
### Zoledronic Acid

【药物特点】

1. 本品是具有杂环结构的含氮双膦酸盐，属第 3 代双膦酸盐类。

2. 本品为白色或类白色冻干粉。

【用法用量】

1. 推荐成人和老年人单剂量 4mg，加入 0.9% 氯化钠注射液或 5% 葡萄糖注射液 100ml，于 15 分钟输注完毕。

2. 对于恶性肿瘤高钙血症（HCM）患者（白蛋白校正的血清钙 ≥3.0mmol/L 或 12mg/dl），应接受单次输注。有关高钙血症的再次治疗经验有限。再次治疗必须与前一次至少间隔 7~10 天，同时治疗前应检测血肌酐水平。给药前必须测试患者的水化状态，应根据患者的临床状态给药。根据血钙水平，必要时继续给予其他磷酸盐口服。

3. 对骨转移和多发性骨髓瘤患者，应每隔 3~4 周给予本品 1 次。此外，患者应每天口服 500mg 钙和 400IU 维生素 D。

4. 对于肾功能不全的骨转移患者，若 Ccr <30ml/min，则建议不要使用本品。若 Ccr 为 30~39ml/min，建议用量为 3.0mg；若 Ccr 为 40~49ml/min，建议用量为 3.3mg；若 Ccr 为 50~60ml/min，建议用量为 3.5mg；当 Ccr >60ml/min，建议用量为 4.0mg。

5. 儿童不宜使用。

【操作要点】

1. 本品不得与含钙或者其他二价阳离子的输注溶液（例如乳酸林格注射液）配伍使用，应使用与其他药品分开的输液管进行单次静脉滴注。

2. 每天输注本品 4mg 与每天输注帕米膦酸二钠 90mg 的效果相当。

3. 本品的输注时间只需 15 分钟，而其他磷酸盐均需 2 小时或更长。

4. 本品 4mg 的作用持续时间为 32 天，帕米膦酸二钠 90mg 只达到 18 天。

5. 给予本品后，应监测血钙、镁和磷酸盐水平。

6. 伴有恶性高钙血症的患者在使用本品前应充分补水。

7. 利尿药与本品合用时只能在充分补水后使用。

【不良反应】

1. 血液和淋巴系统：常见贫血，少见血小板降低、白细胞降低。

2. 神经系统：常见头痛，少见头晕、感觉错乱、味觉障碍、感觉迟钝、感觉过敏和震颤。

3. 精神障碍：少见焦虑、睡眠失调。

4. 眼部：常见结膜炎，少见视物模糊。

5. 胃肠道：常见恶心、呕吐、食欲减退，少见腹泻、便秘、腹痛、消化不良、胃炎、口干。

6. 呼吸道：少见呼吸困难、咳嗽。

7. 皮肤和皮下组织：少见瘙痒症、皮疹（包括红斑状和斑点皮疹）、出汗增加。

8. 骨骼肌和结缔组织：常见骨痛、肌痛、关节痛，肌肉痉挛。

9. 肾和泌尿系统：常见肾功能损害，少见急性肾衰竭、血尿、蛋白尿。

10. 免疫系统：少见过敏反应，罕见血管神经性水肿。

11. 全身和给药部位：常见发热、流感样症状（包括疲劳、寒战、不适感和面部潮红），少见衰弱、外周水肿、注射部位反应（包括疼痛、刺激、红肿、硬化）以及胸痛、体重增加。

【应急措施】

1. 一旦发生严重不良反应，应立即停药，报告医生及时救治。

2. 如注射部位出现烧灼感及静脉炎，对症处理。

3. 如果出现低钙血症、低磷血症或低镁血症，须进行短期的补充治疗。

4. 从开始用药治疗之后，在每次给药前，均要测定患者的血清肌酐浓度。一旦发现患者的血清肌酐浓度从基线正常值（$<123.77$mg/dl）升高$\geq 44.20$mg/dl，或血清肌酐浓度从基线异常值（$>123.77$mg/dl）升高$\geq 88.41$mg/dl，则需要停止用药。只有当肌酐水平恢复到基线值的10%范围内才继续使用本品治疗。重新使用药物剂量应当是以前治疗中断时使用的药物剂量。

【用药宣教】

1. 告知患者应用本品治疗初期，应仔细监测血清肌酐、钙、磷酸盐和镁的含量。

2. 告知患者怀孕期间和哺乳期不宜应用本品。

3. 告知患者在使用本品期间，应尽量避免接受侵入性牙科治疗操作。

# 伊班膦酸

## Ibandronic Acid

【药物特点】

1. 本品属双膦酸盐化合物。

2. 本品注射液为无色的澄明液体。

【用法用量】将本品 1～4mg 稀释于不含钙离子的 0.9% 氯化钠注射液或 5% 葡萄糖溶液 500～750ml 中，缓慢静脉滴注，滴注时间不少于 2 小时。治疗高钙血症，应严格根据血钙水平，治疗前适当给予 0.9% 氯化钠注射液进行水化治疗；中、重度高钙血症患者可单剂量给予 2～4mg。

【操作要点】

1. 本品应通过静脉滴注给药。用药时将药物加入 0.9% 氯化钠溶液 500ml 或 5% 的葡萄糖液 500ml 中静脉滴注 2 小时。

2. 治疗期间应密切监测肾功能及血钙、血磷和血镁水平。

3. 本品与氨基苷类药物同用时，可能导致血钙水平长时间下降，同时还可能存在血镁过低的情况，故应格外小心谨慎。

【不良反应】

1. 少数患者可出现体温升高，有时也会出现类似流感的症状，如发热、寒战、骨骼和肌肉疼痛的情况。

2. 个别病例会出现胃肠道不适。

3. 由于肾脏钙的排泄减少，常伴有血清磷酸盐水平降低（通常不必治疗）。血清钙的水平可能会降至正常以下。

【应急措施】

1. 出现治疗相关的低钙血症时，可静脉给予葡萄糖酸钙纠正。

2. 出现发热反应时，给予对症治疗。

3. 使用本品过程中，应注意监测血清钙、磷、镁等电解质水平及肝、肾功能。

【用药宣教】

1. 告知患者有心力衰竭危险性的患者应避免过度水化。

2. 告知患者在治疗期间应密切监测肾功能及血钙、血磷和血镁水平。

3. 告知患者应用本品后最常出现发热反应，个别报告出现流感样综合征（包括发热、寒战、骨和/或肌肉疼痛），大多数情况下这些症状于数小时或数天内消失，一般无须特殊治疗。

# 帕米膦酸二钠

## Pamidronic Acid Disodium

【药物特点】

1. 本品为双膦酸类药物。

2. 本品注射液为无色澄明液体；注射用粉针为白色疏松块状物。

【用法用量】

1. 治疗恶性肿瘤所致高钙血症

（1）英国的治疗方案：根据血钙浓度，缓慢输注 15～90mg，所选定的总剂量可作为 1 次给予，或在 2～4 天中分用。

（2）美国的治疗方案：总剂量 60mg 至少应在 4 小时内输完，90mg 则应在 24 小时内输完。输注药物后 4～48 小时血钙浓度开始下降，3～7 天内恢复正常；如血钙浓度尚未恢复正常或恢复后又再复发，可重复一个疗程。

2. 治疗多发性骨髓炎或骨转移（乳腺癌所致）引起的溶骨性病变和骨痛：每 3～4 周输注 1 次，每次 90mg。

3. 变形性骨炎

（1）英国的治疗方案：建议缓慢输注 30mg，每周 1 次，共用 6 周（总量为 180mg）；或者第 1 周给予 30mg，然后每 2 周给予 60mg，共 6 周（总量为 210mg）。疗程每 6 个月可以重复，如有必要，最高总量可达 360mg。

（2）美国的治疗方案：4 小时内给予 30mg，每天连续给药，使总用量达到 90mg。当临床需要时，疗程可以重复。

4. 治疗骨转移性疼痛：临用前稀释于不含钙离子的 0.9% 氯

化钠注射液或 5% 葡萄糖注射液中，静脉缓慢滴注 4 小时以上，浓度不得超过 15mg/125ml，滴速不得大于 15～30mg/2 小时。一次用药 30～60mg。

【操作要点】

1. 本品需以不含钙的液体稀释后立即静脉缓慢滴注。不可将本品直接静脉滴注。

2. 本品不得与其他双膦酸类药物合并使用。

3. 因本品主要经肾脏排泄，故肾功能不全患者发生肾脏不良反应的风险相应增大；对长期频繁接受本品治疗的患者，尤其是那些同时合并肾脏疾病或对肾功能损害敏感性增加者（如多发性骨髓瘤和/或肿瘤引起的高钙血症患者）应定期评估其肾功能。

4. 由于尚无重度肝功能不全患者使用本品的临床试验资料，目前无法对此类患者进行推荐。

5. 用于治疗高钙血症时，应注意同时补充液体，使每天尿量达 2L 以上。

6. 使用本品过程中，应注意监测患者血清钙、磷等电解质水平。

7. 本品与降钙素联合应用治疗严重高钙血症患者时，可产生协同作用，导致血清钙降低更为迅速。

8. 本品与其他潜在肾毒性药物合用时应谨慎。当本品与沙利度胺合用治疗多发性骨髓瘤时，发生肾功能恶化的风险增加。

【不良反应】

1. 可见流感样症状和轻度发热（体温升高 >1℃，可以持续 48 小时）。发热通常会自行消失而不必治疗。急性流感样反应通常只发生在第一次治疗时。

2. 静脉注射后可致严重的局部反应和血栓性静脉炎。

3. 中枢神经系统的不良反应有共济失调、精神错乱、头晕、嗜睡和失眠，但罕见；少数患者可激发癫痫发作。

4. 低钙血症、低磷酸盐血症、低镁血症、高钠血症、高钾血症或低钾血症均有发生。

【应急措施】

1. 本品过量或给药速度过快，可能出现低钙血症，如抽搐、手指麻木症状，可适量补钙。

2. 局部组织出现静脉炎时，给予对症治疗。

3. 癫痫发作时，给予患者适当的保护措施，并遵医嘱用药。

【用药宣教】

1. 告知患者治疗期间应定期监测血常规、血电解质、钙和磷酸盐浓度。

2. 告知患者用药期间可出现头晕、嗜睡，患者不应驾车或操作机械。

3. 告知患者用药期间如出现发热，通常会自行消失，不必治疗。

## 阿仑膦酸钠

### Alendronate Sodium

【药物特点】

1. 本品是骨代谢调节剂，为氨基二膦酸盐。

2. 本品的肠溶片，除去肠溶衣后显白色或类白色；片剂为白色片。

【用法用量】

1. 治疗骨质疏松症：每天 10mg，口服；预防剂量为 5mg。

2. 成人变形性骨炎：每天 40mg，口服，连用 6 个月；如有必要，间隔 6 个月可重复一个疗程。

【操作要点】

1. 抗酸剂和导泻剂因常含钙或其他金属离子（如镁、铁等）而会影响本品吸收。

2. 与氨基苷类药物合用会诱发低钙血症。

3. 开始使用本品治疗前，必须纠正钙代谢和矿物质代谢紊乱、维生素 D 缺乏和低钙血症。服用本品之前，应补充钙剂和活性维生素 $D_3$。

4. 补钙剂、抗酸剂和一些口服药物很可能妨碍本品的吸收，因此服用本品后应至少推迟半小时再服用其他药物。

5. 应选在每天早上起床时空腹，或在早餐或服用任何药物之前30分钟取坐位或立位，整片吞服本品，不可咀嚼，至少用200ml的水送服，服后应保持站立或坐位至少30分钟，在当天进食第1餐半小时之后才可躺下，这是为了让药物尽可能不接触食管，避免损伤食管黏膜。

【不良反应】

1. 本品的主要不良反应是胃肠道反应，如恶心、呕吐、腹泻等。

2. 腹痛是最频繁发作的不良反应，不过一般较轻，且有自限性。

3. 偶有血钙水平降低、短暂白细胞升高及尿中检出红细胞、白细胞。

【应急措施】

1. 服药后即卧床有可能引起食道刺激或溃疡性食管炎。

2. 在开始使用膦酸盐类药物之前，必须先纠正低钙血症。

3. 如果出现吞咽困难、吞咽痛、胸骨后疼痛或新出现或发生胃灼热或胃灼热加重，停用本品并就医治疗。

【用药宣教】

1. 告知患者男性骨质疏松症应用本品的安全性和有效性尚未验证，不推荐使用。

2. 告知患者应在早餐前至少30分钟用200ml温开水送服，服药后至少30分钟方可进食。

3. 告知患者本品如与橘子汁和咖啡同时服用会明显影响药物吸收。

4. 告知患者在服用本品前、后30分钟内均不宜饮用牛奶、奶制品和含较高钙的饮料。

5. 告知患者在服用本品后躺卧，和（或）不用一满杯水送服药物，和（或）出现提示食管刺激的症状后仍继续服药时，发生严重食管不良反应的危险性较大。

6. 告知患者在接受本品治疗期间同时使用糖皮质激素的，应保证足够的钙和维生素D的摄取。

# 第五节 免疫调节剂

## 重组人干扰素 α-1b
### Recombinant Human Interferon α-1b

【药物特点】

1. 本品是白细胞受病毒感染后释放出来的免疫物质。

2. 本品注射剂为白色薄壳状疏松体。

【用法用量】肌内注射或皮下注射：每次 30～50μg，每日 1 次，至少使用 6 个月。可根据病情适当调整用药剂量，缓解后可改为隔日 1 次。

【操作要点】

1. 皮肤过敏试验：使用本品前应先做皮试，阴性者方可使用。在用药过程中如发生严重过敏反应，应立即停药，并给予相应治疗。

2. 注射前冰敷注射部位至产生麻木感，注射部位消毒，待消毒液干燥后及药物达到室温后注射；以 45°～90°进针，且不要搓揉注射部位，交替部位注射。

3. 老年人使用较大剂量应谨慎。必要时可先用小剂量，逐渐加大剂量，以减少不良反应的发生。

【不良反应】

1. 全身反应：主要表现为流感样症状（即寒战、发热和全身不适）。

2. 用药期间可出现白细胞、血小板和网状红细胞减少。

3. 局部反应：部分患者在注射部位可出现红斑，并有压痛，24 小时后即可消退。

4. 其他反应：脱发、皮疹、血沉加快、嗜睡、一过性肝损伤；偶见过敏性休克（用药前须做过敏试验）。

【应急措施】

1. 出现发热、头痛时可给予对乙酰氨基酚或其他解热镇痛药。

2. 如出现甲状腺机能亢进，应暂停本品治疗，适当给予甲状腺机能亢进药物治疗，待情况稳定后可谨慎继续治疗。

【用药宣教】

1. 用药时机掌握在就寝前或者傍晚给药或休息日给药；多饮水；并注意平衡膳食。

2. 注射前口服对乙酰氨基酚或其他非处方退热药，就寝前或者傍晚给药，可使患者在睡眠中度过发热反应。

3. 保持良好的睡眠与卫生习惯：规律的作息时间，睡前保持放松状态，有睡意时才睡觉，限制午睡时间；定期进行锻炼；限制咖啡因及乙醇的摄入等。

4. 避免用损发产品（电吹风机、束发带等）和每日洗发；使用柔和的洗发剂和护发剂；避免染发和烫发；留短发或者戴假发。

5. 保持良好的口腔卫生；适当的休息和锻炼；少量多餐，多食水果、蔬菜。

## 重组人干扰素 α-2b
### Recombinant Human Interferon α-2b

【药物特点】

1. 本品具有广谱的抗病毒、抗肿瘤及免疫调节功能。

2. 本品为白色疏松冻干制剂。

【用法用量】

**1. 皮下注射、肌内注射**

（1）多发性骨髓瘤：300万国际单位，3次/周。根据患者耐受程度逐渐增量，直到最大900国际单位。

（2）毛细胞白血病：每天300万国际单位，16~24周。如耐受性差，可每天150万国际单位，或用药次数改为每周3次；也可减少剂量和用药次数，维持量每次300万国际单位，每周3次；如耐受性差，则减为每天150万国际单位，每天3次。

（3）慢性粒细胞白血病：剂量递增方案给药。第1~3天，每天300万国际单位；第4~6天，每天600万国际单位；第7~84天，每天900万国际单位；使用8~12周后，根据疗效决定是否继续用药。

2. 皮下注射：低度恶性非霍奇金淋巴瘤：常规化疗结束后，每次 300 万国际单位，每次 3 次，至少持续 12 周。

【操作要点】

1. 以注射用水溶解本品时应沿瓶壁注入，以免产生气泡；溶解后宜于当天用完，不得放置保存。

2. 泼尼松或其他皮质激素有降低干扰素生物活性的作用，应予注意。

3. 心血管病患者、原有精神障碍的患者需要使用本品时，应密切注意患者的用药反应。

【不良反应】

1. 最常见：发热、头痛、寒战、乏力、肌痛肉、关节痛等流感样症状。

2. 常见：恶心、呕吐、腹泻、高血压、低血压、关节痛、知觉损坏、神经错乱、眩晕、运动失调、感觉异常、焦虑、抑郁、紧张等；也可见嗜睡、脱发、一过性皮疹、瘙痒。

3. 较少发生：背痛、便秘、失眠、疱疹性皮疹、荨麻疹、心动过速、鼻出血、味觉改变等。

4. 其他：可有 ALT、AST 升高，血小板和白细胞减少，血清肌酐、乳酸脱氢酶、碱性磷酸酶可有升高。

5. 本品的心血管系统不良反应可能与患者原有心血管疾病以及既往心毒性药物使用史有关。

【应急措施】

1. 用药过程中若发生不良反应，应调整剂量或暂停治疗，直到不良反应症状减轻。

2. 本品具有交叉过敏。一旦发生过敏反应，应立即停止用药，并给予对症处理。

3. 在治疗期间或治疗后 2 天内可能发生低血压，需给予补液等支持治疗。

4. 用药期间，当中性粒细胞低于 $0.75 \times 10^9/L$，剂量减半；血小板低于 $50 \times 10^9/L$，剂量减半或采用皮下注射代替肌内注射；当二者分别低于 $0.5 \times 10^9/L$、$25 \times 10^9/L$ 时，应停药。

5. 其他见"重组人干扰素 α-1b"相关内容。

【用药宣教】

1. 告知患者用药前后及用药时应监测白细胞和血小板计数。

2. 告知患者本品用药出现的发热等类似流感样症状，加服解热镇痛药可以减轻或消除，也可随继续用药或调整剂量而减缓。

# 重组人干扰素 γ

## Recombinant Human Interferon γ

【药物特点】

1. 本品是病毒诱导淋巴样细胞产生的干扰素。

2. 本品注射剂为乳白色粉末。

【用法用量】

1. 皮下注射：每次 100μg，每周 1 次。

2. 肌内注射：250μg，治疗 8 天停 3～4 周为一疗程，连用 11 个疗程。

【操作要点】

1. 如患者为明显的过敏体质，尤其是对抗菌药物有过敏史者，使用本品前必须做皮试（5000 国际单位，皮内注射）。皮试阴性者方可使用。

2. 老年人用药应慎重，必要时可先用小剂量，后逐渐加大剂量以减少不良反应发生。

3. 用药期间应定期检查肝、肾功能及血常规。

4. 避免与抑制骨髓造血功能的药物合用。

【不良反应】

1. 常见发热。一般用药 3～5 天即不再有发热反应。给予对乙酰氨基酚可减轻症状。另外，可见疲劳、食欲缺乏、恶心、皮疹等。

2. 常见的实验室检查异常有白细胞、粒细胞和血小板减少，氨基转移酶和血清胆红素浓度升高，一般为一过性，能自行恢复。

3. 偶见注射部位疼痛和红斑。

4. 高剂量给药时可发生低血压和晕厥；用药期间偶可出现心

律失常，并发深静脉血栓和肺栓塞。

5. 本品用药可见体质下降；长期用药者甘油三酯可升高。

6. 可见肾中毒性损害、呼吸急促、支气管痉挛和间质性肺炎。

【应急措施】本品用药过程中，若患者出现不能耐受的严重不良反应，应减少剂量或停药，并给予必要的对症治疗。具体操作可参考"重组人干扰素 α-1b"相关内容。

【用药宣教】告知患者治疗中常见发热，常在给药后数小时出现，持续数小时自行消退；多数为低热，但也有少数发热较高；发热时可有头痛、肌肉痛、关节痛等流感样症状。

# 第六节 恶性肿瘤止痛药及辅助药

## 吗啡

### Morphine

【药物特点】

1. 通过模拟内源性抗痛物质脑啡肽的作用，激动中枢神经阿片受体而产生强大的镇痛作用。

2. 本品即释片为白色。硫酸吗啡缓释片（美施康定）为紫色薄膜衣片，硫酸吗啡控释片为浅棕色薄膜衣片，盐酸吗啡控释片为砖红色薄膜衣片，以上 3 种制剂除去薄膜衣后均显白色。

【用法用量】

1. 成人口服给药：对于首次用药和无耐受性病例，常用量为每次 5～15mg，每日 15～60mg；极量为每次 30mg，每日 100mg。重度癌痛应按时、按需口服，逐渐增量，个体化给药。首次剂量范围较大，每天 3～6 次。缓释片和控释片应根据癌痛的严重程度、年龄及服用镇痛药史来决定，个体差异较大。首次用药者一般 10mg 或 20mg，每 12 小时 1 次，根据镇痛效果调整用药剂量。

2. 成人皮下注射：常用量为每次 5～15mg，每日 15～40mg。极量为每次 20mg，每日 60mg。

3. 成人静脉注射：用于镇痛的常用量为一次 5～10mg；对于

重度癌痛首次剂量范围可较大，每天3~6次。

4. 成人硬膜外注射：极量为一次5mg。若在胸段硬膜外用药减为一次2~3mg。

5. 成人蛛网膜下隙注射：单次0.1~0.3mg，不重复给药。

【操作要点】

1. 本品为麻醉药品，必须严格按国家有关规定管理，严格按适应证使用。

2. 本品连续使用3~5天即产生耐受性，1周以上可致依赖性，仅用于疼痛原因明确的急性剧烈疼痛且短期使用或晚期癌性重度疼痛。对于晚期癌症患者重度疼痛，按世界卫生组织三阶梯止痛原则，口服给药、按时、按需、剂量个体化，一般不会造成成瘾。

3. 本品缓释片和控释片只用于晚期癌症患者的镇痛。

4. 本品过量可致急性中毒，成人中毒量为60mg，致死量为250mg。吗啡长期用药可导致耐受，对于重度癌痛患者长期慢性用药，其使用量可从低剂量逐步递增超过上述剂量。

8. 本品注射液不得与氯丙嗪、异丙嗪、氨茶碱、巴比妥类、苯妥英钠、碳酸氢钠、肝素钠、哌替啶、磺胺嘧啶等药物混合注射。

【不良反应】

1. 心血管系统：可使外周血管扩张，产生直立性低血压。鞘内和硬膜外给药可致血压下降。

2. 呼吸系统：直接抑制呼吸中枢、抑制咳嗽反射，严重呼吸抑制可致呼吸停止。偶有支气管痉挛和喉头水肿。

3. 胃肠道：恶心、呕吐、便秘、腹部不适、腹痛、胆绞痛。

4. 泌尿系统：少尿、尿频、尿急、排尿困难、尿潴留。

5. 精神神经系统：一过性黑蒙、嗜睡、注意力分散、思维力减弱、淡漠、抑郁、烦躁不安、惊恐、畏惧、视力减退、视物模糊或复视、妄想、幻觉。

6. 内分泌系统：长期用药可致男性第二性征退化，女性闭经、泌乳抑制。

7. 眼：瞳孔缩小如针尖状。

8. 皮肤：荨麻疹、瘙痒和皮肤水肿。

9. 戒断反应：对本品有依赖或成瘾者，突然停用或给予阿片受体拮抗药可出现戒断综合征，表现为流泪、流涕、出汗、瞳孔散大、血压升高、心率加快、体温升高、呕吐、腹痛、腹泻、肌肉关节疼痛，以及神经、精神兴奋性增高，表现为惊恐、不安、打呵欠、震颤和失眠。

【应急措施】

1. 吗啡过量可致急性中毒，成年人中毒量为 60mg，致死量为 250mg。对于重度癌痛患者，吗啡使用量可超过上述剂量。

2. 口服中毒解救：距口服 4～6 小时内，应立即用 1∶2000 高锰酸钾液洗胃，或催吐；胃管内注入或喂食硫酸钠 15～30g 导泻；补充液体促进毒物排出；同时采用人工呼吸、给氧等对症处理。发生呼吸困难、缺氧，应持续人工呼吸并给氧，及时吸痰保持呼吸道通畅。

3. 静脉注射拮抗药纳洛酮 0.005～0.01mg/kg，成年人 0.4mg。亦可用烯丙吗啡作为拮抗剂。

4. 如系皮下注射过量时，应尽速用橡皮带或布带扎紧注射部位的上方，同时冷敷注射部位，以延缓毒物吸收。结扎部位应每 20～30 分钟间歇放松 1～2 分钟，不能连续结扎。

5. 硬膜外和鞘内注射本品时，应严密监测呼吸和循环功能。

【用药宣教】

1. 告知患者本品为麻醉药品，必须严格按国家有关规定管理，严格按适应证使用。

2. 告知患者由于药物在儿童、老人体内清除缓慢、半衰期长，易引起呼吸抑制。

3. 告知患者本品缓释片和控释片服用时必须整片吞服，不可截开或嚼碎。

4. 告知患者本品需停用单胺氧化酶抑制剂 2～3 周后才可应用。

# 可待因
## Codeine

【药物特点】

1. 本品对延髓的咳嗽中枢有选择性地抑制，镇咳作用强而迅速。本品还有镇痛作用，其镇痛作用约为吗啡的 $1/12 \sim 1/7$，但强于一般解热镇痛药。因该药物能抑制支气管腺体的分泌，可使痰液黏稠，难以咳出，故不宜用于痰多、痰黏稠的患者。

2. 本品片剂为薄膜衣片，除去薄膜衣后显白色；注射液为无色的澄明液体。

【用法用量】

1. 成人：口服或皮下注射：每次 $15 \sim 30mg$，每日 $30 \sim 90mg$；极量：$100mg/$次，$250mg/d$。

2. 儿童：小儿镇痛，每次 $0.5 \sim 1mg/kg$，每天 3 次；镇咳用量为上述剂量的 $1/2 \sim 1/3$。

【操作要点】

1. 本品注射液应皮下注射。

2. 本品缓释片必须整片吞服，不可掰开或嚼碎。

3. 本品服药过量可洗胃或催吐以排除胃中药物；给予拮抗剂 $N$-乙酰半胱氨酸，不宜给活性炭，以防止影响拮抗剂的吸收；保持呼吸道通畅，必要时人工呼吸，静脉注射纳洛酮拮抗。

【不良反应】

1. 较多见的不良反应：心理变态或幻想；呼吸微弱、缓慢或不规则；心率或快或慢、异常。

2. 少见的不良反应：惊厥、耳鸣、震颤或不能自控的肌肉运动等；荨麻疹、瘙痒、皮疹或脸肿等过敏反应；精神抑郁和肌肉强直等。

3. 长期应用引起依赖性。常用量引起依赖性的倾向较其他吗啡类药弱。典型的症状为：皮肤鸡皮疙瘩、食欲减退、腹泻、恶心、呕吐、流涕、寒战、打喷嚏、打呵欠、睡眠障碍、胃痉挛、多汗、衰弱无力、心率增速、情绪激动或原因不明的发热。

4. 一次口服剂量超过 $60mg$ 时，一些患者可出现兴奋及烦躁不安。

【应急措施】

1. 发生过敏反应时，应立即停药，给予抗过敏处理。

2. 本品过量时临床表现为头晕、嗜睡、不平静、瞳孔缩小如针尖、癫痫、低血压、神智不清等。可洗胃、催吐，给予乙酰半胱氨酸及其他对症支持治疗；可应用呼吸兴奋剂，消除呼吸抑制；及时处理心脏和循环衰竭，维持水、电解质和酸碱平衡；必要时人工呼吸，静脉注射纳洛酮。

【用药宣教】

1. 告知患者重复给药可产生耐受性，久用有成瘾性。

2. 告知患者由于本品能抑制呼吸道腺体分泌和纤毛运动，故对有少量痰液的剧烈咳嗽，应与祛痰药并用。

## 羟考酮

### Oxycodone

【药物特点】

1. 本品为半合成的纯阿片受体激动药。

2. 本品缓释片为圆形、双凸薄膜包衣片。一面标有 OC，另一面根据不同规格分别标有盐酸羟考酮的规格（即：5、10、20、40）：5mg 为淡蓝色片；10mg 为白色片；20mg 为淡红色片；40mg 为黄色片。本品注射液为无色澄明溶液。

【用法用量】

1. 成人常规剂量：口服给药用于一般镇痛。可使用本品控释片，每 12 小时 1 次，剂量取决于患者疼痛严重程度和既往镇痛药用药史。调整剂量时，只调整每次用药剂量而不改变用药次数；调整幅度是在上一次用药剂量上增减 25%～50%。

2. 首次服用阿片类药物或曾用弱阿片类药物的重度疼痛患者，初始剂量一般为 5mg，每 12 小时 1 次；然后根据病情调整剂量直至理想效果。大多数患者的最高剂量为每 12 小时 200mg，少数患者可能需要更高的剂量（临床报道的最高剂量为每 12 小时 520mg）。

3. 已接受口服吗啡治疗的患者，改用本品的日剂量换算比例为：口服本品 10mg 相当于口服吗啡 20mg。

4. 术后疼痛：使用本品复方胶囊，每次 1～2 粒（每粒含盐酸羟考酮 5mg、对乙酰氨基酚 500mg），间隔 4～6 小时可重复用药 1 次。

5. 癌症、慢性疼痛：使用本品复方胶囊，每次 1～2 粒，每天 3 次。

6. 老年人剂量：老年患者（年龄大于 65 岁）的清除率仅较成人略低；成人剂量和用药间隔时间亦适用于老年患者。

7. 儿童常规剂量：口服给药常用剂量为每次 0.05～0.15mg/kg，每 4～6 小时 1 次，一次用量最多可达 5mg。

【操作要点】

1. 控释片和缓释片必须整片吞服，不得掰开、咀嚼或研磨。如果掰开、嚼碎或研磨药片，会导致本品快速释放和吸收，可能会出现严重不良反应。

2. 本品注射液每支安瓿只能供一名患者一次使用。在安瓿瓶启封后应立即使用，未经使用的溶液应弃去。

3. 本品注射液应在开启后立即使用。如果不能马上使用，在 2～8℃条件下存放的时间不宜超过 24 小时。

4. 对于可能出现麻痹性肠梗阻的患者，不宜服用本品。服药期间，一旦发生或怀疑发生麻痹性肠梗阻时，应立即停药。

5. 一般情况下，不能突然中止阿片类药物治疗。当患者不再需要使用本品治疗时，应逐渐减少剂量以防止戒断症状的发生。

6. 诊断明确的非癌性慢性疼痛（如骨关节疼痛、腰背痛、血管神经性疼痛、神经源性疼痛等）经非阿片类药物治疗无效时，可使用本品。在治疗期间，若发现患者同时找两位以上医师开具此药，用药量剧增或有其他异常行为时应停药。

【不良反应】

1. 严重不良反应：呼吸抑制、呼吸暂停或停止、循环衰竭、低血压和休克。

2. 最常见的不良反应：头昏、眩晕、嗜睡、恶心、呕吐，运动时加重，休息时减轻。

【应急措施】

1. 过量的解救措施：最初应该注意通过开放式导气管设备和

加速或控制换气的设施恢复充分的呼吸交换，根据病情采取支持疗法（包括输氧、静脉输液和升压），治疗用药过量引起的循环休克和肺水肿。如果出现心跳停止或心律失常，应该进行心肺复苏和除颤。必要时洗胃，清除胃内容物可除去未吸收的药物，尤其对于服用持续释放药物制剂。

2. 解救用药：纳洛酮 0.4～0.8mg，静脉注射。必要时，间隔2～3分钟重复给药，或将纳洛酮 2mg 溶于 500ml 0.9% 氯化钠注射液或 5% 葡萄糖注射液中，静脉滴注。根据情况和以往服药的剂量决定药物的滴注速率。由于纳洛酮的作用持续时间相对较短，因此必须严密观察病情，直至患者重新恢复稳定的自主呼吸。

3. 对于少数服药严重过量的患者，静脉注射纳洛酮 0.2mg，继之每 2 分钟增加用药 0.1mg。

4. 过量服用本品的患者，如果临床上未出现明显呼吸抑制或循环障碍，不必使用纳洛酮。对本品产生身体依赖性或可疑产生身体依赖性的患者，慎用纳洛酮。因为在此情况下使用纳洛酮，可能因突然完全阻断阿片类药物的作用，导致急性疼痛发作及急性戒断综合征。

【用药宣教】

1. 告知患者当不再需要服用本品时，应将剩余的药品交回医院。

2. 告知患者不要自己调整用药剂量，必须咨询处方医生。

3. 告知患者服用本品应避免进行有潜在危险性的操作（例如驾驶、操作重型机械等）。

4. 除非在医生的推荐和指导下，患者不应该与酒精、阿片样镇痛药、镇静催眠药、止痛药或其他的中枢神经抑制剂联合使用。当合用另一种中枢神经抑制剂时，可加重危险的中枢神经系统或呼吸抑制作用，进而导致严重的损伤或死亡。

5. 告知患者使用本品超过几个星期的患者不要突然停止用药，应该咨询医生按计划平缓地减少剂量，逐渐停止用药。

6. 告知患者本品是一种可能产生滥用的药物，应该防止药物被盗，并且不能转给处方需要用药之外的任何人。

## 哌替啶

### Pethidine

【药物特点】

1. 本品为人工合成的强效镇痛药。

2. 本品片剂为白色片，本品注射剂为无色的澄明液体。

【用法用量】

1. 口服：每次 50～100mg；极量：每次 150mg，每天 600mg。对于重度癌痛患者，根据患者情况首次剂量可大于常规剂量。

2. 皮下注射、肌内注射：镇痛常用量为 1 次 25～100mg，每天 100～400mg；极量为 1 次 150mg，每天 600mg，2 次用药间隔不宜少于 4 小时。

3. 静脉注射：镇痛剂量 1 次不超过 0.3mg/kg。

4. 硬膜外注射：用于缓解晚期患者的中、重度疼痛，24 小时总量不超过 2.1～2.5mg/kg。晚期癌症患者个体化给药剂量可较常规大，并可逐渐增加至镇痛疗效满意。

【操作要点】

1. 本品静脉注射后可出现外周血管扩张，血压下降，尤其与吩噻嗪类药物（如氯丙嗪等）以及中枢抑制药合用时。

2. 务必在单胺氧化酶抑制剂（如呋喃唑酮、丙卡巴肼等）停用 14 天以上方可给药，而且应先试用小剂量（1/4 常用量）。

3. 注意勿将药液注射到外周神经干附近，否则产生局麻或神经阻滞。

4. 本品长期使用有成瘾性，成瘾后停药可引起戒断症状，应逐渐停药或改用美沙酮替代治疗。

5. 本品有耐受性和成瘾性，通常不能连续使用超过 10 天，否则会很快形成耐受。

6. 本品给药过程中应监测呼吸和循环功能，尤以呼吸功能最为重要。

【不良反应】

1. 常发生头晕、头痛、恶心、呕吐、出汗、口干和面红。过量可致瞳孔散大、惊厥、幻觉、心动过速、血压下降、呼吸抑制、昏迷等。

2. 可产生精神错乱、低血压和定向力障碍。

3. 呼吸抑制和惊厥可能致命。

4. 可出现耐受性和成瘾性，但较吗啡轻。

5. 注射后局部常有反应，极少发生全身过敏反应。

6. 静脉注射可能引起心率增快。

【应急措施】

1. 本品过量，口服者应尽早洗胃以排出胃内毒物，人工呼吸、吸氧；给予升压药提高血压；用肾上腺素 β-受体阻滞剂减慢心率；补充液体维持循环功能。

2. 本品过量，静脉注射纳洛酮 0.005～0.01mg/kg，成年人 0.4mg，亦可用烯丙吗啡作为拮抗药。

3. 本品过量出现兴奋、惊厥时，拮抗药（如纳洛酮和丙烯吗啡）可使症状加重，此时只能用地西泮或巴比妥类药物解救。

4. 本品过量，当血内本品及其代谢产物浓度过高时，可进行血液透析。

【用药宣教】

1. 告知患者未明确诊断的疼痛，尽可能不用本品，以免掩盖病情贻误诊治。

2. 告知患者连续应用本品会成瘾。

3. 应用单胺氧化酶抑制剂的患者须停药 14 天以上，才能使用本品。否则，易引起高热、多汗、严重的呼吸抑制、惊厥、昏迷，终至虚脱而死亡。

# 芬太尼
## Fentanyl

【药物特点】

1. 本品为人工合成的强效麻醉性镇痛药。

2. 本品注射液为无色的澄明液体，透皮贴剂为圆角长方形含有半透明药液的薄膜贴剂。

【用法用量】

1. 麻醉前给药：0.05～0.1mg，于手术前30～60分钟肌内注射。

2. 诱导麻醉：静脉注射0.05～0.1mg，间隔2～3分钟重复注射，直至达到要求；危重患者、年幼及年老患者的用量减小至0.025～0.05mg。

3. 维持麻醉：当患者出现苏醒状时，静脉注射或肌内注射0.025～0.05mg。

4. 一般镇痛及术后镇痛：肌内注射0.05～0.1mg，可控制手术后疼痛、烦躁和呼吸急迫；必要时可于1～2小时后重复给药。

【操作要点】

1. 透皮贴剂的正确使用步骤：①准备：使用前首先用清水清洗贴用部位并擦干；②粘贴：撕去S型透明保护膜，选择前胸、后背或上臂的皮肤平整地贴上；③按压：轻按贴片30秒后沿贴片边缘再按一次，确保贴片与皮肤充分接触。

2. 透皮贴剂选择前胸、后背、上臂、大腿内侧或腹部平坦的部位，避免贴片由于运动或与身体、衣服的摩擦而脱落。

3. 透皮贴剂应贴在毛发少、完整、无破损的皮肤上。

4. 透皮贴剂避免在红肿、水肿、烧伤或放疗的皮肤上贴用。

5. 如需清洗贴剂贴用部位的皮肤，要用清水并擦干，不要用肥皂、洗液、酒精或碘酒，不要用力揉搓皮肤。

6. 避免将贴剂贴用部位直接与热源接触（如热水袋、电热毯、暖气、烤灯、热水浴、桑拿等）。

7. 本品对呼吸的抑制作用弱于吗啡，但静脉注射过快也易抑制呼吸。

8. 在单胺氧化酶抑制药停用14天以上者方可给予本品，且应先小剂量（常用量的1/4）试用。

9. 发热可增加贴剂的皮肤通透性，故发热患者贴剂剂量应减少

1/3。

10. 肝、肾功能不全、老年患者，由于药物清除率低，半衰期长，更易引起呼吸抑制，用量应低于常用量。

11. 给药过程中应监测呼吸和循环功能，尤以呼吸最为重要。

【不良反应】

1. 一般不良反应为发痒、欣快感、眩晕、视物模糊、恶心、呕吐、低血压、胆道括约肌痉挛、喉痉挛及出汗等，偶有肌肉抽搐。

2. 严重不良反应为呼吸抑制、窒息及心动过缓，如不及时治疗，可发生呼吸停止、循环抑制及心脏停搏等，与所有的强效阿片类制剂同。

3. 最严重的不良反应为肺通气不足。

4. 本品有成瘾性。

5. 透皮贴剂用于癌症患者时，通气不足发生率为 2%，便秘发生率为 14%。使用透皮贴剂时偶有局部皮肤发红等反应。

【应急措施】

1. 中毒时解救措施：①维持体温及液体；②出现肌肉强直者，可用肌肉松弛药或吗啡拮抗药（如纳洛酮、丙烯吗啡等）对抗；③如果出现呼吸抑制，立即采用吸氧、人工呼吸等急救措施，必要时亦可用阿片拮抗药，静脉注射纳洛酮 0.005~0.01mg/kg，成年人 0.4mg。

2. 过量引起呼吸抑制的持续时间可比阿片拮抗剂的作用时间长，可能需要重复注射或静脉滴注纳洛酮。如果是使用透皮贴剂导致的呼吸抑制，应立即除去贴剂。

3. 对过量导致的心动过缓者可用阿托品治疗。若发生严重或持续的低血压，可用输液、扩容等措施处理；无效时可采用升血压药，但禁用肾上腺素。

4. 本品戒断症状的处理：用量递减，逐渐停药，或改用美沙酮作为过渡。

【用药宣教】

1. 告知患者第一次使用本品贴剂时应继续使用原镇痛药 12

小时（请遵医嘱）。

2. 告知患者贴用 24 小时后，如果仍感觉疼痛，说明剂量不足，请告知医护人员及时调整剂量。

3. 告知患者如果出现突发性疼痛，应辅助使用速效镇痛药，当每天使用的速效镇痛药超过 3 次，提示需增加透皮贴剂的剂量。

4. 告知患者刚开始本品治疗时，偶尔有头晕、恶心、呕吐等症状，不要轻易放弃治疗，遵医嘱进行对症处理。

5. 告知患者贴片处偶有轻微红疹瘙痒，不必担心；如症状持续，请告知医护人员。

6. 告知患者如出现嗜睡、呼吸次数减少或呼吸困难，请立即通知医护人员。

7. 告知患者本品有成瘾性，不宜长期使用。

8. 告知患者使用本品会有眩晕、视物模糊等不良反应，严禁驾车或操作机器。

## 曲马多
### Tramadol

【药物特点】

1. 本品为非吗啡类强效镇痛药。

2. 本品分散片为白色片；缓释片为白色或类白色，一面有划分线的异形薄膜衣片；注射剂为无色澄清液体；栓剂为白色或类白色圆锥形。

【用法用量】

1. 口服给药：每次 50～100mg，每天 2～3 次，日剂量不超过 400mg。严重疼痛初次可给药 100mg。治疗癌性疼痛时可考虑使用相对大的剂量。缓释片两次服药间隔不得小于 8 小时。

2. 肌内注射：每次 50～100mg，必要时可重复，日剂量不超过 400mg。

3. 静脉注射：每次 0.1g，缓慢注射。

4. 静脉滴注：每天 0.1～0.2g，以 5% 或 10% 葡萄糖注射液稀释后静脉滴注。

5. 直肠给药：成人一次 0.1g，每天 2 次，或遵医嘱，日剂量不超过 0.4g。

【操作要点】

1. 本品与乙醇、镇静剂、镇痛药或其他精神药物合用会引起急性中毒。

2. 本品与中枢神经系统抑制剂（如地西泮）合用时有强化镇静和镇痛的作用，应适当减量；与巴比妥类药物合用可延长麻醉时间。

3. 如用量超过规定剂量或与中枢神经镇静剂合用，可能会出现呼吸抑制。

4. 本品长期使用，应注意耐受性或药物依赖性的形成，疗程不能超过治疗所需，并不适合用作替代治疗药物。

5. 本品有一定程度的耐受性和潜在依赖性，用于镇痛时宜用最低剂量，且不宜用于轻度疼痛。

【不良反应】

1. 常见不良反应为恶心、呕吐、出汗、口干、眩晕、嗜睡，偶尔发生昏迷。少数病例中也可对心血管系统有影响，如心悸、心动过速、直立性低血压和循环性虚脱，尤其在直立、疲劳情况下较易出现。

2. 少见不良反应为头痛、便秘，胃肠功能紊乱，皮肤瘙痒，皮疹。

【应急措施】

1. 本品过量时常规的急救措施是洗胃，维持呼吸和循环，注意保持体温。

2. 可静脉注射拮抗药纳洛酮 0.005 ~ 0.01mg/kg，成年人 0.4mg，必要时 2 ~ 3 分钟可重复 1 次。纳洛酮可部分对抗本品作用，但增加癫痫发作的风险。

3. 本品中毒时出现的痉挛可采用苯二氮卓类药物（如地西泮）解除。血液透析无作用，因为经血液透析 4 小时后仅能清除给药量的 7%。

【用药宣教】

1. 告知患者本品缓释片剂应吞服，勿嚼碎。

2. 告知患者本品有可能影响患者的驾驶或机械操作的反应能力。

3. 告知患者长期使用本品，应注意耐受性或药物依赖性的形成。

4. 告知患者用药期间注意监测肝、肾功能，出现明显改变时告知医护人员，以便及时调整剂量。

# 地西泮
## Diazepam

【药物特点】

1. 本品属长效的苯二氮卓类药物。

2. 本品片剂为白色片；注射液为几乎无色至黄绿色的澄明液体。

【用法用量】

**1. 口服**

（1）抗焦虑：每次 2.5～10mg，每天 2～4 次。

（2）催眠、急性酒精戒断：第一天每次 10mg，3～4 次；以后按需要减少到每次 5mg，每天 3～4 次。

（3）癫痫：每次 2.5～10mg，每天 2～4 次。

（4）肌肉痉挛：每次 2.5～10mg，每天 3～4 次。

（5）酒精戒断综合征：第 1 天每次 10mg，每天 3～4 次。然后根据需要逐渐增加用量。

**2. 肌内注射**

（1）基础麻醉或全麻：10～30mg.

（2）镇静、催眠或急性酒精戒断：开始用 10mg，以后按需每隔 3～4 小时加 5～10mg。24 小时总量以 40～50mg 为限。

（3）解除肌肉痉挛：最初 5～10mg，以后按需增加可达到最大限用量。破伤风时可能需要较大剂量。

**3. 静脉注射**

（1）癫痫持续状态和严重复发性癫痫：开始时静脉注射 10mg，每间隔 10～15 分钟可按需重复，达 30mg。需要时可在

2～4 小时后重复治疗.

（2）解除肌肉痉挛：最初 5～10mg，以后按需增加可达到最大限用量。

【操作要点】

1. 本品注射剂含苯甲醇，禁止用于儿童肌内注射。

2. 如遇本品注射液变色、结晶、浑浊、异物，应禁用。

3. 癫痫患者突然停用本品可引起癫痫持续状态。

4. 本品可使精神抑郁病情加重，甚至产生自杀倾向，应采取预防措施。

5. 避免本品长期大量使用而成瘾。如长期使用应逐渐减量，不宜骤停。

6. 对本类药耐受量小的患者初用量宜小，逐渐增加剂量。

7. 老年人对本品较敏感，用量应酌减。

8. 幼儿中枢神经系统对本品异常敏感，应谨慎给药。

9. 孕妇、妊娠期妇女、新生儿禁用或慎用。

【不良反应】

1. 本品可致嗜睡、轻微头痛、乏力、运动失调，与剂量有关。老年患者更易出现以上反应。

2. 偶见低血压、呼吸抑制、视物模糊、皮疹、尿潴留、忧郁、精神紊乱、白细胞减少。高剂量时少数人出现兴奋不安。

3. 长期应用可致耐受与依赖性；突然停药可出现戒断症状。

【应急措施】

1. 出现过敏症状，立即停药并给予对症处理。

2. 出现低血压时，嘱患者卧床休息。

3. 超量或中毒时出现持续的精神错乱、严重嗜睡、抖动、语言不清、蹒跚、心跳异常减慢、呼吸短促或困难、严重乏力，宜及早对症处理，包括催吐或洗胃以及呼吸循环方面的支持疗法。

4. 苯二氮䓬类受体拮抗剂氟马西尼（flumazenil）可用于该类药物过量中毒的解救和诊断。中毒出现兴奋异常时，不能用巴比妥类药。

【用药宣教】

1. 告知患者使用本品可有头痛等不良反应。

2. 告知患者使用本品可导致困倦，不宜从事危险性工作，如驾车、操作机械等。

## 氟哌啶醇

### Haloperidol

【药物特点】

1. 本品为丁酰苯类抗精神病药的代表药物。

2. 本品片剂为白色片；注射剂为无色的澄明液体。

【用法用量】

1. 口服：①治疗精神分裂症，口服从小剂量开始，起始剂量每次 2～4mg，每天 2～3 次，逐渐增加至常用量每天 10～40mg，维持剂量每天 4～20mg。②治疗抽动-秽语综合征，每次 1～2mg，每天 2～3 次。

2. 肌内注射：常用于兴奋躁动和精神运动性兴奋，成人剂量每次 5～10mg，每天 2～3 次，安静后改为口服。

3. 静脉滴注：10～30mg 用 250～500ml 葡萄糖注射液稀释后滴注。

【操作要点】

1. 本品注射液颜色变深或沉淀时禁止使用。

2. 本品应从小剂量开始，缓慢增加剂量，以避免出现锥体外系反应及迟发性运动障碍。

【不良反应】

1. 多见锥体外系反应，降低剂量可减轻或消失。长期应用可引起迟发性运动障碍。尚可引起失眠、头痛、口干及消化道症状。

2. 大剂量长期使用可引起心律失常、心肌损伤。

【应急措施】

1. 发生过敏反应时，立即停止用药并给予对症处理。

2. 本品中毒可见高热、心电图异常、白细胞减少及粒细胞缺乏。本品无特效拮抗剂，发现超剂量症状时应采取对症及支持疗法。

【用药宣教】

1. 告知患者用药期间不宜驾驶车辆、操作机械或高空作业。

2. 告知患者用药期间应定期检查肝功能与白细胞计数。

# 咪达唑仑

## Midazolam

【药物特点】

1. 本品为苯二氮䓬类药。

2. 本品片剂为薄膜包衣片，除去包衣后显白色或类白色。注射剂为无色或几乎无色澄明液体。

【用法用量】

1. 麻醉前给药：在麻醉诱导前 20 ~ 60 分钟使用，剂量为 0.05 ~ 0.075mg/kg，肌内注射，老年患者剂量酌减；全麻诱导常用 5 ~ 10mg（0.1 ~ 0.15mg/kg）。

2. 局部麻醉或椎管内麻醉辅助用药：分次静脉注射 0.03 ~ 0.04mg/kg。

3. ICU 患者镇静：先静脉注射 2 ~ 3mg，继之以 0.05mg/（kg·h）静脉滴注维持。

【操作要点】

1. 肌内注射时用 0.9% 氯化钠注射液稀释；静脉给药用 0.9% 氯化钠注射液、5% 或 10% 葡萄糖注射液、5% 果糖注射液、林格氏液稀释。

2. 本品与 6% 葡聚糖、碱性注射液有物理配伍禁忌。

3. 本品长期静脉注射，突然撤用可引起戒断综合征。

4. 本品只能一次性用于一个患者，用后剩余本品必须弃去。

【不良反应】

1. 常见的不良反应有低血压、谵妄、幻觉、心悸、皮疹、过度换气。

2. 少见不良反应有视物模糊、头痛、头晕、手脚无力与麻刺感。

3. 其他有心率加快、血栓性静脉炎、皮肤红肿、呼吸抑制。

【应急措施】

1. 本品过量一般主要表现是药理作用的增强，从过度镇静到昏迷、精神失常、昏睡、肌肉松弛或异常兴奋。在大多数情况下，只需注意监测生命体征即可。

2. 严重过量可导致昏迷、反射消失、呼吸循环抑制和窒息，需采取相应的措施（人工呼吸、循环支持），以及采用苯二氮䓬类受体拮抗剂（如氟马西尼）逆转。

3. 出现过敏反应，立即停止用药。

4. 出现静脉炎时，给予对症处理。

【用药宣教】

1. 告知患者肌内或静脉注射本品后至少3个小时不能离开医院或诊室，之后应有人伴随才能离开；至少12个小时内不得开车或操作机械等。

2. 告知患者使用本品12小时前、后不得饮用含酒精的饮料。

# 附录一　处方常用拉丁词缩写与中文对照表

## 处方常用拉丁词缩写与中文对照表

| 缩写 | 拉丁文 | 中文 |
| --- | --- | --- |
| aa. | Ana | 各 |
| a. c. | Ante cibos | 饭前 |
| a. d. | Ante decubitum | 睡前 |
| a. h. | Alternis horis | 每2小时，隔1小时 |
| a. j. | Ante jentaculum | 早饭前 |
| a. m. | Ante meridiem | 上午，午前 |
| a. p. | Ante parndium | 午饭前 |
| a. u. agit | Ante usum agitetur | 使用前振荡 |
| Abs. febr. | Absente febri | 不发热时 |
| Ac.；acid. | Acidum | 酸 |
| Ad.；add | Ad | 到、为、加至 |
| Ad lid | Ad libitum | 随意、任意量 |
| Ad us | Ad usum | 应用 |
| Ad us. ext | Ad usum externum | 外用 |
| Ad us. int. | Ad usum internum | 内服 |
| Alt. die.（a. d.） | Alternis diebus | 隔日 |
| Amp. | Ampulla | 安瓿 |
| Abt. ccen. | Ante coenam | 晚饭前 |
| Aq. | Aqua | 水 |
| Aq. bull | Aqua bulliens | 开水，沸水 |
| Aq. cal. | Aqua calida | 热水 |
| Ap. com | Aqua communis | 普通水 |
| Ap. dest. | Aqua destillata | 蒸馏水 |
| Ap. ferv. | Aqua fervens | 热水 |

续表

| 缩写 | 拉丁文 | 中文 |
|---|---|---|
| Ap. font. | Aqua fontana | 泉水 |
| Ap. steril. | Aqua sterilisata | 无菌水 |
| b. i. d. | Bis in die | 1 日 2 次 |
| Cap | Cape，capiat | 应服用 |
| Caps. amyl. | Capsula amylacea | 淀粉囊 |
| Caps. gelat. | Capsula gelatinosa | 胶囊 |
| Caps. dur. | Capsula dura | 硬胶囊 |
| Caps. moll. | Capsula mollis | 软胶囊 |
| Catapl. | Cataplasma | 泥罨剂 |
| c. c | Centimetrum cubicum | 西西，立方厘米 |
| c. g. | Centigramma | 厘克，百分之一厘米 |
| Cit. | Cito | 快 |
| Collum. | Collunarium | 洗鼻剂 |
| Collut. | Collutorium | 漱口剂 |
| Collyr. | Collyrium | 洗眼剂 |
| Co. | Compcitus | 复方的 |
| Ccen. | Coena | 晚饭 |
| Cons | Consperus | 撒布剂 |
| Cort. | Cortex | 皮 |
| Crem. | Cremor | 乳剂 |
| c. t. | Cutis testis | 皮试 |
| d. | Da，dentur | 给予，须给予 |
| d. d | De die | 每日 |
| d. i. d | Dies in dies | 每日，日日 |
| d. in amp. | Da in ampullis | 给安瓿 |

续表

| 缩写 | 拉丁文 | 中文 |
|---|---|---|
| d. in caps. | Da in capsulis | 给胶囊 |
| Dec. | Decoctum | 煎剂 |
| Deg. | Deglutio | 吞服 |
| Dest. | Destillatus | 蒸馏的 |
| Dg. | Decigramma | 分克 |
| Dieb. alt | Diebus alternis | 间日，每隔一日 |
| Dil. | Dilue，dilutus | 稀释，稀的 |
| Dim. | Dimidius | 一半 |
| Div. | Divide | 分开，分成 |
| Div. in p. | Divide in partes | 分……次服用 |
| Div. inpar. aeg | Divide inpartis aegualis | 分成等分 |
| d. t. d | Da tales doses | 给予此量 |
| Em.；emuls | Emulsum，emulsio | 乳剂 |
| Emp. | Emplastrum | 硬膏（剂） |
| Ext | Externus | 外部的 |
| Extr. | Extractum | 浸膏 |
| Feb. urg | Febri urgente | 发热时 |
| Fl. | Flos，flose | 花 |
| Fol. | Folium folia | 叶 |
| Fort. | Fortis | 强的，浓的 |
| Fr. | Fructus | 果实 |
| Garg. | Gargarisma | 含漱剂 |
| g.；gm. | Gramma，grammata | 克 |
| h. | Hora | 小时 |
| Hb. | Herba | 草 |

续表

| 缩写 | 拉丁文 | 中文 |
| --- | --- | --- |
| h. d. | Hora decubitus | 睡觉时，就寝时 |
| h. s. | Hora somni | 睡觉时 |
| h. s. s | Hora somni sumendus | 睡觉服用 |
| Hod. | Hodie | 今日 |
| In. d | In die | 每日 |
| Inf. | Inrfsum | 浸剂 |
| Inj. | Injectio | 注射剂 |
| i. h. | Injectio hypodermatica | 皮下注射 |
| i. m. | Injectio musculosa | 肌内注射 |
| i. v. | Injectio venosa | 静脉注射 |
| Lin. | Inimentum | 擦剂 |
| Liq. | Liquor，liquidus | 溶液，液体的 |
| Lit. | Litrum | 升 |
| Lot | Lotio | 洗剂 |
| Mist. | Mistura | 合剂 |
| Ml. | Millilitrum | 毫升 |
| Mg. | Milligramma | 毫克 |
| Muc. | Mucilago | 胶浆剂 |
| N | Nocte | 夜晚 |
| n. et. m | Nocte et mane | 在早晚 |
| Neb. | Nebula | 喷雾剂 |
| o. d. | Omni die | 每日 |
| O. D. | Oculus dexter | 右眼 |
| O. L. | Oculus laevus | 左眼 |
| O. S. | Oculus sinister | 左眼 |

| 缩写 | 拉丁文 | 中文 |
|---|---|---|
| O. U. | Oculi utrigue | 双眼 |
| Ol. | Oleum | 油 |
| Om. bid. | Omni biduo | 每2日 |
| Om. d.（o. d.） | Omni die | 每日 |
| Om. hor.（o. h.） | Omni hora | 每小时 |
| Om. man. | Omni mane | 每日早晨 |
| Om. noc.（o. n.） | Omni nocte | 每日晚上 |
| p. c. | Post cibos | 饭后 |
| p. o. | Per os | 口服 |
| Pil. | Pilula | 丸剂 |
| p. j. | Post jentaculum | 早饭后 |
| p. m. | Post meridiem | 午后 |
| p. prand. | Post prandium | 午饭后 |
| Pcoen. | Post coenam | 晚饭后 |
| Pro us. ext | Pro usu externo | 外用 |
| Pro. us. int. | Pro usu interno | 内用，内服 |
| Pro us. med. | Pro usu medicinali | 药用 |
| Pro us. vet. | Prousu veterinario | 兽医用 |
| Pulv. | Pulvis | 粉剂、散剂 |
| Pt. | Partes | 部分 |
| p. r. n. | Pro kre nata | 必要时 |
| q. d. | Quaque die | 每日 |
| q. i. d. | Quarter in die | 每日4次 |
| q. h. | Quaque hora | 每1小时 |
| q. 4. h. | Quaque 4 hora | 每4小时 |

续表

| 缩写 | 拉丁文 | 中文 |
|------|--------|------|
| q. l. | Quantum libet | 任意量 |
| q. n. | Quante nocte | 每日晚上 |
| q. s. | Quantum sufficit | 足够量 |
| | Quantum satis | 足够量，适量 |
| q. semih. | Quaque semihora | 每半小时 |
| r. ; rad | Radix | 根 |
| Rec | Recens | 新鲜的 |
| Rp. | Recipe | 取 |
| Rhiz. | Rhizoma | 根茎 |
| s. ; sig. | Signa，signetur | 标记，指示 |
| s. i. d | Semel in die | 每日 1 次 |
| s. l | Saccharum lactis | 乳糖 |
| s. o. s | Si opus（est）sit | 需要时 |
| Sem. | Semen | 种子 |
| Ser. ; syr. | Sirupu，ssyrupus | 糖浆 |
| Solut. | Solutio | 溶液 |
| Semih. | Semihora | 半小时 |
| Sp. | Spiritus | 醑剂 |
| Stat. ; st | Statim | 立刻，立即 |
| Supp. | Suppositouium | 栓剂 |
| t. i. d. | Ter in die | 每日 3 次 |
| t. ; tr. | Tinctura | 酊剂 |
| Troch. | Trochscus | 锭剂，糖锭 |
| Tab. | Tabella | 片剂 |
| Us. | Usus | 应用，用途 |
| Ug. ; ung. | Unguentum | 软膏 |
| Us. ext. | Usus externus | 外用 |

# 附录二　生活质量评价量表

生活质量评价量表 SF-36（short form 36 questionnaire），是在 1988 年 Stewartse 研制的医疗结局研究量表（medical outcomes study-short from，MOS SF）的基础上，由美国波士顿健康研究发展而来。1991 年浙江大学医学院社会医学教研室翻译了中文版的 SF-36。

SF-36 量表的内容：

1. 总体来讲，您的健康状况是（权重或得分依次为 5，4，3，2，1）：

①非常好　　　　　　②很好　　　　　　③好

④一般　　　　　　　⑤差

2. 跟 1 年以前比，您觉得自己的健康状况是（权重或得分依次为 5、4，3，2，1）：

①比 1 年前好多了　　②比 1 年前好一些

③跟 1 年前差不多　　④比 1 年前差一些

⑤比 1 年前差多了

3. 以下这些问题都和日常活动有关。请您想一想，您的健康状况是否限制了这些活动？如果有限制，程度如何？（权重或得分依次为 1，2，3）

（1）重体力活动（如跑步举重、参加剧烈运动等）：

①限制很大　　　　　②有些限制　　　　　③毫无限制

（2）适度的活动（如移动一张桌子、扫地、打太极拳、做简单体操等）：

①限制很大　　　　　②有些限制　　　　　③毫无限制

（3）手提日用品（如买菜、购物等）：

①限制很大　　　　　②有些限制　　　　　③毫无限制

（4）上几层楼梯：

①限制很大　　　　　②有些限制　　　　　③毫无限制

（5）上一层楼梯：

①限制很大　　　　　②有些限制　　　　　③毫无限制

（6）弯腰、屈膝、下蹲：

①限制很大　　　　　②有些限制　　　　　③毫无限制

（7）步行1500米以上的路程：

①限制很大　　　　　②有些限制　　　　　③毫无限制

（8）步行1000米的路程：

①限制很大　　　　　②有些限制　　　　　③毫无限制

（9）步行100米的路程：

①限制很大　　　　　②有些限制　　　　　③毫无限制

（10）自己洗澡、穿衣：

①限制很大　　　　　②有些限制　　　　　③毫无限制

4. 在过去4个星期里，您的工作和日常活动有无因为身体健康的原因而出现以下这些问题？

（1）减少了工作或其他活动时间（权重或得分依次为1，2）：

①是　　　　　　　　②不是

（2）本来想要做的事情只能完成一部分：

①是　　　　　　　　②不是

（3）想要干的工作或活动种类受到限制：

①是　　　　　　　　②不是

（4）完成工作或其他活动困难增多（比如需要额外的努力）：

①是　　　　　　　　②不是

5. 在过去4个星期里，您的工作和日常活动有无因为情绪的原因（如压抑或忧虑）而出现以下这些问题？（权重或得分依次为1，2）

（1）减少了工作或活动时间：

①是　　　　　　　　②不是

（2）本来想要做的事情只能完成一部分：

①是　　　　　　　　②不是

（3）干事情不如平时仔细：

①是　　　　　　　　②不是

6. 在过去4个星期里，您的健康或情绪不好在多大程度上影

响了您与家人、朋友、邻居或集体的正常社会交往？（权重或得分依次为5，4，3，2，1）

①完全没有影响　　　　②有一点影响　　　　③中等影响

④影响很大　　　　　　⑤影响非常大

7. 在过去4个星期里，您有身体疼痛吗？（权重或得分依次为6，5.4，4.2，3.1，2.2，1）

①完全没有疼痛　　　　②有一点疼痛　　　　③中等疼痛

④严重疼痛　　　　　　⑤很严重疼痛

8. 在过去4个星期里，您的身体疼痛影响了您的工作和家务吗？

①完全没有影响　　　　②有一点影响　　　　③中等影响

④影响很大　　　　　　⑤影响非常大

（如果7无8无，权重或得分依次为6，4.75，3.5，2.25，1.0；如果为7有8无，则为5，4，3，2，1）

9. 以下这些问题是关于过去1个月里您自己的感觉，对每一条问题所说的事情，您的情况是什么样的？

（1）您觉得生活充实（权重或得分依次为6，5，4，3，2，1）：

①所有的时间　　　②大部分时间　　　③比较多时间

④一部分时间　　　⑤小部分时间　　　⑥没有这种感觉

（2）您是一个敏感的人（权重或得分依次为1，2，3，4，5，6）：

①所有的时间　　　②大部分时间　　　③比较多时间

④一部分时间　　　⑤小部分时间　　　⑥没有这种感觉

（3）您的情绪非常不好，什么事都不能使您高兴起来（权重或得分依次为1，2，3，4，5，6）：

①所有的时间　　　②大部分时间　　　③比较多时间

④一部分时间　　　⑤小部分时间　　　⑥没有这种感觉

（4）您的心理很平静（权重或得分依次为6，5，4，3，2，1）：

①所有的时间　　　②大部分时间　　　③比较多时间

④一部分时间　　　⑤小部分时间　　　⑥没有这种感觉

（5）您做事精力充沛（权重或得分依次为6，5，4，3，2，1）：

①所有的时间 ②大部分时间 ③比较多时间
④一部分时间 ⑤小部分时间 ⑥没有这种感觉

（6）您的情绪低落（权重或得分依次为1，2，3，4，5，6）：

①所有的时间 ②大部分时间 ③比较多时间
④一部分时间 ⑤小部分时间 ⑥没有这种感觉

（7）您觉得筋疲力尽（权重或得分依次为1，2，3，4，5，6）：

①所有的时间 ②大部分时间 ③比较多时间
④一部分时间 ⑤小部分时间 ⑥没有这种感觉

（8）您是个快乐的人（权重或得分依次为6，5，4，3，2，1）：

①所有的时间 ②大部分时间 ③比较多时间
④一部分时间 ⑤小部分时间 ⑥没有这种感觉

（9）您感觉厌烦（权重或得分依次为1，2，3，4，5，6）：

①所有的时间 ②大部分时间 ③比较多时间
④一部分时间 ⑤小部分时间 ⑥没有这种感觉

10. 不健康影响了您的社会活动（如走亲访友）（权重或得分依次为1，2，3，4，5）：

①所有的时间 ②大部分时间 ③比较多时间
④一部分时间 ⑤小部分时间 ⑥没有这种感觉

总体健康情况

11、请看下列每一条问题，哪一种答案最符合您的情况（权重或得分依次为1，2，3，4，5）？

（1）我好象比别人容易生病：

①绝对正确 ②大部分正确 ③不能肯定
④大部分错误 ⑤绝对错误

（2）我跟周围人一样健康（权重或得分依次为5，4，3，2，1）：

①绝对正确 ②大部分正确 ③不能肯定

④大部分错误　　　⑤绝对错误

（3）我认为我的健康状况在变坏（权重或得分依次为1，2，3，4，5）：

①绝对正确　　　②大部分正确　　　③不能肯定

④大部分错误　　　⑤绝对错误

（4）我的健康状况非常好（权重或得分依次为5，4，3，2，1）：

①绝对正确　　　②大部分正确　　　③不能肯定

④大部分错误　　　⑤绝对错误

# 附录三  体力活动状态评分表

体力活动状态评分

评价患者的体力活动状态（performance status，PS），即从患者的体力来了解其一般健康状况和对治疗耐受能力。HCC 通常也采用美国东部肿瘤协作组（ECOG）评分系统，具体如下：

0 分：活动能力完全正常，与起病前活动能力无任何差异。

1 分：能自由走动及从事轻体力活动，包括一般家务或办公室工作，但不能从事较重的体力活动。

2 分：能自由走动及生活自理，但已丧失工作能力，日间不少于一半日间时间可以起床活动。

3 分：生活仅能部分自理，日间一半以上时间卧床或坐轮椅。

4 分：卧床不起，生活不能自理。

5 分：死亡。

# 附录四　临床常见化疗毒副反应分级标准（WHO）

| | 指标 | 0级 | 1级 | 2级 | 3级 | 4级 |
|---|---|---|---|---|---|---|
| 血液系统 | 白细胞（×10$^9$/L） | >4 | <4 | <3 | <2 | <1 |
| | 中性粒细胞（×10$^9$/L） | >2 | <2 | <1.5 | <1.0 | <0.5 |
| | 血小板（×10$^9$/L） | >100 | <100 | <75 | <50 | <25 |
| | 血红蛋白（g/L） | >110 | <110 | <95 | <80 | <65 |
| | 出血 | 无 | 瘀斑 | 轻度 | 中度 | 重度+病危 |
| 消化系统 | 恶心、呕吐 | 无 | 恶心 | 呕吐可控制 | 频吐可治疗 | 频吐，难治疗 |
| | 腹泻 | 无 | 短暂，2天缓解 | 可耐受 | 需治疗 | 伴脱水、血便 |
| | 胆红素 | <1.25 ULN | <2.5 ULN | <5 ULN | <10 ULN | >10 ULN |
| | 转氨酶 | <1.25 ULN | <2.5 ULN | <5 ULN | <10 ULN | >10 ULN |
| | 口腔炎 | 无 | 疼痛、红斑 | 溃疡，能进流质 | 溃疡，不能进食 | 坏死 |
| 泌尿系统 | 肌酐 | <1.25 ULN | <2.5 ULN | <5 ULN | <10 ULN | >10 ULN，尿毒症 |
| | 尿素氮 | <1.25 ULN | <2.5 ULN | <5 ULN | <10 ULN | >10 ULN，尿毒症 |
| | 蛋白质（g/L） | | +，<3 | ++，<10 | +++，>10 | ++++，肾综 |
| | 血尿 | | 镜下 | 肉眼 | 血块 | 并发尿路梗阻 |

续表

| | 指标 | 0级 | 1级 | 2级 | 3级 | 4级 |
|---|---|---|---|---|---|---|
| 神经 | 周围神经 | | 感觉运动异常 | 严重感觉运动异常 | 需治疗，影响 ADL | 瘫痪 |
| | 便秘 | | 轻度 | 中度 | 腹胀 | 腹胀呕吐 |
| 心脏 | 心律紊乱 | | 心律>110 | 房早 | 多灶性早搏 | 室性心律紊乱 |
| | 功能 | | 有异常体征 | 短暂心功不全 | 心功不全需治疗 | 心衰 |
| 肺 | | | 轻微症状 | 活动后呼吸困难 | 休息时呼吸困难 | 绝对卧床 |
| 脱发 | | | 轻度 | 中度 | 全脱可再生 | 全脱不可再生 |
| 皮肤 | | | 红斑色素沉着 | 干性脱皮水疱瘙痒 | 湿性脱皮水疱瘙痒 | 剥脱性皮炎坏死 |
| 药物热 | | | <38 | <40 | >40 | 伴血压下降 |
| 感染 | | | 轻 | 中 | 重 | 休克 |
| 过敏 | | | 水肿 | 支气管痉挛 | 支气管痉挛需治疗 | 休克 |
| 疼痛 | | | 轻 | 中 | 重 | 顽固性疼痛 |

| 指标 | 0 级 | 1 级 | 2 级 | 3 级 | 4 级 |
|---|---|---|---|---|---|
| 皮疹 | | 斑丘疹，红斑 | 伴瘙痒，局部脱皮 <5% BSA | 红斑、水疱 >50% BSA | 剥脱性皮炎 |
| 手足综合征 | | 红斑疼痛 | 水疱、水肿出血性疼痛 | 溃疡，影响功能 | |
| LEVI 专用神经毒性 | | 短期感觉异常 | 感觉异常持续整个治疗过程中 | 功能障碍 | |

注：ULN：正常参考值上限；BSA：体表面积

# 附录五　常用肿瘤标志物临床意义

## 1. 甲胎蛋白（AFP）

AFP 是胚胎期肝脏和卵黄囊合成的一种糖蛋白，在正常成人血循环中含量极微 <20μg/L。AFP 是诊断原发性肝癌的最佳标志物，诊断阳性率为 60%～70%。血清 AFP >400μg/L 持续 4 周，或 200～400μg/L 持续 8 周者，结合影像检查，可作出原发性肝癌的诊断。急、慢性肝炎，肝硬化患者血清中 AFP 浓度可有不同程度升高，其水平常 <300μg/L；生殖胚胎性肿瘤（睾丸癌，畸胎瘤）可见 AFP 含量升高。

## 2. 癌胚抗原（CEA）

癌胚抗原是从胎儿及结肠癌组织中发现的一种糖蛋白胚胎抗原，属于广谱性肿瘤标志物。血清 CEA 正常参考值 <5μg/L。CEA 在恶性肿瘤中的阳性率依次为结肠癌（70%）、胃癌（60%）、胰腺癌（55%）、肺癌（50%）、乳腺癌（40%）、卵巢癌（30%）、子宫癌（30%）。部分良性疾病直肠息肉、结肠炎、肝硬化、肺部疾病也有不同程度的 CEA 水平升高，但升高程度和阳性率较低。

## 3. 癌抗原 125（CA125）

CA125 存在于上皮卵巢癌组织和患者血清中，是研究最多的卵巢癌标记物，在早期筛查、诊断、治疗及预后的应用研究均有重要意义。CA125 对卵巢上皮癌的敏感性可达约 70%。其他非卵巢恶性肿瘤（宫颈癌、宫体癌、子宫内膜癌、胰腺癌、肺癌、胃癌、结/直肠癌、乳腺癌）也有一定的阳性率。良性妇科病（盆腔炎、卵巢囊肿等）和早期妊娠可出现不同程度的血清 CA125 水平升高。

## 4. 癌抗原 15-3（CA15-3）

CA15-3 可作为乳腺癌辅助诊断，术后随访和转移复发的指标。对早期乳腺癌的敏感性较低（60%），晚期的敏感性为 80%，转移性乳腺癌的阳性率较高（80%）。其他恶性肿瘤也有一定的阳性率，如肺癌、结肠癌、胰腺癌、卵巢癌、子宫颈癌、原发性肝癌等。

### 5. 糖类抗原 19-9（CA19-9）

CA19-9 是一种与胃肠道癌相关的糖类抗原，通常分布于正常胎儿胰腺、胆囊、肝、肠及正常成年人胰腺、胆管上皮等处。检测患者血清 CA19-9 可作为胰腺癌、胆囊癌等恶性肿瘤的辅助诊断指标，对监测病情变化和复发有很大意义。胃癌、结/直肠癌、肝癌、乳腺癌、卵巢癌、肺癌等患者的血清 CA19-9 水平也有不同程度的升高。某些消化道炎症（如急性胰腺炎、胆囊炎、胆汁淤积性胆管炎、肝炎、肝硬化等）。

### 6. 癌抗原 50（CA50）

CA50 是胰腺和结、直肠癌的标志物，是最常用的糖类抗原肿瘤标志物，因其广泛存在胰腺、胆囊、肝、胃、结/直肠、膀胱、子宫，它的肿瘤识别谱比 CA19-9 广，因此它又是一种普遍的肿瘤标志相关抗原，而不是特指某个器官的肿瘤标志物。CA50 在多种恶性肿瘤中可检出不同的阳性率，对胰腺癌和胆囊癌的阳性检出率居首位，占 94.4%；其他依次为肝癌（88%）、卵巢与子宫癌（88%）和恶性胸水（80%）等。可用于胰腺癌、胆囊癌等肿瘤的早期诊断，对肝癌、胃癌、结直肠癌及卵巢肿瘤诊断亦有较高价值。

### 7. 糖类抗原 242（CA242）

CA242 是与胰腺癌、胃癌、大肠癌相关的糖脂类抗原。血清 CA242 用于胰腺癌、大肠癌的辅助诊断，有较好的敏感性（80%）和特异性（90%）。肺癌，肝癌，卵巢癌患者的血清 CA242 含量可见升高。

### 8. 胃癌相关抗原（CA72-4）

CA72-4 是目前诊断胃癌的最佳肿瘤标志物之一，对胃癌具有较高的特异性，其敏感性可达 28% ～80%，若与 CA19-9 及 CEA 联合检测可以监测 70% 以上的胃癌。CA72-4 水平与胃癌的分期有明显的相关性，一般在胃癌的 Ⅲ-Ⅳ 期增高，对伴有转移的胃癌患者，CA72-4 的阳性率更远远高于非转移者。CA72-4 水平在术后可迅速下降至正常。在 70% 的复发病例中，CA72-4 浓度首先升高。与其他标志物相比，CA72-4 最主要的优势是其对良性病变的鉴别诊断有极高的特异性，在众多的良性胃病患者中，其检出率仅 0.7％。结/直肠癌、胰腺癌、肝癌、肺癌、乳腺癌、卵巢癌也有一定的阳性率。

### 9. 铁蛋白（SF）

铁蛋白升高可见于下列肿瘤：急性白血病、何杰金氏病、肺癌、结肠癌、肝癌和前列腺癌。检测铁蛋白对肝脏转移性肿瘤有诊断价值，76％的肝转移患者铁蛋白含量高于 $400\mu g/L$。当肝癌时，AFP 测定值较低的情况下，可用铁蛋白测定值补充，以提高诊断率。在色素沉着、炎症、肝炎时铁蛋白也会升高。升高的原因可能是由于细胞坏死，红细胞生成被阻断或肿瘤组织中合成增多。

### 10. 前列腺特异抗原（PSA）

PSA 是由人前列腺上皮细胞合成并分泌至精浆中的一种糖蛋白，PSA 主要存在于前列腺组织中，女性体内不存在，正常男性血清中 PSA 的含量很低，血清参考值 $<4\mu g/L$；PSA 具有器官特异性，但不具有肿瘤特异性。诊断前列腺癌的阳性率为 80％。良性前列腺疾病也可见血清 PSA 水平不同程度升高。血清 PSA 测定是前列腺癌术后复发转移和疗效观察的监测指标。在血液中以两种形式存在：结合 PSA 和游离 PSAF-PSA/TPSA 比值是鉴别前列腺癌和良性前列腺疾病的有效指标。F-PSA/T-PSA $>0.25$ 多为良性疾病；F-PSA/T-PSA $<0.16$ 高度提示前列腺癌。

### 11. 前列腺酸性磷酸酶（PAP）

前列腺癌血清 PAP 升高，是前列腺癌诊断、分期、疗效观察及预后的重要指标。前列腺炎和前列腺增生 PAP 也有一定程度的增高。

### 12. β2 微球蛋白（β2-MG）

β2 微球蛋白（β2-microglobulin）表达在大多数有核细胞表面。临床上多用于诊断淋巴增殖性疾病，如白血病、淋巴瘤及多发性骨髓瘤。其水平与肿瘤细胞数量、生长速率、预后及疾病活动性有关。此外，根据此水平还可用于骨髓瘤患者分期。血清 β2-MG 可以在肾衰竭、炎症及多种疾病中均可增高。故应排除由于某些炎症性疾病或肾小球滤过功能减低所致的血清 β2-MG 增高。

### 13. 神经元特异性烯醇化酶（NSE）

NSE 为烯醇化酶的一种同工酶。NSE 是小细胞肺癌（SCLC）

的肿瘤标志物，诊断阳性率为91%。有助于小细胞肺癌和非小细胞肺癌（NSCLC）的鉴别诊断。对小细胞肺癌的疗效观察和复发监测也有重要价值。神经母细胞瘤、神经内分泌细胞瘤的血清NSE浓度可明显升高。

### 14. 细胞角蛋白 19（Cyfra21-1）

Cyfra21-1 是细胞角蛋白-19 的可溶性片段。Cyfra21-1 是非小细胞肺癌，特别是肺鳞癌的首选标志物。与 CEA 和 NSE 联合检测对肺癌的鉴别诊断，病情监测有重要价值。Cyfra21-1 对乳腺癌、膀胱癌、卵巢癌也是很好的辅助诊断和治疗监测指标。

### 15. 鳞状细胞癌抗原（SCCA）

鳞状细胞癌抗原（SCCA）是从宫颈鳞状上皮细胞癌组织提取的肿瘤相关抗原 TA-4，正常人血清含量极微 <2.5μg/L。SCCA 是鳞癌的肿瘤标志物，适用于宫颈癌、肺鳞癌、食管癌、头颈部癌、膀胱癌的辅助诊断、治疗观察和复发监测。

### 16. 核基质蛋白-22（NMP-22）

NMP-22（NuclearMatrixProtein-22）是细胞核骨架的组成成分。与细胞的 DNA 复制、RNA 合成、基因表达调控、激素结合等密切相关。膀胱癌时大量肿瘤细胞凋亡并将 NMP22 释放入尿，尿中 NMP22 可增高 25 倍。以 10kU/ml 为临界值，对膀胱癌诊断的敏感度为 70%，特异度 78.5%；对浸润性膀胱癌诊断的敏感度为 100%。

### 17. α-L-岩藻糖苷酶（AFU）

AFU 是对原发性肝细胞性肝癌检测的又一敏感、特异的新标志物。原发性肝癌患者血清 AFU 活力显著高于其他各类疾患（包括良性、恶性肿瘤）。血清 AFU 活性动态曲线对判断肝癌治疗效果、估计预后和预报复发有着极其重要的意义，甚至优于 AFP。但是，值得提出的是，血清 AFU 活力测定在某些转移性肝癌、肺癌、乳腺、卵巢或子宫癌之间有一些重叠，甚至在某些非肿瘤性疾患如肝硬化、慢性肝炎和消化道出血等也有轻度升高，在使用 AFU 时应与 AFP 同时测定，可提高原发性肝癌的诊断率，有较好的互补作用。

# 中文药名索引

（按汉语拼音字母排序）